XIANDAI MAZUI JISHU YU
LINCHUANG YINGYONG SHIJIAN

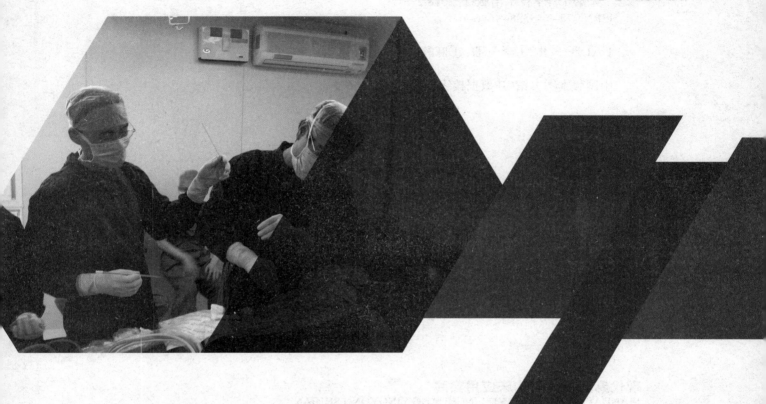

现代麻醉技术与
临床应用实践

主 编 李 敏 郑文婧 钟成跃 凤旭东 杨晓晨 王少超

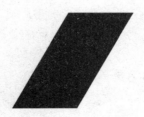

黑龙江科学技术出版社

图书在版编目（CIP）数据

现代麻醉技术与临床应用实践 / 李敏等主编. -- 哈
尔滨：黑龙江科学技术出版社, 2018.2
ISBN 978-7-5388-9646-6

Ⅰ.①现… Ⅱ.①李… Ⅲ.①麻醉学 Ⅳ.①R614

中国版本图书馆CIP数据核字(2018)第061356号

现代麻醉技术与临床应用实践
XIANDAI MAZUI JISHU YU LINCHUANG YINGYONG SHIJIAN

主　　编	李　敏　郑文婧　钟成跃　凤旭东　杨晓晨　王少超
副主编	李德占　王言武　黄连花
责任编辑	李欣育
装帧设计	雅卓图书
出　　版	黑龙江科学技术出版社
	地址：哈尔滨市南岗区公安街70-2号　邮编：150001
	电话：（0451）53642106　传真：（0451）53642143
	网址：www.lkcbs.cn　www.lkpub.cn
发　　行	全国新华书店
印　　刷	济南大地图文快印有限公司
开　　本	880 mm×1 230 mm　1/16
印　　张	10
字　　数	313 千字
版　　次	2018年2月第1版
印　　次	2018年2月第1次印刷
书　　号	ISBN 978-7-5388-9646-6
定　　价	88.00元

前　言

　　麻醉是施行手术或进行诊断性检查时，为保障患者安全，创造良好的手术条件而采取的消除疼痛的方法，亦用于控制疼痛。如今医学科技高速发展，麻醉学在临床麻醉、急救复苏、重症监测和疼痛治疗等方面均发生了较大的变化，麻醉科医师必须不断学习新知识，掌握新技术，才能满足临床需要。

　　本书介绍了现代麻醉学的范畴和临床常用的麻醉技术，主要包括气道管理技术、吸入全身麻醉技术、静脉麻醉、复合麻醉技术等内容；全文条理清晰，图文并茂，以理论和实践相结合的原则，突出各种麻醉技术。本书覆盖麻醉学的多个领域，相互联系而不重复，各自独立而无遗漏，全面深入而讲究实用，适合麻醉科医师、全科医师、临床研究生及其他相关人员使用。

　　本书在编写过程中参阅了许多相关专业的文献，但由于编者较多，文笔不一，加之写作时间和篇幅有限，难免有纰漏和不足之处，恳请广大读者予以批评指正，欢迎提出宝贵建议和意见，以便再版时修正。

编　者

2018 年 2 月

目　录

第一章

现代麻醉范畴

第一节 临床麻醉概述

一、麻醉科工作的特殊性

麻醉科是一个跨学科的科室，它要求麻醉医生知识面广，理论与实践并重。麻醉科医生经常要和临床各科打交道，例如外科、内科（含诊断科）、妇产科、五官科、小儿科等，所以一个合格的麻醉医生应该对生理学、药理学、病理学、生物学甚至免疫学等方面有一定的认识和理论基础；对于各专科，包括头颈（含颅脑）、胸科（含心脏体外循环）、腹部（含肝肾移植）、骨科、妇产科以及五官科等许多疾病和手术特点及其对麻醉的要求要详细了解，对于手术危险性评估、麻醉适应证的选择、麻醉方法以及各种监测手段的掌握和手术中出现各种险情时的应对能力等有较高的要求。

外科患者往往并存许多疾病，特别是内科疾病，例如在呼吸系统疾病并存阻塞性或限制性疾病；在心血管系统疾病并存动脉硬化性疾病（高血压、冠心病和心律失常等）；在内分泌系统疾病并存糖尿病、甲状腺病等；此外还可并发肝肾疾病、免疫系统疾病（如类风湿、红斑狼疮等）、神经系统疾病等，所以要求麻醉医生对于其他许多临床疾病的病因、病理、发生机制、临床症状与诊断等也必须有一定的认识，只有这样才能应对在手术中由于各种疾病引起的相应的险情。

随着麻醉学科的进步，要求麻醉医生除了熟练掌握麻醉技能之外，还应该学会掌握各种诊断技术，包括具备 X 线、CT 和磁共振的诊断分析能力、心电图分析以及心脏除颤技术的掌握、血气分析以及其他监测指标的分析能力（例如 SpO_2、$ETCO_2$、血流动力学监测、肌肉松弛监测、麻醉深度监测、二氧化碳曲线图及其临床应用等）。

总之，必须全面充分认识麻醉科这个跨学科的特殊性以及它在临床学科中的重要地位，麻醉医生不仅要做好围手术期的医疗任务，还应该走出手术室，建立与自己密切相关的"工作领域"，把麻醉科真正建成名副其实的一级临床科室。

二、麻醉前病情估计与准备

所有麻醉药和麻醉方法都可影响患者生理状态的稳定性；手术创伤和失血可使患者生理功能处于应激状态；外科疾病与并存的内科疾病又有各自不同的病理生理改变，这些因素都将造成机体生理潜能承受巨大负担。为减轻这种负担和提高手术麻醉的安全性，在手术麻醉前对全身情况和重要器官生理功能做出充分估计，并尽可能加以维护和纠正，这是外科手术治疗学中的一个重要环节，也是麻醉医师临床业务工作的主要方面。

全面的麻醉前估计和准备工作应包括以下几个方面：①全面了解患者的全身健康状况和特殊病情。②明确全身状况和器官功能存在哪些不足，麻醉前需要哪些积极准备。③明确器官疾病和特殊病情的危险所在，术中可能发生哪些并发症，需采取哪些防治措施。④估计和评定患者接受麻醉和手术的耐受力。⑤选定麻醉药、麻醉方法和麻醉前用药，拟定具体麻醉实施方案。

三、麻醉前用药

麻醉前用药（也称术前用药）是手术麻醉前的常规措施，主要目的：①解除焦虑，充分镇静和产生遗忘。②稳定血流动力学；减少麻醉药需求量。③降低误吸胃内容物的危险程度。④提高痛阈，加强镇痛；抑制呼吸道腺体分泌。⑤防止术后恶心、呕吐。针对上述用药目的，临床上常选用五类麻醉前用药：神经安定类药、α_2肾上腺素能激动药、抗组胺药和抗酸药、麻醉性镇痛药、抗胆碱药。

四、吸入全身麻醉

吸入全身麻醉是将麻醉气体或麻醉蒸汽吸入肺内，经肺泡进入血液循环，到达中枢神经系统而产生的全身麻醉。

吸入麻醉药在体内代谢、分解少，大部分以原型从肺排出体外，因此吸入麻醉容易控制，比较安全、有效，是现代麻醉中常用的一种方法。

五、静脉全身麻醉

将全身麻醉药注入静脉，经血液循环作用于中枢神经系统而产生全身麻醉的方法称为静脉全身麻醉。静脉全身麻醉具有对呼吸道无刺激性、诱导迅速、苏醒较快、患者舒适、不燃烧、不爆炸和操作比较简单等优点。但静脉麻醉药多数镇痛不强，肌松差，注入后无法人工排除，一旦过量，只能依靠机体缓慢排泄，为其缺点。因此，使用前应详细了解药理性能，尤其是药代动力学改变，严格掌握用药指征和剂量，以避免发生意外。

六、气管、支气管内插管术

气管、支气管内插管术是临床麻醉中不可缺少的一项重要组成部分，是麻醉医师必须掌握的最基本操作技能，不仅广泛应用于麻醉实施，而且在危重患者呼吸循环的抢救复苏及治疗中也发挥重要作用。

七、局部麻醉

局部麻醉是指患者神志清醒，身体某一部位的感觉神经传导功能暂时被阻断，运动神经保持完好或同时又程度不同的被阻滞状态。这种阻滞应完全可逆，不产生组织损害。

常用的局部麻醉有表面麻醉、局部浸润麻醉、区域阻滞、神经传导阻滞四类。后者又可分为神经干阻滞、硬膜外阻滞及蛛网膜下隙神经阻滞。静脉局部麻醉是局部麻醉另一种阻滞形式。

八、神经及神经丛阻滞

神经阻滞也称传导阻滞或传导麻醉，是将局部麻醉药注射至神经干旁，暂时阻滞神经的传导功能，达到手术无痛的方法。由于神经是混合性的，不但感觉神经纤维被阻滞，运动神经纤维和交感、副交感神经纤维也同时不同程度的被阻滞。若阻滞成功，麻醉效果优于局部浸润麻醉。

九、椎管内麻醉

椎管内麻醉含蛛网膜下隙阻滞和硬膜外阻滞两种方法，后者还包括骶管阻滞。局部麻醉药注入蛛网膜下隙主要作用于脊神经根所引起的阻滞称为蛛网膜下隙阻滞，统称为蛛网膜下隙神经阻滞；局部麻醉药在硬膜外间隙作用于脊神经，是感觉和交感神经完全被阻滞，运动神经部分地丧失功能，这种麻醉方法称为硬膜外阻滞。

十、针刺麻醉的方法

针刺麻醉创用以来，种类较多，按针刺部位分，有体针、耳针、头针、面针、鼻针、唇针、手针、足针及神经干针等法；按刺激条件分，有手法运针、脉冲电针、激光照射穴位、水针和按压穴位等法。临床上以体针或耳针脉冲电刺激针麻的应用最为普遍。

（李　敏）

第二节　重症监测治疗

ICU 是在麻醉后恢复室（postanesthesia recovery room，PARR）的基础上发展起来的，真正具有现代规范的 ICU 建立于 1958 年美国 Baltimore City Hospital，属麻醉科管辖。ICU 在英国改名为 ITU（intensive therapy unit）。中文的意思是将患者集中加强监测治疗的单位。因此，国内有些单位称之为"加强医疗病房"，中华医学会麻醉学会则建议称为"重症监测治疗病房"。ICU 的特点有以下几方面：①是医院中对危重患者集中管理的场所。②具有一支对危重病症进行紧急急救与诊治的医师、护士队伍。③配备有先进的监测技术，能进行连续、定量的监测，可为临床诊治提供及时、准确的依据。④具有先进的治疗技术，对重要脏器功能衰竭可进行有效、持久的治疗。ICU 的宗旨是对危重患者提供高水准的医疗护理服务，最大限度地抢救患者。其主要任务是对危重患者进行抢救和实施监测治疗。通过精心地观察护理，对患者内环境及各重要脏器功能的全面监测和及时有效的治疗，从而减少并发症的发生率，降低病死率和提高抢救成功率和治愈率。ICU 的建立促进了危重病医学的崛起。

一、体制

综合来讲，ICU 的建制大致可分为专科 ICU、综合 ICU 和部分综合 ICU 三种形式。

（一）专科 ICU

专科 ICU 是各专科将本专业范围内的危重患者进行集中管理的加强监测治疗病房。例如，心血管内科的 CCU（cardiac care unit）、呼吸内科的 RCU（respiratory care unit）、儿科的 NCU（neonatal care unit）、心胸外科的 TCU（thoracic care unit）等，此外烧伤科、神经科、脏器移植等都可设立自己的 ICU。不同专科的 ICU 有各自的收治范围和治疗特点，留住的时间等方面也不尽相同。专科 ICU 由专科负责管理，通常指派一名高年资的专科医师固定或定时轮转全面负责。专科 ICU 的特点与优势是对患者的原发病、专科处理、病情演变等从理论到实践均有较高的水平或造诣，实际上是专科处理在高水平上的延续。但其不足之处是对专科以外的诊治经验与能力相对不足，因而遇有紧急、危重情况，常需约请其他专科医师协同处理，如气管切开、气管插管、呼吸器治疗、血液透析等。麻醉科是最常被约请协助处理的科室之一。此外，建设 ICU 需要投入大量的财力、物力。因此，即使在经济相当发达国家的医院中，至今仍是根据各医院的优势即重点专科建立相应的专科 ICU。

（二）综合 ICU

综合 ICU 是在专科 ICU 的基础上逐渐发展起来的跨科室的全院性综合监护病房（general ICU 或 multi-disciplinary ICU），以处理多学科危重病症为工作内容。综合 ICU 归属医院直接领导而成为医院中一个独立科室；也可由医院中的某一科室管辖，如麻醉科、内科或外科。综合 ICU 应由有专职医师管理，即从事于危重病医学的专科医师。这样的专职医师需要接受专门的培训和学习，取得资格才能胜任。在 GICU，专职医师全面负责 ICU 的日常工作，包括患者的转入转出，全面监测，治疗方案的制订和监督协助执行。以及与各专科医师的联络和协调等。原专科的床位医师每天应定期查房，负责专科处理。

综合 ICU 的特点与优势是克服了专科分割的缺陷，体现了医学的整体观念，也符合危重病发展的"共同通路"特点，其结果必然是有利于提高抢救成功率与医疗质量。但是，另一方面的难度是，要求一个 ICU 专职医师，对医学领域中如此众多的专科患者的专科特点均能有较深入、全面的了解是相当困难的，因而在这种 ICU 中，与专科医师的结合十分重要。

（三）部分综合 ICU

鉴于上述两种形式的优缺点，部分综合 ICU 的建立有利于扬长避短，部分综合 ICU 系指由多个邻近专科联合建立 ICU，较典型的例子是外科 ICU 或麻醉科 ICU（或麻醉后 ICU，PAICU）。两者主要收治外科各专科的术后危重患者，这些患者除了专科特点，有其外科手术后的共性。因此，综合性 ICU 的成立不应排斥专科 ICU 的建立，特别是术后综合 ICU 的建立具有重要价值，也是现代麻醉学的重要组成部分，本章将以此为重点进行介绍。

二、建设

（一）病房与床位要求

PAICU 的位置应与麻醉科、手术室相靠近，专科 ICU 则设置在专科病区内，在有条件的医院内所有的 ICU 应在同一个区域里，共同组成医院的危重病区域。ICU 病床设置一般按医院总床位数的 1% ~ 2%。每张危重病床应有 $15 ~ 18m^2$ 的面积；除此以外，还要有相同面积的支持区域，作为实验室、办公室、中心监测站、值班室、导管室、家属接待室、设备室、被服净物和污物处理室等。病房应是开放式，一般一大间放置 6 ~ 8 张床位，每张床位之间可安置可移动隔档，另设一定数量的单人间，病房内设有护士站，稍高出地面，可看到所有病床，中心护士站应设有通讯联络设备和控制室内温度、光线和通气以及管理控制药物柜的操纵装置。每个床位至少要有 8 ~ 10 个 10 ~ 13A 的电源插座，分布于床位的两边。电源最好来自不同的线路，在一旦发生故障时更换插座仍可使用。所有电源应与自动转换装置连接，电源中断时可自动启用备用系统。每个床位至少要两个氧气头，两个吸引器头，还要有压缩空气、笑气与氧的等量混合气体。

（二）仪器配备

ICU 需购置许多贵重仪器，选择仪器应根据 ICU 的任务，财力及工作人员的情况而定，一般仪器设备包括以下三方面：监测和专项治疗仪器设备、诊断仪器设备、护理设备。

（三）建立科学管理

ICU 的医护人员除执行卫生部颁发的有关医院各级人员职责，为了保证工作有秩序地进行，还需要建立和健全自身的各项制度，包括：早会制度、交接班制度、患者出入室制度、抢救工作制度、保护性医疗制度、死亡讨论制度、医疗差错事故报告制度、会诊制度、护理查房制度、药品管理制度、医嘱查对制度、用药查对制度、输血查对制度、仪器保管使用制度、消毒隔离制度、病区清洁卫生制度、财物管理制度、学习进修制度以及家属探视制度。同时还需要建立健全各种常规，包括体外循环术后监护常规、休克监护常规、呼吸器支持呼吸监护常规、气管造口护理常规、各种导管引流管护理常规和基础护理常规等。

三、人员配备

ICU 中专职医师的人数视病房的规模和工作量需求而定。不同形式的 ICU 应有所区别，医师与床位的比例一般为 0.5 ~ 1.0。ICU 设主任一名（专科 ICU 可由专科主任兼任），主治医师、住院医师按床位数决定。如隶属于麻醉科等一级科室（如内科、外科、急诊科等）管理，则低年资主治医师和住院医师可轮转，高年资主治医师应相对固定，ICU 主任可由一级科室的副主任兼任。ICU 的护士是固定的。不论何种 ICU，均应设专职护士长 1 ~ 2 名，护士人数根据对护理量的计算而确定，一般与床位的比例为 3.0 : 1.0。护理量根据患者轻重程度一般分为以下四类。

第 I 类：病危，此类患者至少有一个脏器发生功能衰竭随时有生命危险，每日护理量在 24h 甚至更多，即患者床边不能离开人。第 II 类：病重，主要是术后高危、病情较重，有脏器功能不全或随时有可能发展成为衰竭的患者，每日护理工作量在 8 ~ 16h，即每 24h 至少有 1 ~ 2 个护士在床边监护。第 III 类：一般，每日护理量在 4 ~ 8h。第 IV 类：自理，每日护理量在 4h 以下。在以上各类患者中 ICU 只收治第 I、II 类患者，根据各医院 ICU 收治患者的特点计算所需护士人数，计算方法是：以每个患者每周所需护理工作时间，病房每周所需总护理小时数，除以一个护士每周可能提供的工作时间数按 40h 计算，得出所需护士人数。这样的计算结果，加上周末、节假日等，一般 ICU 的床位与护士之比如前所述为 1 : 3。

除医师、护士外，ICU 还需要多种专门人才，如呼吸治疗师、管理仪器设备的医学工程师、放射科诊断医师和技术员。营养治疗师、院内感染管理人员、药剂师、实验室技术员、计算机工作人员、护理员、清洁工等。

四、收治对象

ICU 的收治对象来自各临床科室的危重患者如呼吸、循环等重要脏器和代谢有严重功能不全或可能发生急性功能衰竭随时可能有生命危险的患者。在 ICU 收治患者的选择上要明确以下两点：①患者是否有危重病存在或有潜在的危重病或严重的生理扰乱。②患者的危重程度和严重生理紊乱经积极处理后是否有获得成功的可能。

五、日常工作内容

（一）监测

监测包括呼吸、心血管、氧传递、水电解质和酸碱平衡，血液学和凝血机制、代谢、肝肾功能、胃肠道、神经系统和免疫与感染等。对不同病种的监测应有不同的侧重。

（二）治疗

ICU 治疗的重点是脏器功能支持和原发病控制，有以下几个特点：

1. 加强与集中　加强指对患者的监测、治疗等各方面都要强而有力。集中就是集中采用各种可能得到的最先进医疗监测和治疗手段，各专科的诊疗技术和现代医学最新医疗思想和医学工程最新成果。危重患者的病情有自然恶化的趋势，也有好转的可能，只有经过早期强而有力的治疗，才可能阻断恶化的趋势而争取好的可能。

2. 共同特点　病程的危重期，不论原发病来自哪里，患者都可能表现出许多共同特点，称为各种疾病危重期发展的共同道路。这时的患者不但表现各单个脏器的功能障碍，而且还突出地表现为脏器功能间的相互不平衡，表现为互相联系、互相影响和互为因果。因此对多脏器功能的全面支持成为临床上突出的工作内容。这种支持涉及到各专科的医疗技术的运用，但不是它们的简单相加，而是要特别注意各脏器功能支持的平衡协调，阻断恶性循环，使患者转危为安，应当指出的是所有的治疗措施都可能会影响机体的平衡，越是强有力的治疗措施对平衡的影响也越大。患者的病情如仍集中在某一个脏器，则在支持这个脏器的基础上兼及其他脏器功能，就抓住了恢复平衡的大方向。如果患者的主要问题已突破了某一脏器的范围，而以多脏器功能损害为临床突出表现时，脏器支持的均衡性就成为十分突出的问题。

3. 整体观念　近代医学的进步使分科越来越细，有利于专科治疗成功率的提高，也带来了完整整体被分割的弊端。ICU 的患者其疾病涉及多个脏器，问题就复杂起来，对各个脏器的治疗原则可能是相互矛盾的。这就要求我们的治疗从整体的观念出发，注意各项脏器支持的相互协调。

4. 确定治疗的先后缓急　根据病情轻重缓急，拟订治疗方案，明确哪些病情需要紧急处理，哪些需要稍次之，在病情的发展中，当一个主要的紧急的问题获得缓解或解决，另一个问题可能会上升为主要矛盾，因此对病情做出动态估计并识别特定病变的病理生理影响在治疗中十分重要，也需有相当的经验和较高的临床判断力。

5. 区分和监测原发性治疗和继发性治疗　原发性治疗指针对原发疾病的处理措施，继发性治疗则对受继发影响的其他生命器官和系统，旨在对这些器官功能进行保护。两者在治疗上是既有紧密联系而又有区别的。

6. 区分支持治疗和替代治疗　支持治疗是针对重要器官系统发生严重功能不全，但尚属可逆性病变，旨在努力恢复重要器官系统自身功能的支持措施。若病变不可逆，重要器官系统功能达到不可恢复的程度，需用替代治疗。两种治疗在一定条件下可以互相转化。

六、与一般治疗病室的关系

（1）危重患者转到 ICU 后，ICU 医师应和原病房医师保持联系，使患者不但得到 ICU 的严密监测和积极治疗，同时也得到原病房医师的治疗意见。

（2）有关治疗的重要医嘱及患者转回原病房的决定，应在每日晨间查房或在急诊时与原病房医师共同商定。

（3）原病房医师每日应定期查房，并提出处理意见，非查房期间，原病房医师需更改医嘱时，应征求值班医师的意见，商讨决定。

（4）除执行会诊商定的医嘱外，ICU 值班医师在病情变化时有权做紧急处理。

（李　敏）

第三节　疼痛治疗

人体疾病的麻醉治疗最显著的例子是疼痛治疗，我国从 20 世纪 80 年代初开始有组织地开展了疼痛治疗工作，并逐渐形成规模，大部分三级甲等医院（和部分二级甲等医院）已经有了疼痛治疗门诊，少数医院还设有疼痛治疗病房，许多其他科室无法治疗的顽固性疼痛，经过麻醉治疗得以治愈的病例并不鲜见。规模比较大的一些医科大学附属医院（或专科医院或颇具规模的二级甲等综合医院）还设有麻醉 ICU 和麻醉科门诊，一个有组织的麻醉治疗队伍正在逐渐形成。

麻醉治疗的内容除了疼痛治疗之外，众所周知的重症监测治疗、心肺脑复苏等都属于麻醉治疗的范畴，但是正如我国著名麻醉学专家曾因明教授在《我国麻醉学科的忧虑与对策》一文中所说：作为二级学科的麻醉学没有与自己内涵相应的工作领域，根深蒂固的"辅助"科室，"麻醉师"的称呼也屡屡见于报端。这种现象恐怕目前"在职"的一代人难于改变；记得我见过一位学者撰文，题目是"麻醉学是一门被误解了的学科"。多少年来麻醉工作固守"手术室"这个范围狭小的空间，早晨 8 点"进去"，下午 4 点"出来"，这恐怕不是少数麻醉医生的经历，一天下来已经筋疲力尽，哪有时间和患者"面对面"，即便有术前访视和术后随访，也是"来也匆匆，去也匆匆"一瞬即逝，不会给患者留下多深的印象；再说患者进手术室，也是"昏昏沉沉"而来，"迷迷糊糊"而去，哪儿知道手术的成功，围手术期生命的安全保证还有麻醉医生的一份"奉献"，更不知道麻醉科有什么"麻醉治疗"的任务，在这种状态下的麻醉学怎么会不被人误解呢？

事实上麻醉治疗在其他科室不能治疗的疾病（或综合征）中的应用，例如，癫痫发作、顽固性呃逆、破伤风抽搐（急性肌肉强烈收缩）、人工冬眠治疗、甲亢危象的抢救、妊娠子痫的治疗、ARDS 的治疗、带状疱疹的治疗、高位硬膜外神经阻滞治疗心绞痛、下肢神经阻滞治疗血栓闭塞性脉管炎（thromboangitis obliterans，Buerger 病）、麻醉与药物依赖性患者的戒断治疗、肺动脉高压的一氧化氮（NO）治疗、抗休克、SARS 患者的呼吸治疗、SARS 和癌痛心理治疗等事例，充分肯定了麻醉治疗的作用。麻醉医生可以从事的麻醉治疗工作很多，问题是麻醉科必须要有自己的"工作领域"，掌握自己"命运"的主动权。

癌痛治疗是涉及多个学科和领域的问题，麻醉科如果有自己的疼痛治疗病房，这种麻醉治疗不难实现；针对癌痛首先应该有行之有效的治疗规划：对每个患者肿瘤病变的状况、疼痛的原因、疼痛的程度、疼痛的性质、疼痛治疗反应、患者的身体情况等综合因素进行分析和评价，制订适合每个患者的治疗方案。确定治疗方案后，对疼痛治疗效果进行反复再评价以后得到适合患者用药的药物种类和药物剂量；其次才是解决癌痛治疗的问题，药物治疗应严格规范地按照 WHO 推荐的癌症疼痛患者三阶梯止痛方案，可以使 90% 的癌症疼痛患者的疼痛得到缓解，使患者提高生活质量。用于癌症疼痛治疗的药物可分为非甾体抗炎药、阿片类止痛药、辅助用药等。实际上这些药物都是麻醉的常用药，因此，在癌症疼痛治疗中，麻醉治疗占重要的地位。全体麻醉医生应该共同为麻醉学科的全面发展而努力奋斗。

（李　敏）

第四节　麻醉治疗效应的机制

一、静脉复合麻醉治疗效应的机制

对采取静脉滴注麻醉药物致意识、疼痛消失，称静脉麻醉。对其用于或选择性治疗病症时显示出的效应，称为治疗效应。对在机体内产生的药物动力作用，称为作用机制。本节主要叙述如下四种效应机制。

（一）东莨菪碱静脉复合麻醉

1. 治疗效应　东莨菪碱与安定或与哌替啶或氯胺酮配伍，静脉滴注于病态窦房结综合征的患者后5～10min时，心电图显示心率增快，心功能改善，治愈率43.33%；静脉滴注于房室传导阻滞患者后5～15min时，心电图示房室传导阻滞消失，呈窦性心律，冠心病Ⅲ度房室传导阻滞治愈率25.0%，Ⅱ度房室传导阻滞治愈率可达80.0%；药物性房室阻滞治愈率高；静脉滴注吸毒患者后药物瘾综合征消失；静脉滴注休克患者或肺水肿患者后10～30min后呼吸改善，肺部啰音消失，缺氧症消失，对心源性肺水肿亦有效；静脉滴注癫痫患者，癫痫发作可逐渐减轻、消失、治愈。

2. 作用机制　东莨菪碱抑制大脑皮质，镇静，与安定或哌替啶或氯胺酮配伍应用，可使意识、疼痛消失，形成全身麻醉。用于治疗方面，笔者实验研究，东莨菪碱可直接兴奋窦房结，调整信息，强化传导系统，扩张冠状动脉，改善微循环，加快血流，心肌能量代谢改善，增加微动脉自律运动的振幅与频率，可形成东莨菪碱控制的心室率，使缺血、缺氧并处于抑制濒死状态的组织得以营养与新生。众所周知，吸毒者连续用药数天就可成瘾，并产生停药后的轻度或部分戒断症状。连续用药数月，则会产生明显耐受性，并会出现停药后的极其严重的戒断综合征。戒断症状和体征主要表现为自主神经系统（交感和副交感神经）机能亢进以及一系列神经内分泌系统的改变。对上述戒断症状若用传统的阿片类代替药物进行递减治疗，则戒断症状不能根本解除，而且会对新的阿片类替代药物产生新的依赖。而东莨菪碱与安定配伍可消除药物瘾综合征，根据莨菪类药既能与乙酰胆碱竞争毒蕈碱（M）受体，又能在大剂量时阻断α肾上腺素受体的特点，应用东莨菪碱复合麻醉成毒瘾治疗，拮抗吸毒患者的各式各样的戒断综合征。其机制：吸毒者可在麻醉状态下度过痛苦的毒瘾发作周期，并能拮抗各式各样的戒断症状，通过数次麻醉后，患者的戒断症状逐步缓解并逐渐消失。临床上用东莨菪碱进行戒毒治疗并与美沙酮递减法和可乐定戒毒疗法做随机对照，发现在控制戒断症状方面，在疗程的前半时间东莨菪碱的效果优于美沙酮组，从而证实了用东莨菪碱进行戒毒治疗的可靠性。在脱瘾治疗结束后对东莨菪碱组进行尿吗啡检测，于10d后尿吗啡转阴率达98.6%，而可乐定组吗啡转阴率仅58%，明显低于东莨菪碱组，表明东莨菪碱能快速促进机体内毒品的排泄。

由于东莨菪碱脱瘾治疗时患者始终处于无阿片毒品状态，且能快速促使毒品的排泄，这极有利于患者快速转入用钠络酮进行预防复吸的康复治疗。实验室研究发现东莨菪碱能呈剂量依赖方式抑制吗啡依赖钠络酮激发的戒断症状。能抑制吗啡依赖猴的停药后戒断症状和钠络酮激发后严重戒断症状。对吗啡镇痛产生耐受的大鼠经东莨菪碱治疗后可恢复对吗啡镇痛的敏感性。用东莨菪碱与吗啡同时处理，可减轻吗啡镇痛耐受的发生。也发现了应用东莨菪碱时吗啡依赖大鼠血清游离吗啡和结合吗啡浓度升高，从而增加和增快了吗啡的排泄。更为明显的是应用吗啡依赖猴自动给药装置，在用东莨菪碱急性处理后可减弱成瘾猴的吗啡静脉自身给药行为，慢性处理后则降低猴的踏板反应率和总强化次数。

临床应用与基础实验研究均证实了东莨菪碱具有控制戒断症状可靠、迅速、自身非成瘾性、能促进体内毒品排泄、可快速转入复吸预防等优点。

对东莨菪碱戒毒的神经生物学机制实验研究发现：①东莨菪碱治疗后能增加吗啡依赖鼠下丘脑β-内啡肽含量，并增加垂体中β-内啡肽和催产素含量。②东莨菪碱治疗后吗啡依赖大鼠下丘脑-垂体-性腺轴和肾上腺轴的主要激素血浆促卵泡刺激素、催乳素、促肾上腺皮质激素和皮质醇激素恢复正常。③东莨菪碱可抑制脊髓伤害性刺激传入的神经递质P物质的释放。④东莨菪碱对脊髓5-羟色胺以及代谢物 5 - 羟吲哚乙酸有调节作用。⑤东莨菪碱可影响中脑导水管周围灰质区血管紧张素 II 含量。

实验研究可说明东莨菪碱对上述神经递质、神经肽、激素的调控是其减轻吗啡依赖和耐受的药理学基础。

近些年来对东莨菪碱做了较多的实验研究，多数认为东莨菪碱可直接兴奋中枢，调节微血管径，解除血管痉挛，使降低阻力的血管保持一定张力，减轻血管内皮细胞损伤，减少血液渗出，改善血液流态，降低全血比黏度，使聚集或附壁的血细胞解聚，增加灌流量，解除气管、支气管痉挛，还可促进抗体产生，增加血中补体含量及诱生干扰素，促进淋巴细胞转化，提高 E 玫瑰花结形成的百分率，调节自主神经的效应。临床证明，某些传染病应用东莨菪碱后可使降低的补体和总补体逐渐恢复，并能增强细胞免疫功能和增强吞噬细胞的吞噬功能，有清除内毒素和各种休克因子功能，同时既能降低乙酰胆碱的积蓄，又能解除免疫复合物引起各种致敏因素，从而有利于休克的逆转和防止并发症的发生。改善肺微循环灌流，拮抗乙酰胆碱所致气道阻力，改善肺泡通气，有利于纠正通气和血流的比率及直接阻断 M - 受体，间接阻断 α - 受体，从而有利于达到自主神经的双向调节作用。因正常和病态机体对莨菪类药所引起的效应不同，故正常可使咳痰抑制，体温升高，耐受量小，而病态则相反，肺水肿消失，痰易咳出，高温下降，耐受量可高几十至几百倍。用于脑缺血性癫痫患者，可改善脑组织循环，增加供氧，消除代谢产物。赵占民研究认为癫痫病可能与脑微循环障碍有关，故采用颈总动脉注药治疗后，其病情逐渐好转，智力恢复，治愈。

（二）利多卡因静脉复合麻醉

1. 治疗效应　利多卡因或与哌替啶或与氯胺酮加入 10% 葡萄糖，静脉滴注于预激综合征、预激综合征并房心颤动、室上性心动过速、室性早搏患者 10min 后心电图示病征消失，呈窦性心律，治愈。滴注于耳鸣、突发性耳聋、眩晕的患者后，其病症消失，治愈。对小脑萎缩手术的患者可提高其疗效。对颅内压性咳嗽症亦有好的治疗效应。利多卡因注入或喷入除绿脓杆菌以外的细菌感染的病灶内具有抑菌效应。

2. 作用机制　利多卡因静脉滴注可产生全身麻醉作用。对用于治疗病症方面，在其静脉滴注后可直接抑制旁道传导，延长旁道有效不应期，终止折反运动；阻滞内耳交感神经，缓解耳蜗毛细血管痉挛，改善微循环，调节代谢供氧。王延涛研究，静脉滴注可稳定细胞膜，使颅内压下降，同时减少脑的氧需，降低脑代谢和提高心血管稳定性。有对 2% 利多卡因放入细菌培养基上的实验证明，可以抑制除绿脓杆菌以外的多数细菌的生长。

（三）氯胺酮静脉复合麻醉

1. 治疗效应　氯胺酮或与安定配伍，静脉滴注可消除药物瘾综合征、精神分裂症、难治性皮肤瘙痒症、癔症性失语、解除气管痉挛、消除顽固性呃逆。

2. 作用机制　氯胺酮为一种新的非巴比妥类药。静脉注射后首先阻断大脑联络径路和丘脑向新皮层的投射，意识尚还部分存在时，痛觉即完全消失。因此可用于癔症性失语，适时进行人工暗示发音说话治疗。还可随血药浓度升高而抑制整个中枢神经系统，作用快速，而且短暂，能选择性抑制大脑及丘脑、镇静、安定。氯胺酮与安定适量应用东莨菪碱具有麻醉效应及阿片受体激动效应可完全替代阿片类药，消除药物瘾综合征、精神分裂症。氯胺酮可使视丘皮质感觉区对皮肤感受器和传入神经的神经兴奋点不能接受或不能传导这一神经冲动，使皮肤瘙痒消失。氯胺酮可直接或通过释放儿茶酚胺、松弛平滑肌及加深麻醉解除支气管痉挛、顽固性呃逆。

（四）硫喷妥钠静脉麻醉

1. 治疗效应　2.5% 硫喷妥钠 4～6ml（小儿 15～20mg/kg）静脉注射后 30～35s（小儿肌内注射 3～5min）即进入麻醉。使持续性癫痫、惊厥消失。

2. 作用机制　硫喷妥钠为一超短时作用的巴比妥类药物。有抑制大脑皮质兴奋而降低脑压作用，在脑复苏时虽有争论但在有指征情况下，可用于脑复苏。此外，还可对抗或治疗局部麻醉药中毒。

二、吸入麻醉治疗效应的机制

安氟醚（enflurane）、氧化亚氮（nitrous oxide）等属吸入性全身麻醉药。吸入后作用于中枢神经系统，使机体功能受到广泛的抑制，引起意识感觉和反射消失及骨骼肌松弛，一般适用于大型手术。将其用于治疗病症时，称为吸入麻醉治疗方法，近些年来在用于治疗病症方面有新发展。本节对其治疗效应与其作用机制概括于下，但要注意操作技巧，以取良效，严防不良反应。

（一）安氟醚

安氟醚为无色液体，有果香，不燃不爆，性稳定。比重1.52，沸点57℃。20℃大气饱和蒸汽浓度23.3%（分压175）。37℃油/水分配系数98，血气分配系数1.19。

1. 治疗效应　吸入诱导快，消失快，为5~10min。诱导的吸入浓度为1.5%~2.5%，维持麻醉吸入浓度为1.5%~2.0%。肺泡内最低有效浓度为1.68%。应用于动脉导管未闭、主动脉瘤或大动脉瘤、主动脉狭窄手术在一般情况下，以大于2.5%浓度吸入加深麻醉，血管扩张、血压下降至10.7/6.67kPa（80/50mmHg）、控制低血压短时间后，逐渐减小吸入浓度，血压缓慢回升。对术中出现的血压升高或高血压危象亦有效。

2. 作用机制　安氟醚以一定的浓度吸入后产生抑制心肌及血管运动中枢作用，并阻滞神经节，心率血压遂下降。并可以一定浓度控制血压，用以减少出血与降低动脉的张力，便于大血管手术及微细手术的操作。注意对冠心病患者慎用。

（二）氧化亚氮

本品是气体麻醉剂，其特点为理化性质稳定，对呼吸道无明显刺激性。

1. 治疗效应　吸入诱导快，消失快，吸入80%浓度始有麻醉作用。对分娩痛、吸宫终止妊娠术疼痛以30%~50%浓度经面罩深呼吸数次后疼痛消失，停吸后即刻苏醒。

2. 作用机制　30%~50%氧化亚氮吸入后迅速作用于痛觉中枢，30~45s后，疼痛消失、意识消失，且对血压无影响。在体内消失快，故停吸后苏醒快。

（三）其他吸入性治疗

一氧化氮是气体，性质不稳定，半衰期仅有3~4s，易被氧和超氧阴离子迅速灭活，亦可被血红蛋白和肌红蛋白迅速灭活，在酸性条件下较稳定。近些年来有临床工作者将其用于吸入治疗肺动脉高压。

1. 治疗效应　吸入诱导快，消失亦快。肺动脉高压患者吸入20 000~40 000mg/m³的一氧化氮后肺动脉压下降而停吸5s肺动脉压回升至正常，可重复吸入。但对正常人，不引起肺动脉压的改变。Rich观察研究的结果证明了这一效应。肺动脉压下降可改善心功能及氧合。

2. 作用机制　一氧化氮生物半衰期仅数秒钟，且与血红蛋白亲和力极强，扩张肺血管强，且对体循环无影响。吸收入血的一氧化氮在到达体循环前就已失去活性，仅有极微量的血红蛋白可吸入一氧化氮作用于肺动脉发挥扩张作用，因此，仅能作用于肺血管，致肺动脉压下降。Girard研究，吸入40 000mg/m³的一氧化氮可使肺动脉压从5.47kPa降到4.93kPa，肺血管阻力从42.2kPa降至33.1kPa。而平均动脉压和全身血管阻力无改变。亦有研究发现中度肺动脉高压患者吸入一氧化氮气体20ppm，肺动脉压力从4.0kPa降至3.6kPa，肺血管阻力从26.6kPa降至20.5kPa。而肺动脉压正常者，肺动脉压力和肺血管阻力却无明显改变。Kinsella对持续性肺动脉高压的新生儿，吸入10 000~20 000mg/m³的一氧化氮，氧分压从5.5kPa上升到13.3kPa，而全身血压无变化，吸入20 000mg/m³ 4h，氧合进行性改善。

三、神经阻滞治疗效应的机制

神经阻滞是手术中常用麻醉方法之一，用于治疗病症时，称其为神经阻滞治疗方法。由于其治疗效果确切可靠，在国内外已较广泛的用于临床治疗，尤其近些年在我国发展较快，应用已较普遍，故本节对其治疗效应与作用机制概述如下。

（一）硬膜外阻滞及外周神经阻滞

1. 治疗效应 将局部麻醉药或与 B 族维生素药物或与激素类药物（也有人与中药制剂）混合行硬膜外腔或头、面、颈、肩、上肢、腹腔、下肢及压痛点神经阻滞，对其部位之病症可有好的治疗效应，仅给予一次或两三次即可治愈，或经数次或需 2～3 个疗程后其病症消失、治愈或好转。但对中枢性疼痛或癌痛的治疗，仅可缓解症状，不能获得持续性止痛，需长期连续性治疗。即使应用无水乙醇，止痛亦只能维持 4～12 个月，最长达 5 年，平均 2 年。待神经再生后复发，尤其末梢神经复发的更快些。刘凤岐等人最近应用硬膜外阻滞治疗冠心病心绞痛、冠心病心力衰竭、急性心肌梗死后心绞痛及预防泵衰竭、心律失常、心性猝死的研究发现有好的效应。局部麻醉药的选择性效应：临床应用神经阻滞治疗中，可根据神经解剖特点，即神经的粗细度选用药物剂量。

2. 作用机制 调整神经传导系统，稳定细胞膜，修整组织，阻滞恶性循环，净化传导，恢复生理功能；调整血液循环，改善供氧状态，消除酸性代谢产物致病因子，消除水肿、炎症，解除神经压迫；液压冲击松解粘连，修复组织，改善内环境；营养神经，提高抗病能力。

（1）局部麻醉药与神经组织有较强的亲和力，一旦与神经组织接触，被吸收后，立即阻滞或减弱其传导功能。它首先抑制触觉、压觉和痛觉，在浓度增加时，可进一步阻滞运动神经的功能。神经组织被阻滞的程度取决于局部麻醉药效及神经类别，如运动神经直径粗大，需较高浓度用药，感觉神经次之，交感神经最纤细。局部麻醉药具有稳定生物细胞膜的作用、净化生理功能。当局部麻醉药达到一定水平后，必将影响脑细胞功能，多数局部麻醉药对中枢神经具有镇静、镇痛作用，表现为思睡及痛阈提高。

（2）局部麻醉药阻滞交感神经，解除血管痉挛，改善微循环，消除致病因子，消除水肿、炎症，解除神经压迫。局部麻醉药与激素类药应用可加强改善微循环，消除致病因子、水肿、炎症，消除粘连，松解神经压迫。

（3）硬膜外腔或周围神经阻滞时，在一般情况下所用局部麻醉药液的容积以及注射的压力均超过神经阻滞部位容积，可形成液压冲击扩张应力，分离粘连的组织，修复组织，消除对神经的影响。如对腰椎间盘突出症，采用硬膜外阻滞，经过局部麻醉药与激素类药混合液之液压冲击扩张，可镇痛、解痉以及激素药的消炎、消肿、松解、髓核还纳、恢复组织功能。

（4）局部麻醉药与 B 族维生素药合用，可直接营养神经，改善生理功能，提高抗病能力。其机制多是根据临床治疗效应设想，尚需进一步实验研究证实。

（5）局部麻醉药与亚甲蓝合用，亚甲蓝与神经组织有较强的亲和力，可加强止痛作用。其色素受氢后可使无髓鞘神经纤维着色，从而阻止感觉神经的传导。参与糖代谢效应，促进丙酮酸的继续氧化，改变神经末梢膜内外的酸碱平衡和膜电位，使神经冲动受阻。影响细胞内脂质的代谢，使神经受阻滞。作用于神经末梢，损害末梢神经髓质。近有刘义明等人的实验研究，证实亚甲蓝对局部肌肉组织损害较轻，对神经与脊髓组织的损害严重，且不引起永久性损害，提示以低浓度为宜。

（二）星状神经节阻滞

1. 治疗效应 将局部麻醉药或与复方丹参注射液，或与当归液，或与 B 族维生素类药物混合行星状神经节阻滞。可对脑出血性疼痛、带状疱疹、反射性交感神经萎缩症、幻觉痛、灼热神经痛、偏头痛、肌紧张性头痛、丛集性头痛、颞动脉炎、虹膜炎、视神经炎、角膜疱疹、拔牙后疼痛、口腔炎、舌痛、舌炎、牙龈炎、颈椎病、关节炎、腰痛、膝关节痛、冻伤、肢端红痛症等有好的治疗效果，疼痛消失。经一次或数次治疗后治愈，有的减轻，症状好转，或配合一般常规治疗，提高疗效。

对多发性硬化症、甲状腺功能亢进、甲状腺功能低下、原发性高血压症、低血压症、厌食症、过食症、失眠症、发作性多睡症、全身多汗症、无汗症、微热或低体温、慢性疲劳综合征、皮肤瘙痒、全身性白癣、脂溢性皮炎、脱发症、脑梗死、脑血栓、脑血管痉挛、末梢性面瘫、咀嚼肌综合征、下颌关节病、青光眼、眼睛疲劳症、视网膜血管阻塞症、视网膜色素变性症、类囊胞黄斑水肿、过敏性结膜炎、过敏性鼻炎、慢性鼻窦炎、急性鼻窦炎、突发性耳聋、分泌性中耳炎、美尼尔综合征、良性阵发性眩晕、鼻阻塞、扁桃腺炎、耳鸣、咽喉感觉异常、口腔炎、口腔黏膜干燥症、嗅觉障碍、雷诺症、急性动脉闭塞症、颈肩臂综合征、胸腔出口综合征、肩周炎、术后上肢水肿、网球肘、腱鞘炎、手掌多汗症、冻伤、腱鞘囊肿、腋嗅症、心肌梗死、心绞痛、窦性心动过速、神经性循环无力症、慢性支气管炎、肺栓塞、肺水肿、过度通气综合征、支气管哮喘、呃逆、过敏性肠综合征、溃疡性大肠炎、胃炎、胃溃疡、便秘、腹泻、腹部胀满症、更年期障碍、子宫切除术后自主神经功能紊乱、女性不妊症、月经异常、月经困难症、神经性尿频、尿失禁、夜尿症、肾盂肾炎、前列腺炎、糖尿病、男性不育症、肢端发绀症、足癣，均有好的治疗效果，有经一次或反复数次治疗后治愈，恢复正常，且不向反方向发展。有的症状明显减轻、好转，或配合一般常用方法可提高效果。

2. 作用机制 调节自主神经系统效应，改善微循环，调整内分泌系统，提高免疫功能。调整机体内稳态功能，提高生理机制。

近来研究，星状神经节阻滞，不仅对其支配的头、面、颈、肩、上肢、气管、心、肺、上胸部的组织器官部疾病起到治疗作用，而且对全身的自主神经系统、免疫系统、内分泌系统同样发挥作用。

1）改善由多种应激性刺激通过大脑后刺激了下丘脑的自主神经，尤其刺激了交感神经中枢，引起全身的交感神经过度紧张，致末梢血管收缩引起循环障碍，而发生疾病。尤其对下丘脑的互相联系的神经系统、机体内稳态、内分泌系统、免疫系统功能遭受损害的病症有调节效应。

2）调节机体内稳态功能，若杉文吉研究发现：对原发性高血压和原发性低血压、微热和低体温、多汗症和无汗症、慢性便秘和慢性腹泻、体重增加和体重减少、甲状腺功能亢进和甲状腺功能低下症、肢端红痛症和肢端发绀症、过眠症和失眠症、过食和厌食症之两种相反的病情部可纠正至标准值，且不向相反的方向发展。

3）对内分泌系统治疗发挥作用快，且效果好。

4）免疫系统：1994 年存田恭男对 PHN 患者行 30 次以上星状神经节阻滞，结果：星状神经节阻滞前后自身对照发现 T 细胞比率及 NK 细胞活性皆出现有意义的升高。NK 细胞是 CD_3 抗原阴性，CD_{16} 及 CD_{56} 抗原阳性的大型颗粒淋巴细胞，其功能是通过细胞障碍活性监测肿瘤、防御病毒、产生 Cytokin 等。其激活因素有 IL - 2、IL - 12，阻滞前用药，肾上腺素，多巴酚丁胺等。肾上腺素及多巴酚丁胺是通过淋巴细胞 β - 受体，仅 NK 活性增加。由于这些推断经反复星状神经节阻滞后对淋巴 β - 受体起作用。增加丘脑下部血液，NK 活性增加。由精神免疫学来看应激可使 NK 活性减低，星状神经节阻滞可缓解应激反应，致 NK 活性增大，因此不会发生感冒。

1）感冒：破坏丘脑下部后，细胞性及体液性免疫抑制，即或未达到破坏程度，应激等引起的此处微循环损害也使免疫功能减弱即产生免疫功能异常。在这些异常中有某些感染机体不能生成所需要数量的抗体或产生需要以上的过多抗体，都会导致过敏性疼痛及自身免疫性疾病。因此预防产生这些免疫功能异常或发生免疫功能异常后使其功能恢复正常甚为重要。星状神经节阻滞就能起到这些作用。

2）慢性顽固性哮喘：是IV型变态反应及慢性剥脱性嗜酸细胞性支气管炎，在气管分布的迷走神经传入末端通过轴索反射由感觉神经末梢分泌出神经肽，而使哮喘增剧，这说明交感神经与哮喘因素有关。松木富吉对离不开皮质激素的支气管哮喘患者 3 例，SGD 后皮质激素减量，以至于不用也可控制哮喘，另外 3 例，使哮喘自觉症状改善，发作次数减少。

3）脱发症：脱发症包括圆形脱发症（斑秃）及全头部脱发，病因不明确，但与头皮血液循环障碍、T 淋巴细胞功能异常、自身免疫学说、末梢神经及丘脑下部功能异常有关。日本滋贺医大星状神经节阻滞治疗 5 例，治愈 2 例，好转 2 例，无效 1 例。

综上所述，麻醉治疗的效应与机制的研究，近几年来进展较快，这对发展提高麻醉治疗水平是很重要的。但有些效应机制尤其对局部麻醉药与激素类药物与中药制剂配伍应用尚需进一步研究。

（李 敏）

第五节　麻醉门诊及其他任务

一、麻醉科门诊

麻醉科门诊的主要工作范围：

1. 麻醉前检查与准备　为缩短住院周期，保证麻醉前充分准备，凡拟接受择期手术的患者，在入院前应由麻醉医师在门诊按麻醉要求进行必要的检查与准备，然后将检查结果、准备情况、病情估计及麻醉处理意见等填表送到麻醉科病房。这样一来，患者入院后即可安排手术，缩短住院日期，可避免因麻醉前检查不全面而延期手术，麻醉前准备比较充裕，而且在患者入院前麻醉医师已能充分了解到病情及麻醉处理的难度，便于恰当的安排麻醉工作。

2. 出院患者的麻醉后随访　尤其是并发症的诊断与治疗由麻醉医师亲自诊治是十分必要的，因为某些并发症（如腰麻后头痛）由神经内科或其他科室诊治而疗效不够理想，而在麻醉医师不在场的情况下，把大量责任归咎于麻醉医师，也是对医疗及患者不负责任的表现。

3. 接受麻醉前会诊或咨询　如遇特殊病例，手术科室应提前请求会诊，负责麻醉医师应全面了解患者的疾病诊断，拟行手术步骤及要求，患者的全身状况，包括体检和实验室检查结果及主要治疗过程，麻醉史，药物过敏史，以及其他特殊情况等，从而估价患者对手术和麻醉的耐受力；讨论并选定麻醉方法，制定麻醉方案；讨论麻醉中可能发生的问题及相应的处理措施，如发现术前准备不足，应向手术医师建议需补充的术前准备和商讨最佳手术时机。麻醉科也应提前讨论并做必要的术前准备。

4. 麻醉治疗　凡利用麻醉学的理论与技术（包括氧疗及各种慢性肺部疾患者的辅助呼吸治疗）进行的各种治疗可称麻醉治疗，麻醉治疗是麻醉科门诊的重要内容。

二、麻醉恢复室

麻醉恢复室是手术结束后继续观测病情，预防麻醉后近期并发症，保障患者安全，提高医疗质量的重要场所。此外，可缩短患者在手术室停留时间，提高手术台利用率。床位数与手术台比例为（1.0：2.0）～（1.0：1.5）。麻醉恢复室是临床麻醉工作的一部分，在麻醉医师主持指导下由麻醉护士进行管理。

（1）凡麻醉结束后尚未清醒（含嗜睡），或虽已基本清醒但肌张力恢复不满意的患者均应进入麻醉恢复室。

（2）麻醉恢复室收治的患者应与 ICU 收治的患者各有侧重并互相衔接。

（3）麻醉恢复室应配备专业护士，协助麻醉医师负责病情监测与诊治，护士与床位的比例为（1：3）～（1：2），麻醉医师与床位的比例为（1：4）～（1：3）。

（4）待患者清醒、生命及（或）重要器官功能稳定即可由麻醉恢复室送回病房，但麻醉后访视仍应有原麻醉者负责。

（5）凡遇到患者苏醒意外延长，或呼吸循环等功能不稳定者应及时送入 ICU，以免延误病情。

三、麻醉学研究室或实验室

麻醉科实验室一般可附属在麻醉科内。为了科研工作的需要可成立研究室，成立研究室时必须具备以下条件：①要有学术水平较高、治学严谨，具有副教授以上职称的学科或学术带头人。②形成相对稳定的研究方向并有相应的研究课题或经费。③配备有开展研究所必需的专职实验室人员编制及仪器设备。④初步形成一支结构合理的人才梯队。

（李　敏）

第二章

麻醉风险和意外防治

第一节　麻醉风险

麻醉科是所有临床学科中最具有潜在风险的学科。众所周知，手术时麻醉医师便用各种麻醉药和麻醉方法，使患者意识消失、肢体运动和感觉消失，一旦因操作和用药不当，或因患者本身疾病的病理生理影响等即可导致患者致残或身亡。因此，采取一切有效的措施，不断提高麻醉医师的素质和医疗业务水平，重视术前评估和准备，加强监测，认真执行各项操作规程，参考有关临床指南和专家共识，采取预防措施，可使麻醉风险减少到最低程度。

一、麻醉或与麻醉有关的死亡率

早于 1944 年，Giilispie 已注意分清麻醉与其他原因的死亡，麻醉死亡率为 1 : 1 000。Keat（1994）分析美国的资料，与麻醉有关的死亡数为每年 200 ~ 1 000 例，死亡率（1.0 ~ 5）: 10 000。有学者（1992）分析上海市 11 所医院自 1984—1988 年，5 年中因麻醉或与麻醉有关的死亡为 15 例，死亡率为（1 ~ 1.5）: 10 000。杭燕南报道上海仁济医院 1990—1997 年与麻醉有关的死亡率 1 : 31 634。国内外资料均表明，麻醉或因麻醉有关的死亡逐年下降，死亡率已低于 1 : 10 000。

2005 年报道近 20 年的麻醉死亡率为（0.05 ~ 10.00）/10 000，为何会有如此大的差距？这与人员是否经过全面培训、麻醉人员配备是否足够、麻醉医师是否有疲劳工作以及对于使用的仪器状态是否有充分的了解等诸多因素有关。文献报道 348 次事件中，35% 为意外事件（misadventure），60% 为失误（error），人为因素和机械故障是导致麻醉死亡的重要原因，但人为因素居多。此外，美国麻醉学会（ASA）索赔管理委员会的资料显示，因呼吸意外事件所产生的索赔案百分比尽管从 20 世纪 80 年代的 48% 降低到 90 年代的 32%，但仍然持续地占据医疗损伤索赔案的很大部分比重。因此，必须特别警惕呼吸意外。

二、麻醉死亡和不良后果的原因

（一）麻醉器械故障

1. 低氧血症　可导致 SpO_2 降低、心动过速、心律失常，严重时心动过缓，甚至心跳骤停。

（1）吸入氧不足：①供氧管道阻塞。②吸入氧浓度低于 21%，如氧与氧化亚氮配比不合或气源搞错。③麻醉机流量表不准确。④供氧中断，压力表漏气。⑤气源污染等。

（2）通气不足：①气管导管误入食管。②通气中断，如气管导管、螺纹管、呼吸机管道等接口脱开，呼吸机失功能等。③肺泡通气不足，可因回路系统、气管导管漏气，回路系统梗阻，呼吸机故障等造成。

（3）通气/灌流比（V/Q）不当：①单肺通气：可因气管导管插入过深，导致肺内分流明显增多（V/Q < 0.8）。②持续过度通气：V/Q > 0.8，严重时可引起低氧血症和肺气肿。

2. 高碳酸血症　可发生出汗、面色潮红、血压升高、心律失常，严重时神志模糊或消失。其原因有以下几种。

（1）通气不足使 CO_2 排出减少：①回路系统泄漏，包括管道脱开等。②气管导管漏气或阻塞。③麻醉机漏气。④通气阻塞。⑤碱石灰耗竭。⑥吸入或呼出活瓣障碍。

（2）气道压过高：可影响静脉回流致使血压下降，也可造成气压伤；原因：①呼出气受阻。②供气压过高。③呼吸机故障等。

（3）气道压过低：①回路内气流不足。②回路内泄漏。③呼吸机故障等。

（4）供气不足。

3. 麻醉过深　可导致低血压、心动过缓，甚至出现心跳骤停，其原因：①挥发罐失效，致使全身麻醉药吸入浓度过高。②挥发罐内全身麻醉药充盈过多，造成全身麻醉药外溢。③挥发罐内误注其他强效吸入全身麻醉药。④挥发罐刻度不准确。

（二）监测仪故障

现代麻醉应用各种监测仪日益增多，各种仪器设备因质量问题，使用不当，以及保管和维修等因素，致使仪器失灵造成失误，而延误及时治疗。

1. 受外来因素的干扰　如下所述：

（1）交流电干扰：如心电（ECG）、脉率 – 血氧饱和度（SpO_2）和呼气末二氧化碳分压（$P_{ET}CO_2$）等监测仪均受高频电刀、电凝的干扰。

（2）换能器位置移动：如压力换能器位置变动等能影响数值的准确性。

（3）连接患者的电线、电极等位置移动，可引起基线漂移，甚至波形消失。

2. 监测项目数据失真　如下所述：

（1）脉率、血氧饱和度：①电灼干扰。②手术室内灯光干扰。③静脉充血。④指甲涂合成油、污染等。⑤换能器位置移动等。

（2）呼气末二氧化碳：①取样管道裂开或泄漏。②监测接口脱开或阻塞。③监测前未定标等。

（3）无创动脉压监测：①测定部位位置移动。②移动袖带和管道。③患者表现心律失常、低血压等。

（三）麻醉药过量

（1）麻醉药对循环、呼吸、中枢神经系统等均有不同程度的抑制作用，严重时可引起死亡。

（2）麻醉药剂量对人体有明显的个体差异，尤其是手术患者常存在着病理生理变化，即使剂量很小，却可表现异常反应。

（3）预防麻醉药过量的措施：①熟悉麻醉药的药理作用及用药方法和剂量。②先开始最小推荐剂量。③严密观察给药后机体的各种反应。④一旦出现异常反应，应及时处理。

（四）药物不良反应

（1）麻醉期间用药。

（2）用药前应熟悉该药有哪些不良反应，注意预防措施和不良反应的处理。

（3）按常规剂量也可产生不良反应，不应视为用药错误。

（4）为了挽救患者生命在治疗过程中可能出现难以避免的险情，如药物不良反应。

（五）术前患者准备不足

（1）对重要器官功能估价不足：术前可通过病史、体检、化验、X 线和超声检查等，对患者的心肺等重要器官功能做出初步评估。但麻醉和手术对患者生理功能的干扰和影响有时难以估计，故必须重视初步评估的结果，并预计可能发生的意外而采取预防措施。

（2）术前准备不够完善：患者术前常伴高血压、贫血、血容量不足、低血钾等。由于种种原因会忽视对上述情况，术前未及时纠正。

（六）麻醉操作和管理因素

1. 气管插管引起的危险性　如下所述：

（1）导管本身引起：如导管漏气、扭曲和阻塞等，可造成通气不足、气流中断等。

（2）操作和管理不当：①插管误入食管。②导管接口与回路接卸管脱开。③导管过深造成单肺通气或肺不张。④损伤：如气压伤、气道穿通伤、咽喉和声门水肿等。

（3）患者原因：①婴幼儿和妇女的气道狭小。②各种原因的气道困难，如病理性瘢痕挛缩等。③自主神经反射：通常表现为高血压、心动过速等，有时出现支气管痉挛、分泌物外溢等；也可出现心动过缓和低血压。

2. 误吸与窒息　如下所述。

（1）诱发因素：①胃液 pH、容量和胃内压。②胃食管括约肌张力。③喉部功能异常：声带损伤、声带麻痹、喉部肌肉萎缩、吉兰-巴雷综合征等。④镇静药过量。⑤全身麻醉。⑥急症手术：由于疼痛、创伤能抑制肠道运动，使胃排空时间延迟。⑦精神状态：如焦虑可促使胃液分泌增加。⑧气管问题：如喉痉挛、支气管痉挛、困难插管，以及其他呼吸系统问题等。

（2）特殊危险因素：①妊娠：由于机械、内分泌和医源性等原因。②孕妇：巨大子宫压迫胃而延迟内容物排空，促使食管反流增加。③分娩期间常用许多镇静和镇痛药，使胃排空延迟。④分娩时由于取半卧位，食管下端括约肌压力明显下降。上述因素都能导致误吸的危险剧增，常可延长至分娩后48h，而胃排空时间又能延长至哺乳期 12～14 周。

（七）过敏反应

过敏反应指异性蛋白或其他物质引起的"爆发性、不良的生理反应"。抗生素、异性蛋白、某些药物、乳胶和某些食物等，即使数量极少，也能通过 IgE 发生过敏反应。

1. 原因　如下所述。

（1）麻醉药和麻醉用药能引起过敏反应，但发生率低。

（2）约有 10% 接受输血患者可出现过敏反应。

（3）乳胶是术中过敏反应的来源，约占 10%，医疗器械中许多产品选用乳胶。

2. 临床表现　因过敏反应导致死亡的患者中，1/4 是因心血管虚脱所致，而 2/3 由呼吸衰竭引起，表现为支气管严重痉挛，迅速出现低氧血症，数分钟内随即身亡（表 2-1）。

表 2-1　过敏反应的临床表现

呼吸	发绀、喘鸣、气道峰压升高（23%）
	急性肺水肿、支气管痉挛（23%）
心血管	心动过速
	心律失常
	肺高压
	体血管阻力下降
	心血管虚脱 >68%
	心跳骤停（11%）
皮肤	荨麻疹
	潮红（55%）
	咽喉水肿
	眼周水肿

（郑文婧）

第二节 麻醉意外防治

做好每例患者麻醉，防止发生一切不良后果，尤其是防止致残和死亡，是临床麻醉医师应尽的职责。必须采取以下措施。

一、加强麻醉住院医师培训

由于历史的原因，至今我国许多医院麻醉医师的学历不高和人员不足。近几年来各地发展对麻醉医师队伍的培训受到重视，上海市政府已规定医学院毕业的本科、硕士及博士生，必须在有资格的大学附属的综合性医院里进行 2~3 年正规的住院医师培训，经过考试及格才能成为正式的执业医师。同时，随着国家卫生部门对临床医师的管理重视，并逐渐与国际接轨，必须具备医师资格，并获得医师执业证书的麻醉医师，才能从事麻醉工作。但是我国地区差别很大，发展很不平衡，住院医师的培训任重道远。

二、继续教育以提高麻醉医师的素质和业务水平

（一）素质培养

从事麻醉工作是一项非常崇高的职业，需要培养具有德才兼备的医师，重视素质培养。

（1）具有优良的医德和医风。

（2）体贴关心患者，尽可能减少痛苦。

（3）思想要集中，认真观察病情变化。

（4）工作细心，认真核对，实事求是。

（5）虚心好学，总结经验和教训，不断提高。

（二）提高业务水平

麻醉学是一门独立的专业学科，与生理学、药理学等基础医学有着密切的关系，又与许多临床学科如外科、内科、小儿科等学科有关。培养一名优秀的麻醉医师必须具有：

（1）扎实的基础知识，又有丰富的临床经验。

（2）全面的理论知识，熟练的操作技能。

（3）以理论指导实践，发展新的技术，做到精益求精。

（4）加强继续教育，定期和不定期参加各类学习班、专题讲座和学术活动，不断充实自己。

（5）制定培养计划，并指定高年医师负责检查和指导，定期考核。

三、改善麻醉设备

（一）改善设备

（1）性能良好、质量可靠和功能齐全的麻醉机；并有中心供气装置。

（2）手控简易呼吸器。

（3）一次性硬膜外包、气管导管（含优质咽喉镜）、吸痰管、鼻氧管等。

（4）动静脉穿刺导管及其配套装置，包括压力换能器、输液器等。

同时，要熟悉和掌握运用仪器的方法，注意保养和定期维护各种设备。

（二）麻醉器械故障的预防和处理

（1）使用新的麻醉器械前须详细阅读使用说明。

（2）掌握器械的性能和技术关键。

（3）使用麻醉机及附件前应按程序逐项检查，其他器械也按要求逐一查看。

（4）加强器械的检查、维修和保养。

（5）使用器械毕，除一次性用品外，须按要求予以清洗、保管。

（6）一旦发现器械故障，须及时由有关人员检测和维修。

（7）当器械发生故障，并经专业人员证明确已耗损时，应向有关部门申请报废。

四、做好麻醉前访视工作

（1）了解患者的主要病情，麻醉和手术史，以及药物过敏史。

（2）准确评估心、肺等重要脏器功能，术前进行必要的检查，如心电图、肺功能测定等。

（3）按不同麻醉方法有重点的体检，如硬膜外麻醉，检查脊柱、穿刺点皮肤，四肢运动感觉等。

（4）术前用药：①注意给药时间。②根据患者情况、麻醉方法等给药，剂量要适当。③根据药物相互作用的原则，明确禁用和可用的药物。

（5）做好思想工作，消除患者对麻醉和手术的顾虑。

（6）选择合适的麻醉方法和麻醉药。

五、重视术前准备和术后管理

（一）选择性手术准备

（1）尽可能纠正患者术前异常情况，使患者处于"最佳"状态进行手术。

（2）纠正贫血、血容量不足、低血钾、高血压等。

（3）术前禁食、小儿术前 2h 禁饮。

（4）遇特殊情况时，进行会诊解决。

（5）按选择性手术常规进行各项准备。

（二）急症手术准备

（1）手术前必须治疗和纠正严重心律失常和心力衰竭。

（2）手术时积极治疗脱水、血容量不足、电解质紊乱和酸碱度失衡。

（3）按急症手术术前常规进行各项准备。

（三）术后处理

（1）常规在麻醉后恢复室（PACU）复苏。

（2）椎管内麻醉后可按常规检查肢体感觉和运动恢复等情况。

（3）按指征拔除气管导管管，进行全身麻醉术后护理。

（4）制定术后处理规程。

（5）大手术、重症患者等术后要送 ICU 继续治疗。

六、加强围手术期监测

包括麻醉诱导、术中、术毕、护送患者和术后监测。

（一）常规监测

患者进手术室常规监测 NIBP、ECG、HR、SpO_2，全身麻醉增加 $P_{ET}CO_2$、吸入麻醉药浓度、神经肌肉功能、气道压力、潮气量、通气量和呼吸频率等基本监测项目。

（二）需做中心静脉压（CVP）、有创动脉直接测压（IBP）、尿量等患者

（1）全身麻醉施行大手术，如体外循环心内直视术等。

（2）有并存病，如高血压、缺血性心脏病等。

（3）大出血或血容量变化大的患者，如创伤失血多及脑膜瘤摘除术等。

（4）术中使用控制性降压术。

（5）术中发生严重低血压、心律失常，且治疗后病情仍不稳定者。

（6）多脏器功能低下和老年重危患者。

（三）各种特殊手术患者需测定的项目

（1）血气分析。

（2）血钾等电解质、凝血功能测定。

（3）漂浮导管测定肺小动脉楔压（PAWP 或 PCWP）、心排血量（CO）等血流动力学参数。

（4）其他，如食管超声心动图、脑电双频指数等。

七、维护循环系统功能稳定

作者分析上海市麻醉期间 38 例心跳骤停的发生原因中，以循环因素占第一位，共 19 例，约占 50%。为降低心跳骤停的发病率，应采取以下措施：

（1）术前充分估价循环功能：尤见于心肺功能低下的患者，术前宜做进一步检查，以明确诊断。

（2）术前改善循环系统功能：择期手术患者术前应做必需的准备，使循环系统功能处于"最佳"状态。

（3）加强术前、术中和术后对循环系统的监测。

（4）保持呼吸道通畅和良好的通气，避免缺氧和二氧化碳潴留。

（5）维护内环境稳定。

（6）纠正血容量不足，及时补充失血，但也应注意过量。

（7）及时纠正低血压、低排综合征和休克。

（8）维持合适的麻醉深度。

（9）体循环血管阻力增高，而心排血量下降者，宜及时使用血管扩张药。

（10）及时治疗各种严重心律失常。

八、重视呼吸管理，预防和及时处理低氧血症和高碳酸血症

在上述心跳骤停 38 例中，因呼吸因素所致有 11 例，占 29%；也有文献报道可高达 65%。因此，麻醉手术期间必须重视呼吸管理，要做到：

（1）术前充分估价呼吸功能：对呼吸功能低下的患者应做进一步检查，可疑时宜抽动脉血做血气分析。

（2）鼓励术前咳痰、深呼吸锻炼：凡施行心肺等大手术，老年患者选择全身麻醉者，于术前应由护士指导如何排痰、深呼吸等锻炼，以便术后早期让患者进行咳痰深呼吸，以预防肺部并发症。

（3）加强术前、术中和术后呼吸系统监测：应根据不同手术、肺功能减退的程度，以及麻醉不同时期可选择监测项目有：SpO_2、$P_{ET}CO_2$、呼吸频率（f）、潮气量（VT）、通气量（VE）、气道压（PA）、顺应性（CL）以及两肺听诊等。

（4）充分供氧：①任何时候都要保证患者供氧充分，可通过鼻导管、面罩和经气管导管供氧。②注意气源标记和压力表，监测吸入氧浓度（FiO_2）和 SpO_2。③施行部位麻醉时也不要忽视供氧，尤其使用镇静、镇痛药时，应密切注意呼吸。

（5）估计气管插管的困难程度。

（6）加强气道管理，保证气道通畅：①全身麻醉气管插管后必须保证导管位置正确，气道通畅，充分供氧和通气。②对重症患者做血气分析，随时调节各项呼吸参数，及时纠正通气不足或过度通气，以及低氧血症。③术毕、拔管时应完全符合拔管指征。④拔管后继续加强观察，防止气道梗阻、低氧血症和 CO_2 潴留。⑤术毕，一旦出现低氧血症或通气不足时，应继续用手法或机械通气支持呼吸，直到符合管指征。

九、积极开展麻醉质量控制，制定和执行诊疗常规

患者的生命高于一切，麻醉质量的保证（或控制）是麻醉科的头等大事。必须加强科室管理，严格规章制度是预防麻醉意外或差错事故发生的重要保障。

（1）业务水平较高、具有奉献精神和以身作则的主任、副主任及骨干为核心的领导与管理团队。

（2）制定和不断完善科室各项规章制度。

（3）严格执行诊疗常规。

（4）做好医疗差错登记，典型病例讨论，吸取经验教训，防止重复发生。

（5）重视麻醉前讨论和患者、器械与药品准备。

（6）做好一切抢救准备，保证人力、物力，随叫随到，行之有效。

（7）加强监督和检查，确保落实各项措施。

（郑文婧）

第三章

术前准备与麻醉选择

第一节　麻醉前的一般准备

麻醉前准备是根据患者的病情和手术的部位及方式有目的进行的各方面准备工作，总的目的在于提高患者的麻醉耐受力、安全性和舒适性，保证手术顺利进行，减少术后并发症，使术后恢复更迅速。对 ASA Ⅰ 级患者，做好常规准备即可；对 ASA Ⅱ 级患者，应维护全身情况及重要生命器官的功能，在最大程度上增强患者对麻醉的耐受力；对于Ⅲ、Ⅳ、Ⅴ级患者，除需做好一般性准备外，还必须根据个体情况做好特殊准备。

一、精神状态准备

多数患者在手术前存在种种不同程度的思想顾虑，或恐惧、或紧张、或焦虑等心理波动。但过度的精神紧张、情绪激动或彻夜失眠，会导致中枢神经系统活动过度，扰乱机体内部平衡，可能造成某些并发疾病恶化。如高血压患者可因血压剧烈升高诱发心脑血管意外，严重影响患者对麻醉和手术的耐受力。为此，术前必须设法解除患者的思想顾虑和焦虑情绪，从关怀、安慰、解释和鼓励着手，酌情恰当阐明手术目的、麻醉方式、手术体位，以及麻醉或手术中可能出现的不适等情况，用亲切的语言、良好的沟通技巧向患者做具体介绍，针对患者存在的顾虑和疑问进行交谈和说明，以减少其恐惧、解除焦虑，取得患者信任，争取充分合作。对过度紧张而不能自控的患者，术前数日起即可开始服用适量神经安定类药，晚间给安眠药，手术日晨麻醉前再给适量镇静催眠药。

二、营养状况改善

营养不良导致机体蛋白质和某些维生素缺乏，可明显降低麻醉和手术耐受力。蛋白质不足常伴有低血容量或贫血，对失血和休克的耐受能力降低。低蛋白血症常伴发组织水肿，降低组织抗感染能力，影响创口愈合。维生素缺乏可致营养代谢异常，术中容易出现循环功能或凝血功能异常，术后抗感染能力低下，易出现肺部感染并发症。对营养不良患者，手术前如果有较充裕的时间且能口服者，应尽可能经口补充营养；如果时间不充裕，或患者不能或不愿经口饮食，应采用肠外营养，贫血患者可适当输血，低蛋白、维生素缺乏者除输血外，可给予血浆、氨基酸、清蛋白、维生素等制剂进行纠正，使营养状况得以改善，增加机体抵抗力和对手术的耐受力，减少术后感染及其他并发症，促进伤口愈合，早日康复。

三、术后适应性训练

有关术后饮食、体位、大小便、切口疼痛或其他不适，以及可能需要较长时间输液、吸氧、胃肠减压、胸腔引流、导尿及各种引流等情况，术前可酌情将其临床意义向患者讲明，让患者有充分的思想准备，以取得配合。如果术前患者心理准备不充分、术后躯体不适、对预后缺乏信心，容易产生焦虑，加重术后疼痛等不适。可在完善的术后镇痛前提下，从稳定情绪入手，提供有针对性的、有效的心理疏导。多数患者不习惯在床上大小便，术前需进行锻炼。术后深呼吸、咳嗽、咳痰的重要性必须向患者讲解清楚，使患者从主观上认识这一问题的重要性，克服恐惧心理，积极配合治疗，并训练正确执行的方法。疼痛是导致患者术后不敢用力咳嗽的一个主要原因，因此镇痛治疗十分重要。

四、胃肠道准备

择期手术中，除浅表小手术采用局部浸润麻醉者外，其他不论采用何种麻醉方式，均需常规排空胃，目的在于防止术中或术后反流、呕吐，避免误吸、肺部感染或窒息等意外。胃排空时间正常人为4~6h。情绪激动、恐惧、焦虑或疼痛不适等可致胃排空显著减慢。有关禁饮、禁食的重要意义必须向患者本人或患儿家属交代清楚，以取得合作。糖尿病患者在禁食期间须注意有无低血糖发生，如出现心慌、出汗、全身无力等症状时，要及时补充葡萄糖和定时监测血糖。

五、膀胱的准备

患者送入手术室前应嘱其排空膀胱，以防止术中尿床和术后尿潴留；对盆腔或疝手术，排空膀胱有利于手术野显露和预防膀胱损伤。危重患者或复杂大手术，均需于麻醉诱导后留置导尿管，以利观察尿量。

六、口腔卫生准备

生理条件下，口腔内寄存着10余种细菌，麻醉气管内插管时，上呼吸道的细菌容易被带入下呼吸道，在术后抵抗力低下的情况下，可能引起肺部感染并发症。为此，患者住院后即应嘱患者早晚刷牙、饭后漱口；对患有松动龋齿或牙周炎症者，需经口腔科诊治。进手术室前应将活动义齿摘下，以防麻醉时脱落，甚或误吸入气管或嵌顿于食管。

七、输液、输血准备

对中等以上手术，术前应向患者及家属说明输血的目的及可能发生的输血不良反应、自体输血和异体输血的优缺点、可能经血液传播的疾病、征得患者及家属的同意并签订输血同意书。对于不能行自体输血者，检查患者的血型，做好交叉配血试验，并为手术准备好足够的红细胞和其他血制品。凡有水、电解质或酸碱失衡者，术前均应常规输液，尽可能做补充和纠正，避免或减少术中心血管并发症的发生。

八、治疗药物的检查

病情复杂的患者，术前常已接受一系列药物治疗，麻醉前除要求全面检查药物治疗的效果外，还应重点考虑某些药物与麻醉药物之间可能存在的相互作用，有些容易导致麻醉中的不良反应。为此，对某些药物要确定是否继续使用、调整剂量再用或停止使用。例如洋地黄、胰岛素、糖皮质激素和抗癫痫药，一般都需要继续使用至术前，但应核对剂量重新调整。对一个月以前曾较长时间应用糖皮质激素而术前已经停服者，手术中亦有可能发生急性肾上腺皮质功能不全危象，因此术前必须恢复使用外源性糖皮质激素，直至术后数天。正在施行抗凝治疗的患者，手术前应停止使用，并需设法拮抗其残余抗凝作用，以免术中出现难以控制的出血。患者长期服用某些中枢神经抑制药，如巴比妥类、阿片类、单胺氧化酶抑制药、三环类抗抑郁药等，均可影响对麻醉药的耐受性，或于麻醉中易诱发呼吸和循环严重并发症，故均应于术前停止使用。因 β 受体阻滞剂可减少围手术期心脏并发症，长期应用者，应持续用至手术当日。神经安定类药（如吩噻嗪类药——氯丙嗪）、某些抗高血压药（如萝芙木类药——利血平）等，可能导致麻醉中出现低血压，甚至心肌收缩无力，故术前均应考虑是继续使用、调整剂量使用或暂停使用。如因急诊手术不能按要求停用某些治疗药物，则施行麻醉以及术中相关处理时要非常谨慎。

九、手术前晚复查

手术前晚应对全部准备工作进行复查。如临时发现患者感冒、发热、妇女月经来潮等情况时，除非急症，手术应推迟进行。手术前晚睡前宜酌情给患者服用镇静催眠药，以保证其有充足的睡眠。

（郑文婧）

第二节 麻醉诱导前即刻期的准备

麻醉诱导前即刻期一般是指诱导前 10～15min 这段时间，是麻醉全过程中极重要的环节。于此期间要做好全面的准备工作，包括复习麻醉方案、手术方案及麻醉器械等的准备情况，应完成的项目见表 3-1，对急症或门诊手术患者尤其重要。

表 3-1 麻醉前即刻期应考虑的项目

患者方面	健康情况，精神状态，特殊病情，患者主诉及要求
麻醉方面	麻醉实施方案，静脉输液途径，中心静脉压监测途径等
麻醉器械	氧源，N_2O 源，麻醉机，监护仪，气管内插管用具，一般器械用具
药品	麻醉药品，辅助药品，肌松药，急救药品
手术方面	手术方案，手术部位与切口，手术需时，手术对麻醉的特殊要求，手术体位，预防手术体位损伤的措施，术后止痛要求等
术中处理	预计可能的意外并发症，应急措施与处理方案，手术安危估计

一、患者方面

麻醉诱导前即刻期对患者应考虑两方面的中心问题：①此刻患者还存在哪些特殊问题。②还需要做好哪些安全措施。

（一）常规工作

麻醉医师于诱导前接触患者时，首先需问候致意，表现关心体贴，听取主诉和具体要求，使患者感到安全、有依靠，对麻醉和手术充满信心。诱导前患者的焦虑程度各异，对接受手术的心情也不同，应进行有针对性的处理。对紧张不能自控的患者，可经静脉补注少量镇静药。对患者的义齿、助听器、人造眼球、隐形眼镜片、首饰、手表、戒指等均应摘下保管，并记录在麻醉记录单上。明确有无义齿或松动牙，做好记录。复习最近一次病程记录（或麻醉科门诊记录），包括：①体温、脉率。②术前用药的种类、剂量、用药时间及效果。③最后一次进食、进饮的时间、饮食内容和数量。④已静脉输入的液体种类、数量。⑤最近一次实验室检查结果。⑥麻醉及特殊物品、药品使用协议书的签署意见。⑦患者提出的专门要求的具体项目（如拒用库存血、要求术后刀口不痛等）。⑧如为门诊手术，落实手术后离院的计划。

（二）保证术中静脉输注通畅

需注意：①备妥口径合适的静脉穿刺针，或深静脉穿刺针。②按手术部位选定穿刺径路，如腹腔、盆腔手术应取上肢径路输注。③估计手术出血量，决定是否同时开放上肢及下肢静脉，或选定中心静脉置管并测定中心静脉压或行桡动脉穿刺测定动脉压或心功能。

二、器械方面

麻醉诱导前应对已备妥的器械、用具和药品等，再做一次全面检查与核对，重点项目包括如下：

（一）氧源与 N_2O 源

检查氧、N_2O 筒与麻醉机氧、N_2O 进气口的连接是否正确无误。检查气源压力是否达到使用要求：

（1）如为中心供氧，氧压表必须始终恒定在 $3.5kg/cm^2$；开启氧源阀后，氧浓度分析仪应显示

100%。符合上述标准，方可采用。如果压力不足，或压力不稳定，或气流不畅者，不宜贸然使用，应改用压缩氧筒源。

（2）压缩氧筒满筒时压力应为150kg/cm^2（$\cong$2 200psi$\cong$15Mpa），在标准大气压和室温情况下其容量约为625L。

（3）如为中心供 N_2O，气压表必须始终恒定在52kg/cm^2，不足此值时，表示供气即将中断，不能再用，应换用压缩 N_2O 筒源。

（4）压缩 N_2O 筒满筒时压力应为52kg/cm^2（$\cong$745psi$\cong$5.2Mpa），含 N_2O 量约为215L，在使用中其筒压应保持不变；如果开始下降，表示筒内 N_2O 实际含量已接近耗竭，当压力降到25kg/cm^2，提示筒内 N_2O 气量已只剩100L，若继续以3L/min输出，仅能供气30分钟，因此必须更换新筒。

（5）空气源，空气源是调节氧浓度的必需气体，压力表必须始终恒定在3.5kg/cm^2。

（二）流量表及流量控制钮

流量表及其控制钮是麻醉机的关键部件之一，必须严格检查后再使用：①开启控制钮后，浮子的升降应灵活、恒定，表示流量表及控制钮的工作基本正常。②控制钮为易损部件，若出现浮子升降过度灵敏，且呈飘忽不能恒定状态，提示流量表的输出口已磨损，或针栓阀损坏，出现输出口关闭不全现象，则应更换后再使用。

（三）快速充气阀

压力为45～55psi的纯氧从高压系统直接进入共同气体出口，其氧流量可高达40～60L/min。在堵住呼吸螺纹管的三叉接口的状态下，按动快速充气阀，如果贮气囊能迅速膨胀，表明快速充气能输出高流量氧，其功能良好，否则应更换。

（四）麻醉机的密闭程度与漏气

1. 压缩气筒与流量表之间的漏气检验　先关闭流量控制钮，再开启氧气筒阀，随即关闭，观察气筒压力表指针，如果指针保持原位不动，表示无漏气；如果指针几分钟内即降到零位，提示气筒与流量表之间存在明显的漏气，应检修好后再用。同法检验 N_2O 筒与 N_2O 流量表之间的漏气情况。

2. 麻醉机本身的漏气检验　接上述（三）步后，再启流量表使浮子上升，待贮气囊胀大后，在挤压气囊时保持不瘪，同时流量表浮子呈轻度压低，提示机器本身无漏气；如挤压时贮气囊随即被压瘪，同时流量表浮子位保持无变化，说明机器本身存在明显的漏气，需检修好后再用。检验麻醉机漏气的另一种方法是：先关闭逸气活瓣，并堵住呼吸管三叉接口，按快速充气阀直至气道压力表值升到30～40cmH$_2$O（2.94～3.92kPa）后停止充气，观察压力表指针，如保持原位不动，提示机器无漏气；反之，如果指针逐渐下移，提示机器有漏气，此时再快启流量控制钮使指针保持在上述压力值不变，这时的流量表所示的氧流量读数，即为机器每分钟的漏气量数。

（五）吸气与呼气导向活瓣

接上述（三）步，间断轻压贮气囊，同时观察两个活瓣的活动，正常时应呈一闭一启相反的动作。

（六）氧浓度分析仪

在麻醉机不通入氧的情况下，分析仪应显示21%（大气氧浓度）；通入氧后应示30%～100%（纯氧浓度）。如果不符合上述数值，提示探头失效或干电池耗竭，需更换。

（七）呼吸器的检查与参数预置

开启电源，预置潮气量在8～10ml/kg、呼吸频率10～14次/min、吸呼比1.0：1.5，然后开启氧源，观察折叠囊的运行情况，同时选定报警限值，证实运行无误后方可使用。

需要注意的是，上述检查步骤通常用于既往较旧型号麻醉机的一般经验性检测。随着医学科技的迅猛发展，现代麻醉工作站已取代了传统意义上的功能简单的麻醉机。现代麻醉工作站的使用前检测方法请遵循不同型号和品牌的生产厂家推荐的开机检查程序、各医疗机构自身制定的操作流程和规范进行。

（八）麻醉机、呼吸器及监测仪的电源

检查线路、电压及接地装置。

（九）CO_2 吸收装置

观察碱石灰的颜色，了解其消耗程度，一般在碱石灰 3/4 变色时即做更换，以免造成 CO_2 蓄积。

（十）其他器械用具

其他用具包括喉镜、气管导管、吸引装置、湿化装置、通气道、困难气道设备、神经刺激器、快速输液装置、血液加温装置等的检查。

（十一）监测仪

各种监测仪应在平时做好全面检查和校验，于麻醉诱导前即刻期再快速检查一次，确定其功能完好无损后再使用。

三、手术方面

麻醉医师与手术医师之间要始终保持配合默契、意见统一，除共同对患者进行核对并签字外，要做到患者安全、麻醉满意和工作高效率。在麻醉诱导前即刻期，必须重点明确手术部位、切口、体位；手术者对麻醉的临时特殊要求、对术中意外并发症的处理意见以及对术后镇痛的要求等。特别在手术体位的问题上，要与术者取得一致的意见。为手术操作需要，要求将患者安置在各种手术体位，见表3-2。在麻醉状态下改变患者的体位，因重力的作用可导致呼吸和循环等生理功能的相应改变，同时对脏器血流产生不同的影响；又因改变体位促使身体的负重点和支点发生变化，软组织承受压力和拉力的部位和强度亦随之而改变，由此可能导致神经、血管、韧带和肌肉等软组织损伤。对于正常人，这些变化的程度均轻微，通过机体自身调节，一般均能自动纠正或适应；但在麻醉状态下，患者全部或部分知觉丧失，肌肉松弛无力，保护性反射作用大部消失或减弱，患者基本上已失去自我调节能力。因此，改变体位所产生的各种生理功能变化可转为突出，若不加以注意和及时调整，最终可导致缺氧、CO_2 蓄积、低血压、心动过速以及神经损伤或麻痹等并发症，轻者增加患者痛苦，延迟康复；重者可致呼吸循环衰竭，或残废，甚至死亡。因此，手术体位是麻醉患者的重要问题，麻醉医师对其潜在的危害性要有充分认识，具备鉴别能力，做到正确安置手术体位，防止发生各种并发症或后遗症。对手术拟采用的特殊体位，麻醉医师应尽力配合，但要求以不引起呼吸、循环等功能的过分干扰，神经、血管、关节、眼球等过分牵拉和压迫为前提。

表3-2　手术常用体位及其名称

仰卧位	水平位；截石位；过屈截石位；胆囊垫升起位；头低斜坡位
头低屈膝位（屈氏体位）	头高斜坡位；甲状腺手术位
俯卧位	水平位；屈髋位；骨盆垫高位
侧卧位	右侧卧位；左侧卧位；右肾垫高位；左肾垫高位
坐直位	

（郑文婧）

第三节　特殊病情的准备

麻醉处理的一个重要危险情况是，手术患者同时并发重要器官系统疾病。统计资料指出，手术并发症的发生率和病死率与患者术前并发心血管、呼吸、血液和内分泌系统等疾病有密切关系。本节扼要讨论并发器官系统疾病的手术患者，于术前应做好的麻醉前准备工作，有关细节详见专章。

一、心血管系统疾病

当患者并发心脏病而确定施行手术时，应特别注意下列问题。

（1）长期应用利尿药和低盐饮食患者，有可能并存低血容量、低血钾、低血钠及酸碱失衡，术中容易发生心律失常和休克。低血钾时，洋地黄和非去极化肌松药等的药效将增强。因此，术前均应做血电解质检查，保持血清钾水平在 3.5～5.5mmol/L；如病情允许，术前一般宜停用利尿药 48h；对能保持平卧而无症状者，可输液补钠、钾，但需严密观察并严格控制输液速度，谨防发作呼吸困难、端坐呼吸、肺啰音或静脉压升高等危象。噻嗪类利尿药长期服用可致糖耐量降低，血糖升高，长期服用该类药物的患者需要注意血糖情况。

（2）心脏病患者如伴有失血或严重贫血，携氧能力降低，可影响心肌供氧，术前应少量多次输血。为避免增加心脏负担，注意控制输血量和速度。

（3）对正在进行的药物治疗，需进行复查。对有心力衰竭史、心脏扩大者术前可考虑使用少量强心苷，如口服地高辛 0.25mg，每日 1～2 次，药物可服用至手术前日。二尖瓣狭窄的患者需要控制心率，术前建议继续使用洋地黄。冠状动脉供血不足的患者建议围手术期积极使用 β 受体阻滞剂控制心率，降低围手术期心脏风险。

（4）对并存严重冠心病、主动脉瓣狭窄或高度房室传导阻滞而必须施行紧急手术者，需考虑酌情采取以下措施：①建立有创动脉压监测。②放置 Swan-Ganz 导管。③定时查动脉血气分析。④放置临时或永久性心脏起搏器。⑤准备好必要的血管活性药物。⑥准备电击除颤器。⑦重视麻醉选择与麻醉管理，选择镇痛和镇静充分的麻醉方式。

二、呼吸系统疾病

手术患者并发呼吸系统疾病者较多，尤其在老年患者中多见。麻醉前必须做好以下准备，包括：①戒烟至少 8 周，以改善呼吸道纤毛功能，减少气道分泌物及刺激性；但术前哪怕戒烟 1d 对患者也是有益的，因而术前应鼓励患者积极戒烟而不必过多拘泥于术前戒烟的时间长短。②避免继续吸入刺激性气体。③彻底控制急慢性肺感染，术前 3～5d 酌情使用有效的抗生素，并做体位引流，控制痰量至最少程度。④练习深呼吸和咳嗽，做胸部理疗以改善肺通气功能，增加肺容量。⑤对阻塞性呼吸功能障碍或听诊有支气管痉挛性哮鸣音者，需雾化吸入 β_2-肾上腺素受体激动药和抗胆碱药等支气管扩张药治疗，可利用 FEV_1 试验衡量用药效果，并持续用至手术室。⑥痰液黏稠者，应用雾化吸入或口服氯化铵或碘化钾以稀释痰液。⑦经常发作哮喘者，可应用肾上腺皮质激素，以减少气道炎症和反应性，减轻支气管黏膜水肿。以吸入方式最佳，可减少全身不良反应，如倍氯米松每 6h 喷 2 次。静脉可用甲泼尼龙；根据临床反应确定剂量及给药次数。⑧对肺心病失代偿性右心力衰竭者，需用洋地黄、利尿药、吸氧和降低肺血管阻力药（如肼苯哒嗪、前列腺素）进行治疗。一般来讲，伴肺功能减退的呼吸系统疾病，除非存在肺外因素，通常经过上述综合治疗，肺功能都能得到明显改善，这样，在麻醉期只要切实做好呼吸管理，其肺氧合和通气功能仍均能保持良好。这类患者的安危关键在手术后近期，仍然较易发生肺功能减退而出现缺氧、CO_2 蓄积和肺不张、肺炎等严重并发症。因此，必须重点加强手术后近期的监测和处理。

三、神经肌肉系统疾病

神经肌肉系统疾病多数涉及生命重要部位的功能状态，因此，必须针对原发疾病、病情和变化程度，做好麻醉前准备工作。

（一）重症肌无力患者的麻醉前准备

（1）重症肌无力是一种自身免疫性疾病，由节后乙酰胆碱受体丧失引起，表现为肌无力和容易疲劳，休息后可好转，可涉及全身所有的肌肉。麻醉前应对患者保护呼吸道通畅的能力、咽喉肌和呼吸肌麻痹的程度进行测试，如施行导呕反射（gag reflex）观察其吐出的能力及咳嗽力量。眼轮匝肌的单神经肌电图具有100%的敏感性，被认为是金标准。用力肺活量（FVC）是评价该类患者呼吸功能最可靠的标准，因此多数患者需进行肺功能测验，以指导术后是否需要采用呼吸支持治疗。

（2）抗胆碱酯酶药作用于神经肌肉接头，产生抑制胆碱酯酶代谢的作用。多数用吡啶斯的明治疗，精确记录其基础药量甚为重要。对明显肌无力者，治疗药量应达最大程度。一般平均剂量为60mg口服，每4~6h一次；如果仍不能控制，常加用糖皮质激素治疗。但约有8%的患者当开始激素治疗之初，重症肌无力可短暂加重。也可使用硫唑嘌呤、环孢素、甲氨蝶呤和环磷酰胺治疗。

（3）免疫治疗适用于重度重症肌无力患者，或对激素治疗反应不佳的患者。在全量激素或吡啶斯的明治疗持续数周至几个月，而病情仍难以控制的患者，可采用血浆置换（plasmapheresis）和免疫球蛋白治疗。在严重病例或肺活量小于2L的患者使用血浆置换，病情可得到迅速改善，但仅能暂时性改善症状，可用于少数患者减少手术应激的术前准备。有报告发现，对重度重症肌无力患者，在胸腺切除术前2~13d内施行1~4次血浆置换治疗，术后机械通气、拔管时间及ICU留住天数均可缩短。

（4）重症肌无力的常见并发病有甲状腺病、类风湿性关节炎、系统性红斑狼疮和恶性贫血，应予仔细检查治疗。

（5）预测术后是否需要机械通气治疗的因素：病期超过6年；并发慢性呼吸系病史；吡啶斯的明剂量每天超过750mg；肺活量小于2.9L。

（6）麻醉性镇痛药和神经安定类药可影响呼吸和神经肌肉接头功能，术前应免用。除青霉素和头孢菌素外，大多数抗生素都可加重肌无力。抗胆碱酯酶药术前是否继续使用存在争议，但总的来说，如果患者有药物依赖，术前应继续使用，同时继续使用免疫抑制剂。应用糖皮质激素者，围手术期应继续激素治疗。

（7）对眼肌已受累的患者，宜采用清醒插管，或快速诱导加环状软骨压迫插管。大多数患者可仅在加深麻醉而不用肌松药的情况下完成气管插管。在抗胆碱酯酶药治疗期间应用琥珀酰胆碱，容易诱发双向阻滞，延长作用时间，故禁止并用。患者对非去极化肌松药可能特别敏感。有些药物（如镁、局部麻醉药、抗心律失常药）和特殊因素（如低温、呼吸性酸中毒）可加重非去极化肌松药的作用，故应避用。如果术中确实需要进一步肌松效应，可在肌松监测的指导下应用特小剂量的非去极化肌松药。对非去极化肌松药拮抗药新斯的明，应采取滴注方式逐步用药，每隔5min注射0.5~1.0mg，以避免抗胆碱酯酶药逾量而诱发胆碱能危象、加重肌无力。

（8）术后如果患者不能恢复口服吡啶斯的明，可改用静脉注射口服剂量的1/30用药。为鉴别胆碱中毒性肌无力加重，可施行腾喜龙（tensilon）试验。腾喜龙属短效、速效抗胆碱酯酶药，用药后一般可使肌无力症状迅速改善；如果存在抗胆碱酯酶药过量，其拟胆碱作用同样会加重肌无力。目前，由于神经科医师已不再使用特大剂量吡啶斯的明治疗，麻醉医师也已限制拟胆碱类药的使用，因此，胆碱能危象已很少见。腾喜龙试验只有在应用大剂量新斯的明时需用，一般已不再采用。如果患者在应用抗胆碱酯酶药治疗后，肌无力也未能有效解除时，则应施行血浆置换治疗，其方案各异，一般在最初2~3d期间可每日置换1次，以后根据病情调整应用间隔天数。

（二）帕金森病患者的麻醉前准备

（1）帕金森病是由基底节线状通路的多巴胺耗损引起，临床三联征表现为震颤、肌肉强直、运动迟缓。因体位反射和自主反射破坏，容易出现心律失常、体位性低血压、体温调节失控和麻醉期间血流动力学不稳定。病程发展至最后，有痴呆、精神错乱和精神病的趋势。咽喉肌功能障碍可增加误吸的机会。因饮食和吞咽困难可明显影响血容量和营养状态。因呼吸肌僵直、行动迟缓和脊柱后突变形，可出现限制性肺功能改变，术前需做肺功能检查、胸片、血气分析，并指导患者锻炼呼吸功能。抗帕金森病最常用甲基多巴肼－左旋多巴（carbidopa－levodopa），但可能引起心肌敏感，容易诱发心律失常、低血压或高血压。

（2）抗帕金森病药需一直用至手术前，左旋多巴半衰期短（大约3h），因此治疗必须延续至手术前并在术后立即恢复。对咽喉肌麻痹者，宜采用快速诱导结合环状软骨压迫施行气管内插管。选用轻至中度抑制心脏的药物，以提高机体肾上腺素能反应和防止低血压。琥珀酰胆碱有诱发高血钾的可能。患者对非去极化肌松药的反应一般仍属正常。术中应避用抗多巴胺类药如灭吐灵（胃复安）、丁酰苯类（如氟哌利多）和酚噻嗪类，它们可抑制多巴胺的释放或与多巴胺竞争受体。全身麻醉可造成显著的术后恶心和呕吐，选用部位麻醉可避免术后呼吸抑制、严重的术后疼痛和恶心呕吐，但安置体位可能发生困难，且患者的不自主运动造成麻醉医师和手术医师的操作难度增加。术中使用苯海拉明和小剂量的丙泊酚可减少上述问题。术毕应等待患者清醒、确证咽喉肌反射完全恢复、肺功能已恢复到术前水平后方可拔管。手术期停用甲基多巴肼，左旋多巴可能引起症状显著加剧，因此术后应尽快恢复使用，以防止发生不可逆的肌僵硬和行动迟缓。如果患者不能口服或鼻饲用药，可静脉或肌内注射抗胆碱能药物如安坦（trihexyphenidyl）、苯甲托品（benztropine）或苯海拉明（diphenhydramine）。术后处理要围绕肺功能锻炼和栓塞的防治，鼓励患者早期理疗和离床活动。术后易出现震颤增加、谵妄、意识模糊，可能与原先存在的脑功能障碍，或静脉应用抗胆碱能药以及手术期停用治疗药有关。氯氮平不会恶化帕金森病的运动障碍，术后可用于终止左旋多巴引起的幻觉。另外，帕金森病患者体温调节、血糖代谢可能存在异常，术后需注意体温及血糖的监测。

（三）卒中患者的麻醉前准备

1. 围手术期卒中的发生率取决于手术类型　统计指出，在普外科手术的卒中发生率平均为 0.2%，周围血管手术为 1.5%，心脏或颈动脉手术为 4%。无脑血管疾病史的患者，在成人普外科手术后的卒中发生率可减少一半以上。其他预测有卒中危险的因素包括周围血管病、高血压、心房纤颤和 70 岁以上老年患者等。

2. 手术前预防与准备措施　如下所述：

（1）术前应对冠心病、心房纤颤和高血压进行积极治疗，达到最满意状态。对新近出现的心房纤颤，应使其逆转为正常窦性节律；对慢性心房纤颤应尽可能控制心室率不超过 80bpm。对无症状的心房纤颤，可用阿司匹林或双香豆素预防性治疗，但手术前应考虑酌情停药。

（2）对已有卒中史或短暂脑缺血发作（TIA）的患者，应施行脑 CT、颈动脉超声多普勒，必要时血管造影等检查以追究其原因，排除颅内出血或硬膜下血肿。对颈动脉造影证实狭窄超过 70% 者，可酌情考虑施行预防性的颈动脉内膜（CEA）剥脱术治疗。对存在非心源性栓塞可能的患者，或颈动脉狭窄不明显者，应选用阿司匹林预防性抗凝治疗。对不能接受阿司匹林治疗，或已用阿司匹林而仍出现卒中先兆征象的患者，可用血小板抑制药氯吡格雷（波立维）等治疗。

（3）应用阿司匹林和血小板药者，可因出血时间延长而出现手术野广泛渗血，故术前需按相关指南要求酌情考虑停药，但有人建议 CEA 前可不停用阿司匹林，且于术后立即恢复使用，这样对防止术后心肌梗死具有特别重要的价值。

（4）对已有冠状动脉病、瓣膜病或心律失常史者，需做心脏超声检查及 24h 动态心电图监测。对心房纤颤或左房已证实存在凝血块者，随时有血块脱落造成脑栓塞（后脑动脉区）的危险，术中可施行经食管超声心动图监测。对已证实存在心腔凝血块者，需使用华法林治疗至少 3 个月，再复查超声心动图。

3. 麻醉前应考虑的预防措施　如下所述：

（1）控制血压与维持满意氧输送是主要的预防措施。术后卒中多数与围手术期低血压无关，即使颈动脉阻塞患者也如此。但在主动脉手术中的低血压则常是卒中的诱因，在松开主动脉阻断钳之际的短暂低血压，常为卒中发生率显著增高的基础。

（2）对颈动脉明显阻塞的患者，应维持相对较高的颅内灌注压以策安全，即使在施行控制性低血压时也宜将平均动脉压（MAP）维持在至少 50mmHg（6.65kPa）以上。经颅超声图观察到，MAP 保持 60mmHg（7.98kPa）以上时，不论存在单侧颈动脉狭窄与否，通过脑自动调节功能，脑血流速度仍能保持适宜，一旦 MAP 降至 35mmHg（4.7kPa），则需应用血管收缩药提升 MAP，则脑灌注压仍能保持适宜。

（3）卒中后需推迟手术时间，惯例是急性卒中后手术应推迟 1~3 个月，以等待梗塞周边缺血区已消失的自动调节功能有所恢复。在脑自动调节功能缺损期间，脑灌注需直接依靠体动脉血压，如果出现轻微的低血压，即有导致周边缺血区转变为不可逆性损伤的高度危险性。

（4）在卒中恢复期内应避用琥珀酰胆碱，以防引起高血钾反应。有人报道卒中 6 个月以后应用琥珀酰胆碱，不致再引起高钾血症。

（四）多发性硬化症患者的麻醉前准备

（1）多发性硬化症为脑白质退变性疾病：以脱髓鞘、轴索损伤和髓鞘再生继发的神经胶质增生为特征。临床表现多样，常见感觉、运动、自主神经、视觉和综合传导径路等损害。因颈髓或延脑呼吸中枢脱髓鞘，可出现呼吸功能损害，应测定肺功能和血气分析，以了解呼吸储备功能。因咽喉肌功能障碍，有胃内容物误吸的高危性。截瘫或四肢瘫痪可出现自主神经系统反射过度的倾向；表现综合性征象。

（2）用于治疗肌痉挛的药物可影响麻醉实施：普鲁本辛（propantheline）、氯苯氨丁酸（baclofen）和丹曲林（dantrolene）可增强非去极化肌松药的神经肌肉接头阻滞效应。地西泮可增强麻醉药的镇静作用。在 1 年内曾有激素治疗史者，为控制手术应激而恢复使用激素时，可能导致病情恶化。

（3）麻醉方案的考虑：目前尚无全身麻醉后多发性硬化症复发率增加的报道，也缺乏区域麻醉与多发性硬化症相互作用方面的研究。有人报道脊髓麻醉和硬膜外麻醉可加剧多发性硬化症的病情，但在病情不适宜全身麻醉时仍可采用。因可能存在胃排空延迟，全身麻醉时宜选用快速诱导结合环状软骨压迫行气管内插管。存在自主神经系统功能不全时，应强调无创性持续监测。多发性硬化症患者应用琥珀酰胆碱可诱发显著的钾释放。应用非去极化肌松药时，有可能出现作用增强和时间延长，应严密监测神经肌肉接头功能。体温升高可加重多发性硬化症的肌无力症状，因此有人建议对一般性非心脏手术，宜主动采取降低体温的措施。此外，麻醉和手术应激可使病情加重，术后需比较手术前后的神经系统检查结果，保持体温正常、完善镇痛、减轻应激，采取合理的措施预防感染。

（五）肌营养不良的麻醉前准备

（1）肌营养不良时，咽肌和会厌肌麻痹，消化系统、呼吸系统和心血管系统可明显受累。胃排空延迟、吞咽困难、口咽分泌物存留均可使患者在围手术期处于误吸窒息的危险。会厌肌无力可使患者的呼气受限。呼吸肌功能紊乱表现为呼吸快速、潮气量减小、反常呼吸伴辅助呼吸肌活动增强，其呼吸功能可能尚正常，但通气储备显著削弱，对高碳酸血症和低氧血症的反应明显受抑制。

（2）在肌营养不良、全身及四肢肌萎缩时，心肌功能常严重受累（心肌收缩力减低、乳头肌退化引起的二尖瓣反流），心脏传导异常。术前检查应包括心电图及各种心肌收缩力测定（如超声心动图、多维血管造影等）。

（3）麻醉方案的考虑：麻醉药可进一步减弱呼吸肌张力，抑制对 CO_2 蓄积的通气反应，必须常规辅助或控制呼吸支持。麻醉药抑制心肌及血流动力学，应持续监测心电图和血压，对术前心储备明显受累者，宜施行有创性血流动力学监测。婴幼儿患者可能有肌张力低下、吞咽困难、延髓性麻痹、巨舌、脊柱后侧凸和漏斗胸伴发限制性肺病与呼吸窘迫，造成插管困难，同时存在对非去极化肌松药敏感。术后当患者清醒、呼吸功能恢复到基础水平（负压峰值至少 −20～30cmH₂O（1.96～2.94kPa）；潮气量至少 8ml/kg）、血气分析正常后拔除气管导管。

（六）吉兰－巴雷综合征的麻醉前准备

（1）吉兰－巴雷综合征（又称格林－巴利综合征，Guillain－Barre syndrome）的原因不明，70% 的患者在发病前 8 周内有前驱感染史。临床主要表现为双侧对称性的上行性肌无力，病理证实有周围神经脱髓鞘。半数患者出现脑神经受累，可影响呼吸肌和眼球活动；可出现感觉缺失和自主神经系统功能障碍，表现为血流动力学不稳定。神经传导研究证实，患者早期出现传导速度减慢，后期出现去神经作用加强。本病与多发性神经炎有相似处。

（2）麻醉方案的考虑：患者由于肌无力，需呼吸支持，这与肌萎缩者相似。琥珀酰胆碱可引起慢性去神经肌肉大量释放钾离子致严重的高钾血症。由于心血管功能不稳定，易出现心率和血压波动，需持续心电图及直接动脉压监测。由于自主神经功能不全，心率与血压已不足以反映血容量情况，需监测中心静脉压或肺动脉置管测压，以明确血容量状况。术中电解质的变化可能导致病情加重，应力争与以避免。

（七）假性脑瘤的麻醉前准备

（1）假性脑瘤是一种非颅内占位性病变引起的颅内高压综合征，也称良性颅内高压症，原因多数不明，包括原发性脑静脉引流异常、脑脊液分泌/吸收异常，或内分泌、代谢或免疫性疾病。女性发生率高于男性 4 ~8 倍，常伴有头痛、视盘水肿、视力障碍和脑神经（常为第 6 脑神经）功能紊乱。腰穿脑脊液压可升高超过 200mmH$_2$O（19.6kPa）。腰穿脑脊液引流可减轻头痛症状，但必须先用脑 CT 或 MRI 检查排除颅内占位病变。一般不存在脑积水，脑室显示正常或缩小。

（2）病情稳定数月或 1 年后可以麻醉和手术，术前需复查视力和脑神经功能，对估计术后功能不全具有指导意义。在脑 CT 排除脑疝综合征后，可谨慎采用脊髓麻醉或硬膜外麻醉。正在应用激素治疗者，围手术期需继续应用。

（3）局部麻醉常用于脑脊液引流治疗，脊髓麻醉对多数患者尚属适宜，但在注入局部麻醉药之前应先做脑脊液引流。因硬膜外腔注入局部麻醉药液可能促使颅内压增高，故硬膜外麻醉非良好选择。全身麻醉时应选用降低和防止颅压增高的药物和方法。对肌松药、镇静催眠药尚无特殊敏感的现象。由于假性脑瘤患者多数体型肥胖，故应针对肥胖人特点实施麻醉，掌握紧急处理和拔管原则。

（八）先兆子痫/子痫的麻醉前准备

（1）典型的先兆子痫表现为高血压、周围水肿、蛋白尿，一般发生于妊娠 20 周后与分娩后 48h 内。患者常主诉头痛、胃肠道不适、畏光和视力模糊，严重时出现神志状态改变、恶心、呕吐。对具有典型征象的子痫患者应做进一步神经系统检查。对先兆子痫/子痫患者出现昏迷，应做头颅 CT 检查，以排除需要手术处理的病变，如颅内血肿、后颅窝水肿致导水管阻塞性脑积水；同时应采取降低颅内压增高的措施。但对非典型的子痫患者并无 CT 检查的需要。

（2）先兆子痫患者常于胎儿娩出后发生子痫抽搐，而很少于妊娠 20 周以前或娩出 48h 后发生。治疗目标为稳定病情和顺利分娩。抽搐发作前常有某些预兆征象，包括头痛持续而加剧、视力模糊、畏光、频繁呕吐、深腱反射亢进伴抽搐。治疗子痫抽搐，首先要保持通气和氧合良好，防止呕吐物误吸，预防抽搐期外伤。可用硫酸镁控制抽搐：首剂单次静脉注射 4 ~6g，继以静脉滴注 1 ~2g/h；如果抽搐仍不能控制，可再在 5min 内经静脉推注 2 ~4g。

对硫酸镁治疗抽搐目前仍存在争议，有人发现硫酸镁不是抗抽搐药，用于子痫主要基于其有效而不良反应较小的传统经验。但临床研究发现有些抽搐患者的血浆镁浓度仍属正常。另外硫酸镁可导致肌无力、肌松药作用增加、加重部位麻醉引起的低血压以及抑制心肺功能等，因此需要密切监测深部腱反射和血浆药物浓度。其他抗抽搐药有：静脉注射氯羟安定 1 ~2mg，或地西泮 5 ~10mg，或咪达唑仑 2 ~5mg。待抽搐停止后，继以静脉滴注苯妥因钠 10mg/kg（25mg/min），滴注期间应监测心电图和血压。如果不能经静脉用药，肌内注射咪达唑仑 10mg 也可制止抽搐。同时应用抗高血压药物控制血压。少尿可给予液体冲击处理，如果无反应可在中心静脉压监测下指导液体治疗。当抽搐被终止、氧合功能正常、呼吸和血压维持稳定后，再进一步做控制血压和胎儿娩出处理。产后肺水肿较为常见，治疗措施包括：支持治疗、利尿及必要的血管扩张剂和机械通气。先兆子痫产妇需要放置肺动脉导管的指征为：对治疗无反应的严重高血压、肺水肿；对液体治疗无反应的少尿以及产妇并发严重心脏疾病。

（九）神经安定药恶性综合征的麻醉前准备

1）神经安定药恶性综合征（neuroleptic malignant syndrome，NMS）是一种药物特异质反应，高热（98% 的病例出现）、铅管样强直（97%）和精神状态改变（97%）是其经典的三联征，也是诊断该病的主要标准。其他表现包括：心动过速、高血压或低血压、呼吸急促和大汗。可能出现锥体外系症状，包括运动障碍、角弓反张、眼动危象和构音困难。主要有两大类：

（1）中枢多巴胺能阻断药：如氯丙嗪、氟哌利多、胃复安（metoclopramide）、甲哌氯丙嗪（prochlorperazine），精神病科常用的神经安定类药，如丁酰苯类（butyrophenone）、吩噻嗪类（phenothiazine）和硫蒽类（thioxanthines）等。

（2）多巴胺能激动药：主要用于治疗帕金森病，如果突然停药可诱发 NMS。多巴胺是体温调节中枢与纹状体运动通路（striatal motor pathway）之间的神经递质。突然停药可干扰多巴胺能神经活性，导致体温调节失控和帕金森病病情加重。由于肌肉活动增加致产热增加，在体温调节失灵的情况下患者可出现高热。因此，在帕金森病的病程中，如果出现高热，同时伴有自主神经系统功能不稳定、神志改变和血肌酐升高，同时也无明显感染源时，应怀疑药物引起的 NMS。

2）应用神经安定类药治疗的患者中，NMS 的发生率为（1∶1000）～（1∶100）；死亡率于 1984 年报道为 10%，1989 年报道如果同时并发肌红蛋白血症和肾衰竭，则死亡率更高。即便应用多巴胺激动药如溴麦角环肽（bromocriptine）、金刚烷胺（amantadine）和丹曲林（dantrolene）治疗，并不能降低死亡率。

3）发热和活动障碍也发生于脑炎、脑膜炎、原发性或药物继发性帕金森病，需做鉴别诊断。后者同时伴有感染、中暑、恶性高热、酒精或苯二氮䓬类药戒断等病因，且可出现致命性的紧张型神志障碍、活动障碍和持续高热，往往无法控制。

4）对活动性 NMS 患者，不考虑行择期手术，因脱水、高热、自主神经功能障碍和肾衰竭均显著增加围手术期并发症的发生率。一旦发生 NMS，首先采用支持治疗，同时停用神经安定药，保证供氧充分和良好通气，必要时使用去极化或非去极化肌松药。为控制高热，可用冰毯、酒精擦身及退烧药。低血压时可输液和使用正性变力药物治疗；对严重高血压患者可用血管扩张药或 β - 受体阻滞药治疗。丹曲林（dantrolene）可降低肌僵硬和改善高热，但并不能降低死亡率。使用多巴胺激动药（如上述）能缩短病期。如果存在肌红蛋白血症，需大量输液以防肾衰竭。NMS 时可安全使用会诱发恶性高热的药物，如琥珀酰胆碱、非去极化肌松药和挥发性麻醉药。避免使用可引起高热的抗胆碱药物。琥珀酰胆碱有可能引起高钾血症。有效地治疗药物包括溴隐亭（多巴胺激动剂）、丹曲林、苯二氮䓬类药物和有助于改善强直患者通气的肌肉松弛药。

（十）癫痫（抽搐）患者的麻醉前准备

1）对正在接受抗癫痫药治疗的抽搐患者，应明确其抽搐的类型、发作的频率、治疗药物的血药浓度。如果抽搐已被很好控制，即可手术，围手术期不必更改抗抽搐药使用方案。如果抽搐频率增加或常出现全身强直痉挛性抽搐，应查明抽搐加剧的潜在原因。常见的原因有药物不匹配、镇静催眠药或酒精的中断、外伤、肿瘤、药物使用（如安非他命、可卡因）、高钙或低钙、低氧和患有其他疾病，需做电解质、肌酐、血浆蛋白、血细胞计数及分类、尿液分析及相应检查和处理，同时测定抗抽搐药血药浓度，如果低于治疗水平，应适当追加药量，手术应推迟直至抽搐被有效控制。但患者在术中仍可能发生抽搐，仅是被全身麻醉神经肌肉接头作用及肌松药的作用所掩盖而已，故仍不能忽视有关抽搐的治疗。许多抗癫痫药物，如卡马西平、苯妥英钠、苯巴比妥，均会诱导细胞色素 P450 的活性，影响其他药物的肝脏代谢。而新型的抗癫痫药物如加巴喷丁和托吡酯等产生的药物相互作用要小得多，建议选择使用。术后频繁抽搐的不良后果是手术伤口裂开、呼吸道梗阻、呼吸循环功能衰竭，因此应积极处理术后的惊厥抽搐等症状。

2）围手术期常用的抗抽搐药物：一般经口服用药都能维持有效的血药浓度，术前禁食（NPO）与术后 NPO 期间，可鼻饲用药，也可改用苯妥英钠或苯巴比妥静脉用药。术前如果口服用药吸收不佳，可在术前数周换用静脉用药以达到血药稳态，术前一般无需追加静脉负荷剂量。丙戊酸（valproic acid）经直肠灌注用于小儿，吸收良好，但用药前需清洁灌肠以保证有效吸收。抗抽搐药的半衰期一般都较长，如果术前将最后一次口服剂量加倍，血药有效浓度可维持手术当天一整天，因此可省略 1～2 次用药。

3）麻醉方案的考虑：局部麻醉药达中毒剂量可诱发抽搐，但抽搐患者施行常规硬膜外麻醉或臂丛阻滞麻醉仍属安全。采用脊髓麻醉较好，因局部麻醉药用量可很小。常用的静脉或吸入全身麻醉药有增高或抑制抽搐活性的作用，取决于剂量大小和当时的患者情况。氯胺酮（特别与茶碱并用）容易诱发癫痫患者的抽搐发作。恩氟烷在较高浓度（大于 2.5%）用药及过度通气（Pa（CO$_2$）＜25mmHg（3.325kPa））的情况下，脑电图可出现癫痫样棘波放电，因此，应维持较低浓度用药和保持 Pa（CO$_2$）在正常水平。氟烷可影响肝脏线粒体酶活性，在体内代谢较多，肝脏毒性的发生率较高。异氟烷具有强力抗抽搐作用。镇静药的不良反应可影响肝脏代谢和蛋白结合。丙泊酚并发短效阿片类药行静脉麻醉的可控性较好，具有止吐、抗惊厥作用，并且对皮质脑电图无干扰。右美托咪定有良好的镇静作用，可以安全用于该类患者。长时间应用苯妥英钠和氨甲酰氮䓬（又称卡马西平或酰胺咪嗪）治疗可引起对非去极化肌松药的耐药性。麻醉中需监测脑电生理，必要时请神经专科医师协助。脑电生理的监测方法主要有：

1）脑电图 16 电极通道记录原始脑电压，分析脑电波（赫兹）的频率和幅度，可推测脑活动与代谢状况，见表 3-3。例如抽搐激活期或应用小剂量巴比妥和氯胺酮时，脑电波频率增加；麻醉性镇痛药和深度吸入麻醉时，脑电波频率减慢、幅度增加；缺氧、缺血、大剂量巴比妥时，脑电波频率减慢、幅度降低；脑死亡、深度低温、深度低灌注、巴比妥性昏迷和异氟烷 2MAC 水平麻醉时，脑电波呈等电位线。近年来已采用先进的压缩频谱显示仪（compressed spectral array，CSA），将复杂的原始脑电图信息，通过计算机处理，转换为振幅与频率，使复杂的原始脑电图转变为简单而可理解的图谱资料和波幅、频率曲线面积（正常值占总面积的 85%～99%，平均 97%）。但 CSA 监测有时可能不能发现大脑半球的局部缺血。

表 3-3　脑电图的波型、特点与解释

节律	频率（Hz）	意识状况
Delta	0～4	昏迷，低氧/缺血，深麻醉
Theta	4～8	入睡，外科麻醉期
Alpha	8～13	松弛，闭眼，浅麻醉
Beta	13～30	清醒，警觉，小剂量巴比妥镇静

2）诱发电位（evoked potential，EP）可测定中枢神经系统对周围神经刺激所引发的电位变化。根据不同的刺激模式，可将 EP 分为：①躯体感觉诱发电位（SSEPs）：刺激手或腿的周围神经，记录头皮、脊柱、棘间韧带或硬膜外腔产生的神经冲动电位。②脑干听觉诱发电位（BAEPs）：用测听棒刺激第 8 脑神经，记录后颅窝脑干部位产生的电位。③视觉诱发电位（VEPs）：用闪光刺激，记录前颅窝的诱发电位。通过分析 EP 的变化，可了解某特定感觉通路与皮质代表区的功能状态，由此诊断中枢神经系统疾病、监测术中的脑和神经功能。影响 SSEPs 最轻的麻醉方法是芬太尼伴小于 60% N$_2$O 或 ＜1% 异氟烷吸入，对周围性 SSEPs（即颈 SSEPs）或短潜伏期的 BAEPs 的影响很小。为获得一份可以说明问题的诱发电位记录，需要尽量排除一些影响因素，其中维持稳定的麻醉深度水平是正确记录诱发电位的最重要因素，同时要求麻醉方法与临床环境生命指标如体温、酸碱状态、血细胞压积和血压等不能有丝毫改变，必须保持在恒定状态。

3）肌电图（EMG）和神经传导速度监测，可判断手术解剖近侧组织的运动与脑神经通路的完整性，以保证手术操作无失误。

4）下列手术中脑电生理监测具有特殊指征，麻醉前需做好一切仪器物品的准备：①颈动脉内膜剥脱术（CEA）或其他可能引起脑缺血危险的手术，可监测 16-通道 EEG、4-通道 EEG（电极置于两侧大脑半球的前和后区）及 SSEPs。②异常脑组织切除术，可直接在手术显露的脑皮质上测定脑皮质图，适用于癫痫手术，有助于判定异常脑组织或活组织检查的最佳切除范围。大多数静脉和吸入麻醉药对 SSEPs 和 BAEPs 都产生不同程度的影响，对经颅皮质测定结果的影响比经皮质下测定结果的影响明显。巴比妥引起轻度潜伏期延长和幅度减小，但即使皮质 EEG 已处于等电位线，SSEP 仍不会消失。吸入麻醉药和 N$_2$O 对皮质 SSEPs 潜伏期延长和幅度减小的影响最显著。阿片类药有延长潜伏期和减小幅度的倾向，但即使应用大剂量麻醉性镇痛药麻醉时仍可测得 SSEPs。依托咪酯、氯胺酮和丙泊酚可明显增强 SSEPs。③后颅窝手术期间施行 BAEPs 及刺激面神经（第 7 脑神经）监测 EMG，可明确脑神经功能不全的压迫、牵拉或缺血等原因。④脊柱手术特别是脊柱侧弯矫形手术、神经外科脊髓手术，胸主动脉横夹手术都有施行 SSEPs 监测的指征。⑤周围神经移植或切除术采用 EMG 和神经传导速度测定，可确定已损伤的周围神经或需要施行移植的周围神经；于手术分离神经过程中可判断神经通路及其功能，避免可能发生的神经牵拉、压迫或切断等损伤，以提高安全性和有效性。⑥其他指征：利用 EEG 和 SSEPs 可监测麻醉深度；了解控制性低血压期间脑和脊髓的血流灌注适宜程度；面临脑缺血危险时可及时获得脑等电位线的信息。

（十一）阻塞性睡眠呼吸暂停低通气综合征（OSAHS）的麻醉前准备

（1）OSAHS 的高危因素包括肥胖（主要是中心型、短颈和颈围增加）、男性、绝经后女性和高血压，梗阻的最主要部位是口咽部，患者在睡眠中难以保持呼吸道通畅。患者长期夜间反复出现呼吸道不通畅，可致 $Pa(CO_2)$ 通气反射的敏感性下降。患者术后容易并发肺部并发症；围手术期应用的镇痛药和肌松药，以及悬雍垂腭咽成形术后的呼吸道水肿，都可加重肺部并发症的危险程度。

（2）值得重视的是，许多 OSAHS 患者在术前往往得不到确诊。因此，如果患者或其家属主诉存在白天嗜睡时，应引起警惕，必要时需请耳鼻喉科、呼吸科和神经科专家术前会诊，以明确睡眠呼吸暂停问题。诊断 OSAHS 的金标准是多导睡眠图。为全面评估病情，需做肺功能测定和动脉血气分析；应重视静息期 $Pa(CO_2)$ 升高患者，因为这往往意味着患者的呼吸功能失代偿，其术后肺部并发症的风险将显著增高。需仔细评估早期肺心病的可能性，其并发症发生率和死亡率将显著增高。被证实能引起咽部塌陷的常用药物有丙泊酚、硫喷妥钠、镇痛药、苯二氮䓬类、小剂量神经肌肉阻滞剂和 N_2O，选择药物时需注意。OSAHS 与困难插管相关已被证实，如果选择全身麻醉，可考虑清醒气管内插管或快诱导下气管内插管，但如论采用何种麻醉诱导方式，均需做好困难气道处理的充分准备。

（十二）周围神经损伤的麻醉前准备

（1）手术后并发周围神经损伤的总发生率约为 0.1%；在冠状动脉搭桥术患者中为 2.6%~13.0%。手术体位安置不当（特别在使用肌松药后）以及不恰当的牵引或安置肢体，是导致周围神经损伤的最主要原因。据美国 ASA 研究证实，周围神经损伤也与工作人员玩忽职守有关，约占总损伤病例的 16%，其中 28% 为尺神经损伤，20% 为臂丛神经损伤，16% 为腰骶神经损伤，其余 36% 为脊髓、坐骨神经、正中神经、桡神经、股神经和其他周围神经及脑神经损伤。男性与女性之间的发生率相等，但尺神经损伤者男性高于女性 3 倍，而腰骶神经损伤女性高于男性 2 倍。此外，美国 ASA 对 22 例周围神经损伤进行观察，只有 8 例在术后第 1d 出现症状，其余均在术后 1 个月内才出现症状，表现为感觉异常、功能障碍、肌无力、动作迟钝或该神经分布区疼痛。有些周围神经损伤容易被医师疏忽，如颈交感神经节损伤引起的霍纳综合征和单侧膈神经损伤引起的膈肌麻痹。

（2）神经损伤的发生机制为：①神经遭受外来压迫、牵拉或伸展等机械因素（神经对外力牵拉和压迫非常敏感）。②神经血流或氧供一度中断，与血管疾病、贫血或低血压等有关。③神经直接损伤，与手术操作失误、穿刺针刺伤神经有关。④某些化学性药品、高浓度局部麻醉药、抗生素、电解质溶液、杀菌药等误注入神经或蛛网膜下隙（常即时出现放射性异感）。

（3）如果患者在术前已经存在神经损伤，应根据病史及系统检查探明神经损伤的性质，例如：①感觉、运动障碍系单侧或双侧，有助于判明损伤的性质。②根据解剖学（如周围神经、神经根或脊髓损伤）确定损伤病变的部位。③根据局部麻醉药或肌松药的种类、电解质失常、并存的神经-肌肉疾病等可确定损伤的病因。④根据手术操作过失、体位安置不当、麻醉操作失误可确定损伤的外因，例如截石位可致腓总神经和坐骨神经损伤（截石位手术与神经损伤有关的三个主要危险因素是：手术时间长、身体瘦弱、近期吸烟史）；肘关节过伸可致正中神经损伤；腹股沟区手术易致股神经损伤；心胸部手术劈开胸骨者可致臂丛神经损伤；使用肩垫也可损伤臂丛神经；椎管内麻醉操作或处置可致脊髓或硬膜外腔血肿，导致截瘫等。

（4）检查周围神经损伤有时需要采用电生理测定：①肌电图（EMG）测定：有助于确定神经损伤的性质，对神经切断伤、轴突连续性完全中断具有确诊价值。肌肉在无神经支配下的 EMG 图像表现为纤颤性电压伴正性尖锐高峰波，但有时会延迟到神经切断损伤 2~3 周后才出现，因此非 100% 敏感，但对可疑的病例常规检查 EMG。首先需排除是否轴突完全中断，其次可据首次检查结果与往后的 EMG 结果进行前后比较，以确定其病理进展。②神经传导速度测定：具有投射定位的指导意义。③运动和感觉诱发电位测定，对了解损伤神经的再生与否具有指导意义。

（5）神经损伤预后的估计取决于损伤病理：①神经纤维部分脱髓鞘：指整个神经轴索及神经内膜鞘仍保持完整的损伤，其髓鞘的再形成并恢复功能的时间约需要 6~8 周。②轴突断伤（axonotmesis）：指神经轴索完全破坏，但神经外膜鞘及神经索周围鞘仍保持完整的损伤，预后取决于神经轴索在神经内膜管内再形成的速度，神经功能自动恢复可能需经数月至数年，预后尚好。临床经验指出，神经髓鞘再形成的速度约为每天 1mm；神经损伤部位在近侧者，其恢复速度比远侧损伤者缓慢。③神经断伤（neurotmesis）：指神经轴突与髓鞘完全横断的损伤，神经纤维完全切断，神经内可出现结缔组织增生和瘢痕形成，致使神经纤维无法在神经管内再生，功能的恢复几无希望，可试行手术修补。因此，对神经横断者，需立即施行端端吻合手术，有可能神经再生。对神经被手术刀部分滑伤者，可酌情立即修补。对损伤界线不能明确辨别者，首先解除外来压迫等因素，修补手术应推迟 3~6 周，待测定神经功能后再决定手术与否。此外，应同时控制代谢因素障碍如糖尿病、尿毒症、嗜酒性或营养性维生素 B_1 缺乏症等，对加快恢复速度有利；对疼痛性感觉障碍可用氨甲酰氮䓬或苯妥英钠治疗；对幻痛者可试行交感神经切除治疗。

四、内分泌系统疾病

并存内分泌系疾病的患者，麻醉前需做好以下准备工作。

（一）血压和循环功能

有些内分泌系统疾病可促使血压显著增高，但实际血容量却是明显减少的，例如：①嗜铬细胞瘤，由于周围血管剧烈收缩致血管内液体外渗，实际是处于低血容量状态，一旦肿瘤血运完全切断时，可立即出现顽固性低血压，因此在术前必须做专门的术前准备，包括：术前数天开始服用酚苄明（10mg/次，每日 2 次），逐渐加量，直至体位性低血压降至轻度。在使用 α 受体阻滞剂的同时适当补液。对于持续心动过速或快速型心律失常患者，可配用 β 受体阻滞药以控制高血压和心律失常。拉贝洛尔具有同时阻滞 α 受体和 β 受体的作用，效果更佳。应用适量地西泮（10~20mg 口服）以控制焦虑。如果术中发生高血压，应告知手术医师停止对肿瘤的任何操作，同时给予酚妥拉明或硝普钠控制血压。肿瘤切除后，交感神经兴奋性降低可造成严重低血压，可通过补液扩容纠正，但也常需要使用去甲肾上腺素、肾上腺素、去氧肾上腺素或多巴胺等升压药的支持。②肾上腺皮质功能不全时，由于钠、水经尿道和肠道异常丢失过多，可致血容量减少，术前必须至少两天输注生理盐水，并口服氟氢可的松（fludrocortisone）0.1~0.2mg，手术当天还需至少每 6h 肌内注射或静滴可溶性磷酸氢化可的松或琥珀酸氢化可的松 50mg。③尿崩症患者，由于大量排尿，可出现显著的血液浓缩、血容量减少和电解质紊乱，应在术前每 4h 肌内注射抗利尿激素（加压素，vasopressin）10~20 单位，或静脉滴注 5% 葡萄糖溶液 1 000ml，待血浆渗透压降至正常后再施手术。

（二）通气量

进行性黏液性水肿患者，自主呼吸通气量明显减少，手术应推迟，需先用甲状腺素治疗；如果手术必须在 1 周内施行者，可口服三碘甲状腺原氨酸（triiodothyronine，T_3），每日 50~100μg；如果手术允许推迟到 1 个月以后进行者，可口服甲状腺素（thyroxine，T_4），每日 0.1~0.4mg。服药期间可能出现心绞痛或心律失常，这时剂量应减少或暂停。

（三）麻醉耐受性

未经治疗的肾上腺皮质功能不全、脑垂体功能不全或垂体促肾上腺皮质激素分泌不足的患者，机体的应激反应已消失或接近消失，对麻醉药物的任何血管扩张作用都容易发生循环虚脱，有生命危险。由于对这类意外事先难以预测，因此估计有可能发生者，术前可预防性肌内注射磷酸氢化可的松 100mg。

此类患者一般伴有高钾、低钠，需严密监测电解质。未经治疗的急性肾上腺皮质功能不全患者属手术禁忌，必须积极处理。急诊手术术中可行动脉穿刺监测血压、电解质和血糖。禁忌用依托咪酯行麻醉诱导，因为即使使用单剂量诱导，也会抑制肾上腺皮质功能，增加危重患者的死亡率。慢性肾上腺皮质功能不全者无需行有创监测。

（四）渗血

库欣综合征患者的肾上腺糖皮质激素活性显著增高，围手术期常表现为难治性的高血压（可用利尿剂减少血管内容量，但须监测电解质），同时可出现手术野渗血、止血困难和失血量增多。此时只有通过谨慎结扎血管以求止血。术后应注意预防深静脉血栓形成。

（五）感染

库欣综合征患者的肾上腺糖皮质激素分泌过多，机体防御功能显著减弱，容易发生切口感染。未经治疗的糖尿病患者，切口感染风险亦增加，均需注意预防，宜选用杀菌性抗生素而非抑菌性抗生素。

（六）镇痛药耐量

库欣综合征患者常处于警醒和焦虑状态，因此需用较大剂量镇静药。未经治疗的艾迪生病患者，对镇静药特别敏感，故需慎用。甲状腺功能亢进患者因基础代谢率高，神经肌肉应激性增高，故镇静药和镇痛药均需加量。甲状腺功能低下患者，对镇静药和镇痛药特别敏感，均需减量。

五、肾脏疾病

麻醉前准备的基本原则是保护肾功能，维持正常的肾血流量和肾小球滤过率，具体应尽可能做到以下几点：①术前补足血容量，防止因血容量不足所致的低血压和肾脏缺血。②避免大剂量使用缩血管药，大多数该类药易导致肾血流量锐减，加重肾功能损害，尤其以长时间大量使用时为严重。③保持尿量充分，术前均需静脉补液，必要时可适当使用利尿剂。④纠正水、电解质和酸碱代谢失衡。⑤避免使用对肾脏有明显毒害的药物，如汞剂利尿药、磺胺药、肾毒性抗生素、止痛药（非那西丁）和降糖药（降糖灵）等，尤其是某些抗生素的肾脏毒性最强，如庆大霉素、甲氧苯青霉素、四环素、两性霉素 B 等均需禁用。某些抗生素本身并无肾脏毒性，但如果复合应用，则肾脏毒性增高，例如先锋霉素单独用并无肾脏毒性，若与庆大霉素并用则可能导致急性肾衰竭。⑥谨慎使用完全通过肾脏排泄的药物，否则药效延长，难以处理。⑦有尿路感染者，术前必须有效控制炎症。⑧慎重选择术前镇静药及术中麻醉药。

六、肝脏疾病

肝功能损害患者的麻醉前准备特别重要。肝功能损害患者经过一段时间保肝治疗，多数可获得明显改善，对手术和麻醉的耐受力也相应提高。保肝治疗包括：①高糖类、高蛋白质饮食以增加糖原储备和改善全身情况，必要时每日静脉滴注 GIK 溶液（10% 葡萄糖液 500ml 加胰岛素 10u、氯化钾 1g）。②低蛋白血症时，间断补充外源性白蛋白。③小量多次输新鲜全血，以纠正贫血和提供凝血因子。④适当补充 B 族维生素、维生素 C、维生素 K。⑤改善肺通气，若并存胸腔积液、腹腔积液或肢体水肿，应适当限制钠盐，应用利尿药和抗醛固酮药，必要时术前放出适量胸腹腔积液，引放速度必须掌握缓慢、分次、小量的原则，同时注意水和电解质平衡，并补充血容量。

七、血液病

（一）慢性贫血

慢性贫血的原因很多，主要为缺铁性贫血和各种先天性或后天性溶血性贫血。中度贫血者，术前经补充铁剂、叶酸和维生素 B_{12}，一般纠正尚无困难，术前只要维持足够的血容量水平，并不会增加麻醉的危险性；必要时术前给予小量多次输新鲜血，纠正可较迅速，不仅提高血红蛋白和调整血容量，还可增加红细胞携氧和释放氧所必需的 2，3 - 二磷酸甘油酸（2，3 - DPG）。在急诊手术前通过输注红细胞悬液也较易纠正。术前应用促红细胞生成素可能提高血红蛋白和血细胞比容水平。如果术前存在携氧能力不足的缺血性症状，术前也需输血。

（二）巨幼细胞贫血

多见于恶性贫血和叶酸缺乏，手术宜推迟，待叶酸和维生素 B_{12} 得到纠正，一般需 1~2 周后方能手术。

（三）镰刀状细胞（sickle cell）贫血

镰刀状细胞贫血时易发生栓塞并发症，特别容易发生肺栓塞，尤其在面临缺氧或酸中毒时，镰刀状细胞增多，栓塞更易形成，手术和麻醉有相当危险。对这类患者术前均应输以全血，直至血红蛋白恢复正常后再手术。输全血还有相对稀释镰刀状细胞、阻止其堆集成柱而堵塞小血管的功效。羟基脲的常规应用可使红细胞镰状化降低 50%。冠状动脉系统的红细胞镰状化或炎性变可导致心肌纤维化，心肺功能进行性恶化。术中要维持足够的氧合（$FiO_2 \geq 0.30$），维持患者体温（加热毯、预热静脉用液体、调高手术室温度），同时要维持足够的心排血量，防止因体位或止血带导致的静脉淤积。术后吸氧 12~24h，并给予充分的镇痛。

（四）血小板减少

一般情况下，人体血液中的血小板只要保持在 $30 \times 10^9 \sim 50 \times 10^9/L$（30 000~50 000/mm³），即可维持正常的止血功能，但当其低于 $30 \times 10^9/L$，或伴血小板功能减退时，可出现皮肤和黏膜的出血征象，手术伤口呈广泛渗血和凝血障碍。遗传性血小板减少较罕见，需输浓缩血小板治疗。获得性血小板减少较为多见，需根据病因进行术前纠正，如红斑狼疮、特发性血小板减少性紫癜或尿毒症等引起者，可给予强的松类激素进行治疗。阿司匹林不可逆地抑制血小板聚集影响机体凝血，只有当新的正常血小板进入血液循环其功能才能恢复。口服阿司匹林后，血小板功能低下的状态可持续 7d 左右，因此术前如需停药，则至少停药 7~10d 方能纠正。每输 1u 浓缩血小板可增高循环内的血小板 $4 \times 10^9 \sim 20 \times 10^9/L$。

（五）非血小板减少性紫癜

可表现为紫癜、血尿，偶尔因血液渗入肠壁而引起急性腹痛，常可继发肠套叠而需急诊手术。为防止手术野出血和渗血，术前可试用强的松和浓缩血小板治疗。

（六）恶性血液病

如白血病、淋巴瘤或骨髓瘤患者，偶尔需手术治疗，其主要危险在于术中出血和渗血不止及血栓形成。单纯就患者的凝血功能障碍或栓塞风险而言，如果疾病正处于缓解期，手术危险性不大；处于部分缓解期时，手术也相对安全。急性白血病时，如果白细胞总数增高不过多，血红蛋白尚在 100g/L，血小板接近 $100 \times 10^9/L$，无临床出血征象时，术中风险也并无显著升高。但当贫血或血小板减少较严重时，术前应输全血和浓缩血小板做准备。慢性粒细胞性白血病，如果血小板超过 $1\ 000 \times 10^9/L$ 或白细胞总数超过 $100 \times 10^9/L$，术中可能遇到难以控制的出血，危险性很大。慢性淋巴细胞性白血病患者如果血小板计数正常，即使白细胞总数超过 $100 \times 10^9/L$，也非手术禁忌证。真性红细胞增多症时，术中易致出血和栓塞并发症，当血细胞比容增高达 60%，可出现凝血因子时间延长、部分凝血活酶时间显著延长和纤维蛋白原显著降低。这类患者需经过放血术、放射疗法或化学疗法，待红细胞总数恢复正常后方可手术，但并发症仍然多见。

八、特殊病情患者的麻醉前准备

（一）病态肥胖

1. 病态肥胖对器官功能的影响　正常人的标准体重（kg）可按身高（cm）-100 推算。体重超过标准体重 10%~15% 或体重指数（BMI）超过 $28kg/m^2$ 即为肥胖；超过 15%~20% 为明显肥胖；超过 20%~30% 则为病态肥胖。亦可利用肥胖指数 [=身高（cm）-体重（kg）] 来确定肥胖的程度：肥胖指数≥100，为不胖；=90左右，为轻度肥胖；≤82，为病态肥胖。肥胖一般可分三类：①单纯性肥胖，因营养过度引起。②继发性肥胖，因内分泌功能失调引起，如下丘脑病变、库欣综合征等。③家族性肥胖，因遗传引起。不论病因如何，肥胖本身可引起呼吸循环等一系列病理生理改变。

（1）呼吸系统：病态肥胖可引起肺活量减少，深吸气量和呼气贮备量减少，此与胸腹部受过多的脂肪压迫、胸廓扩张受限（胸廓顺应性降低）、胸廓弹性回缩增强、膈肌抬高等因素有关，尤其在水平仰卧位时的影响最为显著，易出现通气/血流比例失调、低 PaO_2、高 $PaCO_2$ 和氧饱和度下降；部分患者还可出现肺动脉高压和肺毛细血管楔压增高，甚至肺栓塞。肥胖患者上气道软组织丰富，容易阻塞气道，使困难气道的危险性显著增加。此外，在麻醉后较易并发肺部感染和肺不张。

（2）心血管系统：每增加 1kg 脂肪组织，即需要增加 0.01L/min 的心排血量才能满足充分的组织灌注，因此肥胖患者多并发高血压。据统计，肥胖患者中有 58% 并发高血压，但多数属轻度或中度高血压。肥胖人的血容量和心排血量均有所增加，增加量与肥胖程度成正比，由此可加重左室容量负荷，久之出现左室肥厚，继而发展为右室肥厚，其程度与体重增加成正比。此外，由于肺通气功能不足所致的长时间慢性缺氧，刺激骨髓造血功能，可引起继发性红细胞增多、血黏度增高，更加重心脏负荷，甚至导致心力衰竭。肥胖多伴脂质代谢紊乱，因此容易并发动脉硬化。一般认为肥胖伴高血压者，容易继发冠心病和心肌梗死，或脑动脉硬化和脑血管意外甚至猝死。

（3）其他：肥胖患者易并发糖尿病，或肝细胞脂肪浸润（脂肪肝），但多数患者肝功能仍正常。既往认为肥胖患者术前胃内容物和酸度增加，为降低围手术期发生反流误吸的风险，因此建议此类患者术前给予西咪替丁、雷尼替丁或甲氧氯普胺（术前一晚和术晨使用），但目前尚缺乏循证医学的证据。

2. 麻醉前准备　首先对肥胖的类型、病因及其程度做出评估，重点注意呼吸、循环和内分泌系统等改变。

（1）对病态患者，应检查在水平仰卧位时的呼吸功能状况，如果出现气短、呼吸费力或呼吸道不全梗阻，甚至不能平卧者，术前需做肺功能测定及动脉血气分析。选择麻醉方法应以能保证呼吸道通畅和通气量满意者为准。对气管内插管操作的难易程度术前也必须充分估计，必要时考虑采用清醒气管内插管。

（2）术前对是否并存高血压、动脉硬化和糖尿病、胸透及心电图有无异常以及心脏代偿功能等都应做出全面估计，并给予相应的处理。对继发性肥胖患者，如为择期手术，应先施行病因治疗后再手术。对单纯性肥胖患者，术前最好采取减重治疗，包括合理的饮食限制、体育锻炼和药物等。减重可明显改善患者的心肺功能，使肺活量和通气贮备量恢复正常，慢性缺氧和 CO_2 蓄积得到纠正，血容量和血压可明显降低，对预防高血压和减轻心脏负荷可起到良好的作用。此外，减重对维持术中呼吸和循环的相对稳定、预防术后肺部并发症均非常有效。但必须指出，减肥治疗一般需经过 1 个月至数个月的过程，仅于术前数日内严格限制饮食，不仅无效，相反会因此削弱肥胖患者对麻醉和手术的耐受力。重度肥胖者行开腹手术，应在术前行动脉血气分析，了解患者术前低氧血症的情况及指导术后拔管。有研究表明，肥胖者苏芬太尼的分布容积增加且清除延迟，作用时间明显延长。

（二）慢性酒精中毒

1. 慢性酒精中毒对器官功能的影响　长期嗜酒可致慢性酒精中毒，其特征是对酒精产生耐受和生理依赖，同时脏器出现一系列病理生理改变，对麻醉和手术的耐受力显著降低，具有明显的危险性。

（1）病理生理变化：①长期嗜酒者常伴有营养障碍，可致维生素 B_1 缺乏；酒精本身及其代谢产物可直接毒害神经系统，容易出现多发性周围神经炎，表现为四肢远端感觉和运动障碍；也可累及中枢神经，发生急性出血性脑灰质炎及神经炎性精神病。周围神经系统和中枢神经系统同时受害时，称脑性脚气病综合征，表现为记忆力减退、思维涣散、不能胜任细致的复杂工作与学习，可逐渐发展累及小脑、脑干及间脑发生退行性变，甚至脑广泛坏死而死亡。②酒精容易毒害肝脏而并发脂肪肝、酒精性肝炎及肝硬化（发生率约 10%），肝脏的代谢、解毒及合成功能均受影响，临床表现为营养不良、体重减轻、厌食、黄疸、发热、胃溃疡、胃食管反流及食管静脉曲张；也可出现凝血机制障碍和清蛋白减少；可出现腹腔积液、通气功能减弱、氧饱和度降低、低 PaO_2 和轻度呼吸性碱血症。③酗酒 10 年以上者，可危及心脏，出现酒精性心肌病和心脏性脚气病，表现为气急、咳嗽、心悸、呼吸困难和传导阻滞，最后可演变为右心力衰竭，也会因突发心肌梗死而猝死，但容易被漏诊。④酒精可抑制叶酸代谢而影响红、白细胞及血小板的生成，可致贫血、抵抗力低下和凝血障碍。⑤约有 20% 慢性酒精中毒的患者可并发慢性阻塞性肺疾病。⑥常并发酒精性低血糖；可抑制抗利尿激素而出现尿量增多和脱水；可引起肾上腺皮质激素分泌增高而诱发胰腺炎。

（2）戒酒综合征：正常人如果大量饮酒持续 2~3 周，即可出现酒精依赖性，机体必须依赖酒精才能维持正常生理功能。如果突然停饮，即会出现一系列生理紊乱，此即为戒酒综合征。发病机制系因中枢神经系统失去酒精的抑制作用而产生大脑皮质和 β-肾上腺素能神经过度兴奋所致。即由于交感神经兴奋，血中儿茶酚胺增高，使骨骼肌收缩速率增加，因而干扰了神经-肌肉的传导或肌梭活性，致使这些患者的震颤强度增加。其临床表现为：初 6~8h 期间表现为震颤 [全身性震颤是本病最明显的特征，是一种快速（6~8Hz）、轻重不一、在安静环境下减轻而在运动和情绪紧张时加重的震颤]，伴有易激惹和胃肠道症状，特别是恶心、呕吐。多为精神因素引起，也可能因低血糖和体液失衡所致；24~36h 内出现幻觉性精神病和戒断性癫痫大发作；72h 内出现震颤性谵妄，表现幻觉、抽搐、知觉迟钝、失眠、精神错乱、自主神经系统活动亢进和共济失调，严重时出现结肠坏死或硬膜下血肿等致命性并发症。恢复饮酒可很快缓解症状，再次停止饮酒后症状复发并且加重。症状持续时间差别很大，通常持续 2 周。病情在完全停止饮酒后 24~36h 达高峰。

2. 麻醉前准备　慢性酒精中毒患者易并发多种疾病。如并发急性酒精性肌病可致严重的肌肉痉挛；也可并发广泛的多发性周围神经病，引起全身感觉障碍和肌无力；并发急性胃炎时可致恶心呕吐；伴发戒酒性癫痫时可致外伤。另外，尚可并发泌尿系感染、胰腺炎、肝硬化、胃肠道出血等。对疑有慢性酒精中毒或已经明确存在酒精中毒的患者，手术宜推迟，需全面系统了解心、肺、肝、脑等各脏器的损害程度，对正在出现的戒酒综合征及其治疗效果进行了解和估计。具有中枢性肌松作用的镇静药（如利眠宁、地西泮等）是目前治疗震颤性谵妄的较佳药物，应在戒酒的最初 2~4d 内预防性用药，同时服用大量维生素 B_1 和补充营养，一般戒酒征象可被基本解除。苯妥英钠对戒酒性癫痫确有防治作用，如患者对苯妥英钠过敏，可改用卡马西平，但巴比妥类药物应慎用，因其可能有增加呼吸抑制的危险。在戒酒期间，各脏器功能尚未完全恢复时，任何麻醉药和麻醉方法均有一定的危险，故禁忌择期手术。偶然大量饮酒而致急性酒精中毒的患者，如需急诊手术，对各种麻醉药的耐受性并不增加，但对麻醉药的需要量减少可能较明显，故应酌情合理用药，避免逾量。

（三）昏迷

手术前的患者偶尔可并存昏迷，其诱因要尽可能加以鉴别和纠正；并仔细观察和正确评估昏迷的程度。由于这类患者的器官代谢功能已经紊乱，因此对任何麻醉药物的耐受性都降低，易出现昏迷加重。从麻醉处理角度看，较常见的昏迷有以下几类：①意识消失，但存在哈欠、吞咽或舔舌等反射动作，提示浅昏迷，脑干主要功能尚未损害。②意识消失，呼吸动作、瞳孔反应和眼球活动仍正常，也无定位性运动障碍体征者，最可能为代谢异常（如尿毒症、低血糖、肝昏迷、酒精中毒、低磷血症、黏液水肿和高渗性非酮症性昏迷等），或药物中毒（如麻醉性镇痛药、镇静药、催眠药等）所致。除非紧急手术（如内脏出血或穿孔），术前应尽可能先纠正昏迷，但对尿毒症和高渗性非酮症性昏迷的纠正不宜过快，避免因脑水肿而加重昏迷程度；瞳孔反射失常提示低氧、低体温、眼部疾病或药物中毒（如颠茄碱、苯二氮䓬类等）。③昏迷伴上肢肘部呈屈曲位肌强直者，提示双侧大脑半球功能障碍，但脑干无损害（去皮质姿势）。④昏迷伴上肢和下肢均呈伸直位肌强直者，提示双侧上位脑干结构损害，或深部大脑半球损害（双侧去大脑强直）。这类情况可见于脑外伤或心搏骤停复苏后脑缺氧性损伤后遗症，除非急症，禁忌择期手术。⑤昏迷伴腱反射亢进、趾背上翻者，提示存在中枢神经系统结构性病变，或存在尿毒症、低血糖或肝性脑病。如果昏迷伴腱反射低下、足趾跖屈，也无偏瘫征象者，提示不存在中枢神经系统结构性改变。⑥昏迷伴癫痫大发作，提示深部中线性脑干或丘脑损害，或局灶性运动中枢性改变，对其诱因应力求弄清，可因戒酒、尿毒症、妊娠毒血症、脑损伤、脑肿瘤、产伤、药物（戊四氮、印防己毒素、美解眠、士的宁等）、高血钙、低血钙、脑血管病变或脑血管意外等引起，也可能原因不明。术前均应针对诱发疾病进行积极处理，并用治疗剂量抗惊厥药，一直用至手术日晨，对癫痫本身一般无其他特殊处理。过去认为高浓度恩氟烷，特别在过度通气及低 Pa（CO_2）情况下，可诱发脑电癫痫样波和强直性肌痉挛。今知，恩氟烷对人类并不增加癫痫的发生，可以选用。

（四）妊娠

同年龄组孕妇与非孕妇，其并发外科疾病的频率相等，麻醉医师必须熟悉手术适应证及其病情特点。孕期常见的外科疾病有：①急性阑尾炎：发生率 1：2 000，所表现的征象与妊娠最初 3 个月期间的妊娠反应有相似处，容易混淆而被误诊，以致发展为阑尾穿孔和弥漫性腹膜炎，全身情况严重，麻醉危险性增加，同时流产率也增高。因此应尽早明确诊断，积极手术。②急性胆囊炎和胆石症：发生率 1：（3 500 ~ 6 000），病情往往较重，手术较复杂，手术需时较长，麻醉中的变化较多，同时可能使胎儿受损害，故应尽量避免手术，采用输液、胃肠减压、解痉、止痛和抗生素等保守治疗，一般在 2 天内症状可得到明显改善。③急性机械性肠梗阻：较为少见。曾有腹腔手术史的孕妇，若腹腔内遗留粘连，妊娠后有可能诱发机械性肠梗阻。为避免病情趋于严重，一旦诊断明确，手术不宜延迟，如果已近临产，可先行剖腹产术以获得肠梗阻手术必需的术野显露。④食管裂孔疝：发生率较高，主要症状为反流性食管炎，饱食后取直坐位或服止酸药可缓解，一般不需急诊手术治疗。⑤乳腺癌：不多见，但一旦发生，其恶性程度高，应做活检确诊，然后施行根治术，同时终止妊娠。如果在分娩后再施行乳癌根治术，则复发率更增高。⑥卵巢肿瘤：多在妊娠初 3 个月内发生，只要不并发扭转、破裂或出血，可暂不考虑手术治疗。

妊娠并发外科疾病时，是否施行手术和麻醉，必须考虑孕妇和胎儿两方面的安全性。母体的风险主要是由妊娠期的生理学变化所致，常涉及气管、心肺、神经系统和消化系统。孕妇的误吸、困难气道、低氧血症、低血压、麻醉药物的过量和栓塞等风险增加。胎儿风险包括潜在致畸性、窒息和早产。一般讲，妊娠初 3 个月期间，若存在缺氧、麻醉药或感染等因素，则易诱发胎儿先天畸形或流产，因此应尽可能避免手术，择期手术宜尽量推迟到产后 6 周施行；危重手术应推迟至孕中期（15 ~ 28 周），此时胎儿器官形成已经完成（15 ~ 56d）。如系急诊手术，尽可能选择局部麻醉或区域麻醉。高达 30% 的孕妇由于主动脉、腔静脉受压而易发生仰卧位低血压，仰卧位时需将子宫左移，麻醉时应充分供氧，避免缺氧和低血压。如必须全身麻醉，则气道检查尤为重要，妊娠会导致气道血管形成和水肿，增加困难插管的可能性。由于机械和激素水平原因导致孕妇误吸风险增加（妊娠 12 ~ 14 周后最为显著），且此时胃排空延迟、分泌增多、壁细胞活性增加使胃液 pH 值降低。肺功能残气量（FRC）和残气容积（RV）降低以及氧耗增加，导致孕妇易发生低氧血症。妊娠妇女对吸入、静脉和局部麻醉药的敏感性增加，MAC 降低 20% ~ 40%（可能与孕酮的镇静效应有关），局部麻醉药的需要量也减少约 30%，因此麻醉药物的剂量须做相应调整。

（五）抗凝治疗

应用肝素抗凝时，静脉注射 5 000U（相当于 50mg），可使全血凝固时间延长 2 倍，维持 3 ~ 4h 后，逐渐自动恢复正常。于此期间，如果需施行急诊手术，术前需采用鱼精蛋白终止其抗凝作用，具体方法为：①刚静注肝素不久者，鱼精蛋白的剂量（mg）相当于末次肝素剂量（U）的 1/100。②静脉注射肝素已隔 30min 以上者，由于肝素的生物半衰期短于 1h，用鱼精蛋白的拮抗剂量只需上述剂量的 1/2。③注射肝素已隔 4 ~ 6h 者，一般已无需再用鱼精蛋白拮抗。④皮下注射肝素的吸收缓慢，鱼精蛋白剂量只需静脉注射肝素（mg）量的 50% ~ 75%，但由于肝素仍在不断被吸收，故需重复注射鱼精蛋白。鱼精蛋白的静注速度必须缓慢，若注速过快则可引起血小板减少；注药过量则鱼精蛋白本身可转为弱抗凝药，同时可能严重抑制循环，导致血压骤降而不易回升的后果。

应用双香豆素或其衍生物抗凝者，因凝血因子时间仅延长 25% 左右，故较肝素容易被掌握，如需终止其作用，只需在术前静脉注射维生素 K_1 5mg，即可使凝血因子时间恢复至安全水平的 40% 以上，维持 4h，但完全恢复正常水平则需 24 ~ 48h，且对今后再使用双香豆素抗凝，可产生耐药性达 1 周以上。因此，如果手术仅需数小时的暂时终止抗凝，可不必用维生素 K_1，只需静脉滴注新鲜冻血浆 250~500ml 即可。因双香豆素的作用仅是降低凝血 II、VII、IX 和 X 因子，而储存于血浆中的这些凝血因子仍很充足，故可达到暂时恢复凝血因子时间的目的。目前使用双香豆素类药物时一般用目标国际标准化比值（INR）进行疗效监测，接受华法林治疗，目标 INR 为 2.0~3.0 的患者，应在术前 5d 停止服药；目标 INR 为 2.5~3.5 的患者，应在手术前 6d 停止服药，手术前 1d 检查 INR，如果大于 1.5，服用 1mg 维生素 K_1。术后第一天华法林可恢复术前剂量，但须每日监测 INR。

（钟成跃）

第四节 麻醉选择

麻醉的选择取决于病情特点、手术性质和要求、麻醉方法本身的优缺点、麻醉者的理论水平和技术经验，以及设备条件等几方面因素，同时还要尽可能考虑手术者对麻醉选择的意见和患者自己的意愿。各种麻醉都有各自的优缺点，但理论上的优缺点还可因具体病情的不同，以及操作熟练程度和经验的差异，而出现效果上、程度上、甚至性质上的很大差别。患者对各种麻醉方法的具体反应也可因术前准备和术中处理是否恰当而有所不同。例如硬膜外麻醉用于早期休克患者，在血容量已经补足或尚未补充的两种不同情况下，其麻醉反应则可迥然不同。因此，麻醉的具体选择必须结合病情和麻醉者的自身条件和实际经验，以及设备条件等因素进行全面分析，然后才能确定。

一、病情与麻醉选择

手术患者的病情是麻醉选择最重要的依据：①凡体格健康、重要器官无明显疾病、外科疾病对全身尚未引起明显影响者，几乎所有的麻醉方法都能适应，可选用既能符合手术要求，又能照顾患者意愿的任何麻醉方法。②凡体格基本健康，但并发程度较轻的器官疾病者，只要在术前将其全身情况和器官功能适当改善，麻醉的选择也不存在大问题。③凡并发较重全身或器官病变的手术患者，除应在麻醉前尽可能改善其全身情况外，麻醉的选择首先要强调安全，选用对全身影响最轻、麻醉者最熟悉的麻醉方法，要防止因麻醉选择不当或处理不妥所造成的病情加重，也需防止片面满足手术要求而忽视加重患者负担的倾向。④病情严重达垂危程度，但又必须施行手术治疗时，除尽可能改善全身情况外，必须强调选用对全身影响最小的麻醉方法，如局部麻醉、神经阻滞；如果选用全身麻醉，必须施行浅麻醉；如果采用硬膜外麻醉，应强调在充分补液扩容的基础上，分次小量使用局部麻醉药，切忌阻滞范围过广；为安全计，手术方式应尽可能简单，必要时可考虑分期手术，以缩短手术时间。

小儿配合能力差，在麻醉选择上有其特殊性。基础麻醉不仅解决不合作问题，还可使小儿安静地接受局部浸润、神经阻滞或椎管内麻醉；如果复合全身麻醉，可做到诱导期平稳、全身麻醉药用量显著减少。又因小儿呼吸道内径细小、分泌腺功能旺盛，为确保呼吸道通畅，对较大手术以选用气管内插管全身麻醉为妥。

对老年人的麻醉选择，主要取决于全身状况、老年生理改变程度和精神状态。全身情况良好、动作反应灵敏者，耐受各种麻醉的能力并不比青壮年者差，但麻醉用药量都应有所减少，只能用其最小有效剂量。相反，年龄虽不很高，但体力衰弱、精神萎靡不振者，麻醉的耐受力显著降低，以首选局部麻醉或神经阻滞为宜，但后者的麻醉效果往往可比青壮年者好，全身麻醉宜做最后选择。

二、手术要求与麻醉选择

麻醉的首要任务是在保证患者安全的前提下，满足镇痛、肌肉松弛和消除内脏牵拉反应等手术要求。有时手术操作还要求麻醉提供降低体温、降低血压、控制呼吸或肌肉极度松弛，或术中施行唤醒试验等特殊要求。因此，麻醉的选择存在一定的复杂性。总的来说，对手术简单或病情单纯的患者，麻醉的选择可无困难，选用单一的麻醉药物和麻醉方法，就能取得较好的麻醉效果。但对手术复杂或病情较重的患者，单一的麻醉方法往往难以满足手术的全部要求，否则将促使病情恶化。此时，有必要采用复合麻醉（也称平衡麻醉），即同时或先后利用一种以上的麻醉药和麻醉方法，取每种麻醉药（方法）的长处，相互弥补短处，每种药的用量虽小，所得的麻醉效果恰已能符合手术要求，而对病情的影响可达到最轻程度。复合麻醉在操作管理上比较复杂，要求麻醉者有较全面的理论知识和操作管理经验，否则也未必能获得预期效果，有时反而会造成不良后果。

针对手术要求，在麻醉选择时应想到以下六方面问题：

1. 根据手术部位选择麻醉　例如颅脑手术选用局部麻醉或全身麻醉；上肢手术选用臂丛神经阻滞麻醉；胸腔内手术采用气管内循环紧闭麻醉；腹部手术选用椎管内麻醉或复合肌松药的全身麻醉；下肢手术选用椎管内麻醉；心脏手术选用低温体外循环下全凭静脉麻醉。

2. 根据肌肉松弛需要程度选择麻醉　腹腔手术、长骨骨折或某些大关节矫形或脱臼复位，都需要良好的肌肉松弛，可选臂丛阻滞、腰麻或硬膜外麻醉，或全身麻醉并用肌松药。

3. 根据手术创伤或刺激性大小、出血多少选择麻醉　胸、腹腔手术，或手术区邻近神经干或大血管时，手术创伤对机体的刺激性较大，容易发生血压、脉搏或呼吸波动。此时，无论采用何种麻醉方法，均宜辅加相应部位的神经或神经丛阻滞，如肺门神经丛、腹腔神经丛、肠系膜根部阻滞或肾周围脂肪囊封闭、神经血管周围封闭等。对复杂而创伤性很大或极易出血的手术，不宜选用容易引起血压下降的麻醉（如蛛网膜下隙神经阻滞），全身麻醉常较局部麻醉为合适。

4. 根据手术时间长短选择麻醉　1h 以内的手术，可用简单的麻醉，如局部麻醉、氯胺酮静脉麻醉、局部静脉麻醉或单次蛛网膜下隙神经阻滞等。长于 1h 的手术，可选用长效局部麻醉药施行蛛网膜下隙神经阻滞、神经阻滞麻醉，或连续硬膜外麻醉或全身麻醉。对于探查性质手术，手术范围和手术时间事先很难估计者，则应做长时间麻醉的打算。

5. 根据手术体位选择麻醉　体位可影响呼吸和循环生理功能，需用适当的麻醉方法予以弥补。例如取俯卧或侧卧位时，应选用气管内紧闭麻醉、局部麻醉或硬膜外麻醉，不宜用蛛网膜下隙神经阻滞或硫喷妥钠麻醉。坐位手术时，应尽量选用局部麻醉等对循环影响小的麻醉方法。如需用全身麻醉，必须施行气管内插管，并采取相应的措施。

6. 考虑手术可能发生的意外选择麻醉　胸壁手术（如乳癌根治术）可能误伤胸膜而导致气胸，事先应做好吸氧和气管内插管的准备；食管手术有可能撕破对侧纵隔胸膜而导致双侧气胸，需有呼吸管理的准备。呼吸道部分梗阻或有外来压迫的患者，以选用清醒气管或支气管内插管为最合适。

三、麻醉药和麻醉方法选择

各种麻醉药和麻醉方法都有各自的特点、适应证和禁忌证，选用前必须结合病情或手术加以全面考虑。原则上尽量采用简单的麻醉，确有指征时才采用较为复杂的麻醉。

（一）全身麻醉

全身麻醉的首要目标是维持患者的健康和安全，提供遗忘、催眠（无意识）、无痛和最佳手术状态（如无体动现象）。麻醉医师选用自己最为熟悉的全身麻醉方法已为常理，但最近 Forrest 等总结来自多个中心单位采用全身麻醉的资料表明，选用全身麻醉方法可发生某些不良不良反应，其发生率具有统计学显著性差异。高血压在芬太尼麻醉中较为常见；室性心律失常在氟烷麻醉中较为常见；心动过速在异氟烷麻醉中较为常见。采用中至大剂量芬太尼的全身麻醉组患者，术后至少需施行 80h 的机械呼吸，而在其他麻醉患者一般只需要 7h。一般认为，术后长时间机械呼吸可能带来不良后果。

（二）局部麻醉

（1）今已确认，在某些临床情况下，局部麻醉的优点超过全身麻醉。老年患者髋关节成形术和前列腺摘除术选用椎管内神经阻滞麻醉，可降低深静脉血栓的发生率；在低位蛛网膜下隙神经阻滞下，充血性心力衰竭的程度减轻或较少发作；从 ICU 病房对危重患者施行长时间硬膜外腔镇痛的结果看，器官功能的保留可较好，并发症发生率降低，甚至死亡率也降低。但长期以来人们都认为局部麻醉的操作耗时较长，技术不够熟练者尤其如此，且可能发生严重并发症。随着经验的积累，这些不足均可得到改善。

（2）许多患者在术前主动提出要求让他"入睡"，如果麻醉医师理解为患者欲选用全身麻醉，而据此做出选用全身麻醉的决定，现在看来是不一定恰当的。很久以来人们认为局部麻醉仅适合于少数场合，而全身麻醉几乎适合于任何手术，这也是明确的。今知，在区域阻滞麻醉下加用某些催眠药（如咪达唑仑、丙泊酚和芬太尼等），同样可使患者在局部麻醉下处于睡眠状态。

（三）术后镇痛

在充分评估病情的基础上拟订麻醉处理方案时，应考虑加用术后切口镇痛措施。近年来术后镇痛的优越性越来越受到肯定和重视，不论在全身麻醉前先施行标准的区域阻滞麻醉，或将区域阻滞麻醉作为全身麻醉的一项组成部分，或在区域阻滞麻醉基础上术后继续给予局部麻醉药阻滞，使患者在术后一段时间仍处于基本无痛的状态，一般可显著增加患者术后的安全性。Tverskoy 等指出，在区域阻滞麻醉下施行疝修补术，术后继续给予局部麻醉药施行术后镇痛，其效果比术后常规肌内注射阿片类药镇痛者为好，对患者十分有益。近年来，患者自控镇痛（PCA）技术得以应用，PCA 的按压次数和药物用量可由患者自主调节。这样可以以最小的剂量达到最佳的效果，不良反应更小，避免了传统方法药物浓度波动大，不良反应大的缺点。

四、技术能力和经验与麻醉选择

麻醉医师在日常工作中，原则上应首先采用安全性最大和操作比较熟悉的麻醉方法。遇危重患者，或既往无经验的大手术，最好采用最熟悉而有把握的麻醉方法，有条件时在上级医师的指导下进行。在上述考虑的前提下，尽量采纳手术医师及患者对麻醉选择的意见。

（钟成跃）

第五节　麻醉前用药

一、麻醉前用药的应用总则

（一）目的

（1）抑制皮质或皮质下，或大脑边缘系统，产生意识松懈、情绪稳定和遗忘效果。由此也可显著减少麻醉药用量和（或）提高机体对局部麻醉药的耐受性。

（2）提高痛阈，阻断痛刺激向中枢传导，减弱痛反应和加强镇痛，弥补某些麻醉方法本身镇痛不全的不足。

（3）减少随意肌活动，减少氧耗量，降低基础代谢率，使麻醉药用量减少，麻醉药不良反应减少，麻醉过程平稳。

（4）减轻自主神经应激性，减弱副交感反射兴奋性，减少儿茶酚胺释放，拮抗组胺，削弱腺体分泌活动，保证呼吸道通畅、循环系统功能稳定。

（二）用药途径

（1）成人给术前药的最常用途径是肌内注射，其起效时间不一致，并有可能发生坐骨神经损伤或药物吸收不全等并发症。据调查，95%妇女和85%男子的药物被注射在脂肪组织，而不是在肌肉内。成人较通用的用药途径是经口服和静脉注射用药，对肌内注射用药法今已较少采用。小儿惧怕任何针头，也是通常不愿意住院的最常见原因。当今对小儿测试体温都采用经直肠途径，经直肠应用术前药看来是合理的，但有些小儿仍会感觉出药物对直肠的刺激干扰。

（2）在小儿经鼻途径应用术前药已证实是有效的，不需要小儿合作。应用咪达唑仑类药滴鼻的起效时间比口服者快，如果在小儿口服用药失败时，经鼻滴给药是最好的用药途径。

（三）可能诱发的问题

1. 呼吸循环过度抑制　下列患者比较容易发生：①年龄过小和过大（小于 1 岁或超过 80 岁）。②神志意识水平低下。③颅内高压。④缺氧。⑤呼吸道阻塞。⑥呼吸动力减退。⑦慢性阻塞性肺疾患。⑧心脏瓣膜病。⑨心力衰竭。

2. 逾量　①术前药静脉注射用药，有时起效较慢，如果再继以一定剂量，就有逾量危险。②口服用药一般无药物高峰期，用于短小手术的诱导，有时可出现术后苏醒时间延长，麻醉诱导后用胃管将胃内残余药液吸出，可减轻这种现象。

3. 拒绝麻醉问题　①如果术前不给患者使用任何麻醉前用药，患者可能在手术前最后 1min 拒绝手术。②有时在应用某些术前药特别是氟哌利多后，也可能发生患者拒绝麻醉的情况，因氟哌利多可引起严重的烦躁不安。

（四）麻醉前用药的效果评定

理想的麻醉前用药效果是：麻醉前用药发挥最高药理效应（安静、欲睡状态）的时刻，恰好是送患者进入手术室的时间。因此，要求在患者进入手术室后，对麻醉前用药的具体效果进行常规客观评定，其标准见表 3-4，以 1、2、3 级为理想的用药效果。

表 3-4　麻醉前用药的效果评定标准

分级	进入手术室后的状态
-2	恐惧、精神紧张、哭闹
-1	不安、忧虑
0	神态如常
1	安静
2	欲睡
3	入睡，但呼之能应，刺激可醒
4	入睡，刺激不醒
5	中枢、呼吸、循环明显抑制

二、麻醉前用药的种类

（一）镇静催眠药

镇静催眠药主要有三类：

1. 乙醇或乙醛衍化物　属基础麻醉药范畴，如水合氯醛等。

2. 巴比妥类药　主要选用长效（6~9h）的鲁米那钠。睡眠剂量成人为 100~200mg；小儿为 2~4mg/kg，于麻醉前 2h 肌内注射。

3. 神经安定类药　见本节其他内容。

（二）麻醉性镇痛药

以往常用麻醉性镇痛药肌内注射作为麻醉前用药，今已少用。一般只对疼痛患者需要注射麻醉性镇痛药。疼痛患者（如烧伤、骨折、肠或肢体缺血性坏死等）由转运车移动至手术床之前，静脉注射小剂量芬太尼可迅速产生止痛效应。单纯以镇静为目的时，麻醉性镇痛药的地位今已完全被苯二氮䓬类药所替代。

1. 吗啡　如下所述：

（1）吗啡具有提高痛阈、强力抑制代谢和显著改变精神状态等功效。肌内注射 15min 后痛阈提高 50%；30min 后出现情绪稳定、焦虑心理消失、嗜睡；60min 后基础代谢率显著降低。

（2）剂量：成人 0.15~0.20mg/kg，于麻醉前 1.0~1.5h 肌内注射。对于发育正常的小儿，一般 2~7 岁用 1.0~1.5mg；8~12 岁用 2~4mg 肌内注射。

（3）禁忌证：①对本药或其他阿片类药物过敏。②孕妇、哺乳期妇女、新生儿和婴儿。③原因不明的疼痛。④休克尚未控制。⑤中毒性腹泻。⑥炎性肠梗阻。⑦通气不足、呼吸抑制。⑧支气管哮喘。⑨慢性阻塞性肺疾病。⑩肺源性心脏病失代偿。⑪颅内高压或颅脑损伤。⑫甲状腺功能低下。⑬肾上腺皮质功能不全。⑭前列腺肥大、排尿困难。⑮严重肝功能不全。

（4）下列情况宜禁用或慎用：①老年、虚弱、危重患者，6个月以内的婴儿，极度肥胖者。②发绀、气管分泌物多、支气管哮喘、慢性肺部疾病、肺心病继发心力衰竭、并存呼吸功能不全或呼吸道不全梗阻者。③颅脑手术、颅脑外伤、颅内压增高者。④艾迪生病、重症肌无力、肌强直病、神经肌肉系统疾病、甲状腺功能低下、肾上腺皮质功能不全、糖尿病、肝肾功能不全、急性酒精中毒。⑤孕妇和临产妇、子痫。⑥服用单胺氧化酶抑制剂。⑦需保留自主呼吸的麻醉方法。⑧短时间手术。

2. 可待因 如下所述。

（1）镇痛、镇静和欣快作用：均较吗啡弱（镇痛作用仅为吗啡的 1/12～1/7），但镇咳作用特强，呕吐、呼吸抑制不良反应也较轻，最适用于术前伴干咳或脑外伤患者作为麻醉前用药。肌内注射和皮下注射镇痛起效时间为 10～30min，作用持续时间：镇痛为 4h，镇咳为 4～6h。

（2）常用剂量：为 15～50mg 口服。8～15mg 仅有微弱镇痛作用，但镇咳作用已很明显；剂量增至 60mg 后，镇痛效果不再增强。

（3）禁忌证：①本品可通过胎盘屏障，使用后致胎儿产生药物依赖，引起新生儿的戒断症状如过度啼哭、打喷嚏、打呵欠、腹泻、呕吐等，故妊娠期间禁用。分娩期应用本品可引起新生儿呼吸抑制；②对本品过敏者禁用。③痰多黏稠者禁用，以防因抑制咳嗽反射，使大量痰液阻塞呼吸道，继发感染而加重病情。④本品可自乳汁排出，哺乳期妇女应慎用。⑤12 岁以下儿童不宜使用。⑥老年患者慎用。

3. 哌替啶 如下所述。

（1）镇痛强度仅为吗啡的 1/10，持续时间也较短。

（2）与吗啡的不同点有：①产生镇痛后出现醒睡。②缩瞳作用不明显。③恶心、呕吐、呼吸抑制、镇咳、欣快等不良反应均比吗啡轻。④有类似阿托品样作用，使呼吸道腺体分泌减少，支气管平滑肌松弛。⑤引起血管扩张、血压轻度下降。⑥有抗组胺作用，可解除支气管痉挛。目前已基本替代吗啡作为麻醉前用药。

（3）不良反应：①其代谢产物去甲哌替啶有致惊厥作用，当用药逾量或用于老人，偶尔可出现兴奋、躁动、惊厥、定向力丧失、幻觉、心动过速和呼吸抑制。②与单胺氧化酶抑制剂并用，可能诱发昏迷、惊厥、高血压、高热等不良反应，偶尔出现低血压和呼吸抑制，甚至引起死亡。

（4）肌内注射：剂量 1～2mg/kg 麻醉前 30～60min 注射，15min 起效，60min 作用达高峰，持续 1.5～2h 逐渐减退，再 2～4h 后作用消失。静注剂量 0.5～1.0mg/kg，麻醉前 10～15min 注射，5min 起效，20min 作用达高峰，持续 1.0～1.5h 后逐渐减退，再 1～2h 作用消失。

4. 芬太尼 如下所述。

（1）芬太尼主要作用于丘脑下部干扰其对痛刺激的传导，从而产生强力镇痛功效，比吗啡强 80～100 倍，较哌替啶强 350～500 倍，且起效迅速。

（2）对大脑皮质抑制较轻，用一般剂量产生镇痛的同时，意识仍正常，此与吗啡和哌替啶不同。但剂量达 0.4mg 时也引起意识丧失，但为时短暂，约 20min。

（3）对呼吸中枢抑制显著，其程度与剂量有密切关系。静脉注射 0.05～0.08mg 无呼吸抑制；0.1～0.2mg 可引起 30min 的呼吸抑制，表现为频率减慢，潮气量增大，分钟通气量仍能维持。肌内注射时较少抑制呼吸。

（4）可能出现呼吸遗忘现象，表现为患者清醒但无自主呼吸，嘱患者呼吸时可出现自主呼吸，但过后仍处于呼吸停止状态。

（5）静脉注射过速时可出现胸腹壁肌肉紧张、僵硬，严重时影响通气量。

（6）循环影响轻微，血压稳定；兴奋迷走中枢可出现心率减慢、呕吐或出汗征象，用阿托品可防治。

（7）禁忌证与吗啡相同。

（8）最适用于伴剧痛的门诊或急症患者。也可与氟哌利多组成氟芬合剂用作住院手术患者的麻醉前用药。成人肌内注射 0.1 ~ 0.2mg，7 ~ 8min 起效，维持 1.0 ~ 1.5h；静脉注射 0.05 ~ 0.10mg，1min 起效，3 ~ 5min 达高峰，维持 30 ~ 45min。

（三）神经安定类镇痛药

1. 氯丙嗪　为强安定类药，主要抑制脑干网状结构系统，产生强力的镇静、催眠作用；与全身麻醉药、催眠药及镇痛药协同增强，并延长药效；对体温、肌肉、交感神经、副交感神经、α - 肾上腺素能受体、血管运动中枢及利尿等都有多方面作用。适用于低温麻醉和小儿麻醉前用药。禁用于老年、虚弱、动脉硬化、肝功能严重减退、中枢神经系统明显抑制、尿毒症及重症心血管疾病患者；急性失血、脱水致低血容量患者也禁用。成人肌内注射剂量为 25 ~ 50mg，麻醉前 1h 做肌肉深部注射，15 ~ 30min 起效，维持 4 ~ 6h，严禁皮下注射。静注剂量为 6.25 ~ 12.5mg，麻醉前 15 ~ 20min 经稀释后缓慢注射，5 ~ 10 分钟起效。禁忌静脉快速注射，否则易并发血压骤降，可用去甲肾上腺素或甲氧胺静脉滴注提升血压。小儿肌内注射剂量为 1 ~ 2mg/kg，静注剂量为 0.5 ~ 1.0mg/kg。

2. 异丙嗪　有显著的镇静、镇吐、抗痉挛、降低体温等作用，与全身麻醉药、镇静药、催眠药及镇痛药等协同增强，但均较氯丙嗪弱。若单独用药，偶尔可出现烦躁不安的不良反应，此时只需追加小剂量（25mg）哌替啶静脉注射，即可转为安静入睡。异丙嗪与氯丙嗪合用，作用可更全面，剂量相应各减少 1/2。异丙嗪作为术前药的最大用途是其抗组胺作用显著，故可列入 H_1 抗组胺药。

3. 氟哌利多或氟哌啶醇　如下所述：

（1）氟哌利多或氟哌啶醇均为强安定类药，药理作用与氯丙嗪有相似处，但较弱。作用特点是产生精神运动性改变，表现为精神安定，对外界漠不关心，懒于活动，但意识仍存在，能对答问话并良好配合。对全身麻醉药、催眠药、镇静药和镇痛药均协同增强；对心肌无抑制，引起心率稍增快，而血压稳定。用于低血容量、老年体弱或椎管内麻醉患者则仍可出现低血压、中心静脉压和心排血量短暂下降，但程度远比氯丙嗪轻，且易被升压药和加快输液所对抗，对这类病例用药量宜酌减。

（2）主要经肝脏代谢分解，但对肝功能无影响，适用于肝硬化患者，作用时间则延长，故用药量应减小。对肾功能影响轻微，用于血容量正常患者，肾血流量增加，尿量增多；对低血容量患者则尿量无明显增加。对消化道功能无明显影响，有很强的抗呕吐作用，是其特点之一。对咽喉、气管反射有很强的抑制作用，特别适用于清醒气管插管或黏膜表面麻醉下咽喉部手术的麻醉前用药。

（3）用药量过大（超过 25mg）时，中枢失平衡，表现肌痉挛、颤抖、舌僵硬震颤、上肢抽搐、头后仰或偏斜、吞咽困难及巴宾斯基征阳性，统称为锥体外系综合征。

（4）氟哌利多的作用较氟哌啶醇强，且锥体外系兴奋不良反应较少，故目前多用氟哌利多，成人剂量为 0.1mg/kg，麻醉前 1 ~ 2h 肌内注射，1h 后起效；静注剂量为 0.05 ~ 0.10mg/kg，5min 起效，持续 6 ~ 12h。

（四）苯二氮䓬类药

苯二氮䓬类药为抗焦虑药物，能有效解除患者的紧张恐惧和疼痛应激反应，特别对精神高度紧张的患者，抗焦虑效果显著。幼小儿使用苯二氮䓬类药，可使之容易接受麻醉面罩诱导法，在诱导前接受有创穿刺置管；对成人可防止因焦虑引起的心肌缺血。

苯二氮䓬类药的主要不良反应是在较大剂量下产生暂时性精神涣散，并可能诱导幻觉；正常认知感及细微操作能力受到干扰。对住院手术患者，手术后若无需立即恢复神经系统功能，也希望对术后期有记忆缺失者，可在术前晚及手术晨用一剂劳拉西泮（lorazepam）口服。对门诊手术患者应用咪达唑仑（midazolam）较为适宜，苏醒较快。

1. 地西泮（安定）　如下所述：

（1）地西泮为弱安定类药，作用于脑边缘系统，对情绪反应有选择性抑制，解除恐惧和焦虑心理，从而引导睡眠和遗忘，作用极为良好，同时有抗惊厥和中枢性肌松作用，可减少非去极化肌松药和琥珀酰胆碱的用药量。对呼吸和心血管系统的作用轻微，即使大剂量，呼吸抑制仍较轻，一般剂量不致延长苏醒。

（2）地西泮用作为麻醉前用药，尤其适用于一般情况差、循环功能差、心脏病、休克而精神紧张的患者，与东莨菪碱合用，催眠性更强。严重神经质患者于住院后即可开始小剂量用药，可降低其情绪反应。

（3）一般常用剂量为 0.1~0.2mg/kg，口服、肌内注射或静脉注射。静脉注射后 1~2min 进入睡眠，维持 20~50min，可按需重复注射 1/2 首次量。

（4）地西泮的清除半衰期较长，为 20~100h，且其代谢产物 oxazepam 和 desmethyl diazepam 仍有活性作用，仅比其母体的作用稍轻，临床表现应用地西泮 6~8h 后仍有一定的睡意加强，镇静作用延长。

2. 咪达唑仑　如下所述：

（1）咪达唑仑的清除半衰期较短（1~4h），随年龄增长，咪达唑仑的半衰期可延长为 8h。咪达唑仑与地西泮一样，都在肝内被微粒体氧化酶（microsomal oxidative enzymes）几乎完全分解，与地西泮一样其分解产物仍有活性，但相对较弱。因此，咪达唑仑较适用于门诊患者，取其残余效应可被较早解除的特点。有一份报道，对 50 例需要至少两次牙科修复治疗的患者，一次手术前给予咪达唑仑静脉注射，一次手术前给予地西泮静脉注射，结果咪达唑仑的苏醒显著性快于地西泮（表 3-5）。

表 3-5　咪达唑仑、地西泮和劳拉西泮（lorazepam）的剂量和特点

	咪达唑仑	地西泮	劳拉西泮
口服剂量	3~5mg/kg	0.15~0.20mg/kg	0.015~0.030mg/kg
峰值作用	0.5~1.0h	1.0~1.5h	2~4h
持续作用	0.5~1.0h	1.0~1.5h	4~6h
清除半衰期	1~4h	20~100h	8~24h
分布表面容积	1.1~1.7L/kg	0.7~1.7L/kg	0.8~1.3L/kg
蛋白结合力	94%~97%	97%~99%	
具活性的代谢产物	弱	强	无
代谢	羟基化结合	甲基化结合	结合
清除 ml/（kg·min）	6~11	0.2~0.5	0.7~1.0
脂溶性	高	高	中度
老龄人半衰期	每 10 岁增强 15%	半衰期时间≌年龄数	关系影响小

（2）咪达唑仑的应用早期，美国卫生部曾报道，在手术室外应用咪达唑仑的患者中有 83 例死亡，经分析其原因系用药后未注意患者的通气量所引起。进一步分析发现，38% 的死亡患者系先予应用了阿片类药，而后再用咪达唑仑的患者，提示应用咪达唑仑必须加强氧合与通气的监测，尤其与阿片类药合用更需要重视。如果患者已用阿片类药，最好混合应用阿片受体拮抗药，将纳布啡（nalbuphine）0.2mg/kg 与咪达唑仑 0.09mg/kg 混合后注射，经用于口腔科小手术患者证实有效，无呼吸系统并发症。

（3）小儿应用咪达唑仑 0.5mg/kg 口服作为术前药，有许多优点：①口服 30min 后，小儿处于愉快合作的状态，80% 小儿可任意离开父母，并同意接受监测装置和麻醉面罩，不再出现恐惧现象。由此使小儿应用麻醉面罩诱导得到革新（以往用肌内注射氯胺酮解决小儿麻醉面罩诱导的问题）。如果将咪达唑仑剂量增至 0.75mg/kg，91% 小儿于麻醉诱导期不再出现哭泣或挣扎。②口服咪达唑仑的作用，从开始至消失约为 1h，故一般不致造成苏醒延迟。若将咪达唑仑和阿托品（0.02mg/kg）混合液伴以樱桃汁或冰水口服，可显著改善小儿的适口性。③口服咪达唑仑给忧虑的父母或 5 岁以下不能离开父母的小儿带来福音；对手术前不能施行心理准备的急诊手术小儿，或没有参加术前班的小儿都十分有效。④口服咪达唑仑对先天性心脏病小儿因哭泣和激动带来的危险性有很好的防止功效，多数该类小儿的血氧饱和度得到改善。但用于发绀型心脏病患儿，17 例中有 3 例发生血氧饱和度降低超过 10%，提示应用咪达唑仑需要脉搏血氧饱和度监测。⑤会厌或喉乳头状瘤患者当哭泣时可发生气道阻塞，因此，术前药应用

咪达唑仑不够恰当，一旦呼吸抑制时无法施行面罩辅助呼吸。

（4）由于小儿咪达唑仑可经鼻用药，很少需要小儿允诺。经鼻滴入咪达唑仑 0.2mg/kg 的起效比口服用药快。一份报道指出，经鼻注入咪达唑仑后，只有 3% 的 5 岁以下患儿在麻醉诱导期间出现哭泣或挣扎。口服咪达唑仑用药 15min 后，可再经鼻用药以加强效果。咪达唑仑很少引起过度兴奋反应，但仍不能完全避免，对离开父母不能合作的患儿，不宜使用咪达唑仑。

3. 劳拉西泮（lorazepam）　如下所述：

（1）与地西泮的不同点是：①劳拉西泮的代谢产物无活性，且半衰期较短（约 15h），不受年龄大小的影响。地西泮的半衰期与患者的年龄有相关性，粗略计约为每岁 1 小时。因此，一个 72 岁的老年人用地西泮的半衰期约需 3d。②劳拉西泮的脂溶性小于地西泮，透过血脑屏障的速度慢于地西泮，但口服地西泮或劳拉西泮的起效时间均在 30～60min 之间。③劳拉西泮与组织的亲和力小于地西泮，因此其作用受组织再分布的清除量影响不如地西泮迅速。④单次剂量劳拉西泮的精神运动性减退可持续 12h。⑤劳拉西泮经过葡萄糖苷酸化后经肾排出，葡萄糖醛酸结合排除比氧化（地西泮的排除途径）更迅速，且受年龄与肝功能状态的影响更小。

（2）劳拉西泮 2mg 口服（相当于地西泮 10mg 的效能）可产生 4～6h 的镇静作用；剂量增加至 5mg 时可增加顺行性遗忘持续达 8h。由于 5mg 剂量可使 40% 患者出现判断力模糊达 17h 之久，因此多数文献建议其剂量不超过 4mg。

（3）劳拉西泮的遗忘效果优于地西泮。地西泮 10mg 口服几乎没有遗忘作用，口服 20mg 只有 30% 患者产生遗忘作用，而口服劳拉西泮 4mg 可使 72% 患者产生遗忘。静脉注射劳拉西泮 3mg 可显著减少记忆，而静脉注射地西泮 10mg 不会影响记忆。

（4）劳拉西泮可能不适用于门诊患者，但适用于有严密监测的住院大手术及住入 ICU 的患者。劳拉西泮用于危重患者的一大优点是，剂量虽高达 9mg，仍不会出现心肌抑制和血管平滑肌松弛。成人用于心脏病患者传统的术前药为吗啡 0.1mg/kg 和东莨菪碱肌内注射，与术前 90h 口服劳拉西泮 0.06mg/kg 相比，在抗焦虑和镇静水平方面的效能并无任何不同。

（五）抗胆碱能药

抗胆碱能药对清醒插管患者有干燥呼吸道的作用。小儿口服或静脉注射阿托品或格隆溴胺（glycopyrrolate），可防止因喉刺激、喉痉挛和缺氧引起的心动过缓。婴儿口服阿托品可在氟烷诱导期间维持血流动力学。成年危重病患者例如肠坏死或主动脉破裂，不能耐受各种麻醉药时，静脉注射东莨菪碱 0.4mg 较为适宜。如果患者已处于极度交感神经兴奋和心动过速状态，一般仍能耐受东莨菪碱而不致进一步心率加快。如果在应用抗胆碱药后患者出现谵妄（阿托品和东莨菪碱两药都能透过血–脑屏障，但格隆溴胺不致发生），应立即用毒扁豆碱（抗谵妄）治疗，每次剂量 0.6mg 静脉滴注。

1. 阿托品　如下所述：

（1）常用剂量 0.5mg，对心脏迷走神经反射的抑制作用并不明显；剂量增至 1.5～3.0mg 才能完全阻滞心脏迷走反射。

（2）可引起心率增快。迷走神经亢进型患者麻醉前使用足量阿托品，具有预防和治疗心动过缓和虚脱的功效。原先已心率增快的患者，如甲状腺功能亢进、心脏病或高热等，宜避免使用。

（3）阿托品具有直接兴奋呼吸中枢的作用，可拮抗部分吗啡所致的呼吸抑制作用。

（4）减轻因牵拉腹腔内脏、压迫颈动脉窦，或静脉注射羟丁酸钠、芬太尼或琥珀酰胆碱等所致的心动过缓和（或）唾液分泌增多等不良反应。

（5）扩张周围血管，因面部血管扩张可出现潮红、灼热等不良反应，但不影响血压。

（6）麻痹虹膜括约肌使瞳孔散大，但不致引起视力调节障碍；对正常人眼内压影响不大，但对窄角青光眼可致眼压进一步升高。

（7）促使贲门关闭，有助于防止反流。

（8）对喉部肌肉无影响，一般不能预防喉痉挛。

（9）抑制汗腺，兴奋延髓和其他高级中枢神经，引起基础代谢率增高和体温上升，故应避免用于甲状腺功能亢进、高热患者。

（10）可透过胎盘，促使胎儿先出现心动过缓而后心动过速，或单纯心动过缓。

阿托品的剂量范围较宽，成人皮下或肌内注射常用量为 0～0.8mg 后 5～20min 出现心率增快，45min 时呼吸道腺体和唾液腺分泌明显减少，持续 2～3h。静脉注射剂量为皮下剂量的 1/2，1 分钟后出现作用，持续约 30min。小儿对阿托品的耐药性较大，一般可按 0.01mg/kg 计算，必要时可增至 0.02mg/kg，但面部潮红较明显。

2. 东莨菪碱　如下所述：

（1）按 1：25 比例将东莨菪碱与吗啡并用，效果最佳。因东莨菪碱除具有阿托品样作用外，还有中枢镇静作用，可协同吗啡增强镇静的功效，不引起基础代谢、体温和心率增高，且其拮抗吗啡的呼吸抑制作用较阿托品强。

（2）对腺体分泌的抑制作用比阿托品稍弱。

（3）老年人、小儿或剧痛患者应用后，有可能出现躁动和谵妄不良反应。

（4）常用剂量为 0.3～0.6mg 麻醉前 30min 皮下或肌内注射。也可与哌替啶并用，镇静作用增强。

3. 盐酸戊乙奎醚注射液（长托宁）　系新型选择性抗胆碱药，能通过血脑屏障进入脑内。它能阻断乙酰胆碱对脑内毒蕈碱受体（M 受体）和烟碱受体（N 受体）的激动作用；因此，能较好地拮抗有机磷毒物（农药）中毒引起的中枢中毒症状，如惊厥、中枢呼吸循环衰竭和烦躁不安等。同时，在外周也有较强的阻断乙酰胆碱对 M 受体的激动作用；因而，能较好地拮抗有机磷毒物中毒引起的毒蕈碱样中毒症状，如支气管平滑肌痉挛和分泌物增多、出汗、流涎、缩瞳和胃肠道平滑肌痉挛或收缩等。它还能增加呼吸频率和呼吸流量，但由于本品对 M_2 受体无明显作用，故对心率无明显影响；同时对外周 N 受体无明显拮抗作用。因此该药适用于麻醉前给药以抑制唾液腺和气道腺体分泌。

作为麻醉前用药时，术前半小时给药，成人用量为 0.5mg。青光眼患者禁用。

（六）抗组胺药

1. 组胺释放对人体有多方面危害性　①促使平滑肌痉挛，可致支气管痉挛、肠痉挛和子宫收缩。②引起小动脉和毛细血管扩张，通透性增高，可致血管神经性水肿，表现为皮肤潮红、荨麻疹和低血压，甚至喉头水肿和休克。③引起唾液、胃液、胰液和小肠液等腺体分泌增加，特别易大量分泌高酸度胃液。④引起头痛。

2. 拮抗或阻止组胺释放的药物　称抗组胺药，组胺作用于 H_1 和 H_2 两种受体。H_1 受体的主要作用在平滑肌和血管，可被 H_1 受体阻滞剂所阻滞。H_1 受体阻滞剂是当前用于麻醉前用药的主要药物。H_2 受体主要作用于消化道腺体分泌，可被 H_2 受体阻滞剂所抑制。H_2 受体阻滞剂一般不用作麻醉前用药。

3. 常用的 H_1 抗组胺药　主要为异丙嗪和异丁嗪（trimeprazine），其基本药理作用主要有：①消除支气管和血管平滑肌痉挛，恢复正常毛细血管通透性。②抑制中枢，产生镇静、解除焦虑、引导睡眠的作用，并降低基础代谢率。③抑制呕吐中枢，产生抗呕吐作用。④协同增强麻醉性镇痛药、巴比妥类药、安定类药和麻醉药的作用，增强三碘季铵酚的肌松作用。⑤抑制唾液腺分泌。

4. H_1 抗组胺药　用作麻醉前用药，尤其适用于各种过敏病史、老年性慢性支气管炎、肺气肿或支气管痉挛等患者，具有预防作用，但无明显的治疗作用，故适宜于预防性用药。

5. 异丙嗪　成人常用剂量为 25～50mg，麻醉前 1.0～1.5h 肌内注射，或用 1/2 量稀释后静脉缓慢注射，忌皮下注射。小儿按 0.5mg/kg 计算，可制成异丙嗪糖浆，按 0.5mg/kg 口服，对不合作的小儿可与等量哌替啶并用。

6. 其他　少数人单独应用异丙嗪后可能出现兴奋、烦躁等不良反应，追加少量氯丙嗪和哌替啶即可有效控制。

（七）胃内容物调整药

1）手术的生理准备包括药物性胃内容物排空和调整，由此可使胃内容物误吸导致死亡的发生率有一定的降低。动物实验指出，胃内容物的量和 pH 是重要的可变性指标。因此，有人建议以降低胃内容物容量至 0.3ml/kg 以下和提高胃液 pH 至 2.5 以上为调整目标。微粒性抗酸药对肺脏有害,因此推荐使用非微粒性抗酸药如枸橼酸钠。使用组胺受体阻滞药可做到胃液酸度降低而又不增加胃内容物容量。胃动力药甲氧氯普胺(胃复安,metoclopramide)不仅可排空胃内容物,同时又可增加食管下端括约肌的张力。

2)尽管存在误吸的"高危"人群,但许多麻醉医师注意到,真正的误吸发生率是很低的。有一份 40 240 例小儿麻醉报道证实,其中只有 4 例发生误吸,2 例发生于手术中,2 例发生于手术后。Olsson 等一份有关 185 358 例麻醉电脑记录回顾性分析指出,只有 83 例发生误吸,发生率为 1:2 000 例;进一步分析在 83 例中有 64 例术前已存在胃排空延迟情况,包括:颅内压增高 15 例、肥胖 15 例、胃炎或溃疡病 13 例、怀孕 8 例、剧烈疼痛或应激 6 例、急诊手术 5 例、择期上腹部手术 2 例;其他 19 例未查到明显危险因素。其中 10 例存在气道通畅维持困难问题;此外,手术时间是重要因素,其中晚间手术的误吸发生率约比白天手术者高约 6 倍。上述分析提示,应从多方面去探讨吸入性肺炎的预防。从测定许多误吸病例的胃液 pH 和容量数据指出,75% 小儿病例及 50% 成人病例的胃液容量大于等于 0.4ml/kg,pH≤2.5。

3)如上所述,对下列患者需要考虑使用预防误吸的用药:估计气道异常的病例;急诊手术;外伤;药物中毒或头外伤致不同程度神志抑制者;肠梗阻;颅内压增高(水肿或占位病变);喉反射损害(延髓麻痹、脑血管意外、多发性硬化症、肌萎缩性侧索硬化症、声带麻痹);肥胖(或胃纤维化史);溃疡病史、胃大部切除患者或胃迷走神经切除术患者(胃轻度麻痹);食管裂孔疝和反流;怀孕;上腹部手术;腹腔肿瘤或腹腔积液;其他原因导致的胃麻痹(糖尿病、肾透析)。有人建议对所有的门诊手术患者均宜给予某些药物预防。

4)由于择期手术健康患者的误吸发生率相对很低,因此没有必要常规给予预防性用药。但对每 1 例手术患者应仔细研究其是否存在胃排空延迟的上述危险因素。

5)预防误吸用药处方的举例

(1)外伤患者:枸橼酸钠(sodium citrate)30ml(碱化潴留的胃酸);甲氧氯普胺(metoclopramide)20mg 静脉注射(排空胃内容物);雷尼替丁(ranitidine)50mg 静脉注射。

(2)气道异常患者:雷尼替丁 150mg,手术前晚 19:00 和手术日晨 7:00 各口服一次;甲氧氯普胺 20mg,手术日晨口服;格隆溴胺(glycopyrrolate)0.2mg 静脉注射。

6)甲氧氯普胺

(1)甲氧氯普胺对胃肠道的有利作用极为显著。在应用本药前,临床用于促进胃肠道蠕动的主要药物是拟副交感药如氯贝胆碱(bethanechol),主要用于胃迷走神经切除后的胃无力,其作用只是促进小肠广泛而无规律的蠕动增强,没有将胃内容物往肠道排净的功能;此外,拟副交感药增加胃液分泌,致酸度和容量都增加。因此,氯贝胆碱治疗的常见不良反应是呕吐。

(2)甲氧氯普胺是多巴胺拮抗药,其主要作用在于刺激胃肠道规律性蠕动,降低引发蠕动反射的压力阈值,松弛因胃收缩引起的幽门括约肌痉挛,增强十二指肠和空肠蠕动,不引起胃液分泌增加。由此可促进胃内容物排空,同时增强食管下端括约肌张力,减轻胃内容物反流至下咽腔的程度。这些机制都有利于降低误吸危险性。许多常用的麻醉药如氟哌利多和甲哌氯丙嗪(compazine)都降低食管下端括约肌张力,因此可用甲氧氯普胺作为抗呕吐药。

(3)口服甲氧氯普胺应提前至术前 90~120min 服用,剂量为 0.3mg/kg,起效时间在 20min 以内;静脉注射用药的起效时间可缩短至 3min。在紧急情况下,口服甲氧氯普胺在 15min 内即可出现胃内容物减少的临床效果。甲氧氯普胺对小儿的胃排空作用更为明显,因此当小儿外伤后应用甲氧氯普胺,可考虑省略等待 6h 或 8h 再开始麻醉的常规。

(4)应用甲氧氯普胺后,约有 1% 患者可出现锥体外系不良反应,包括震颤、斜颈、角弓反张和眼球回转危象,尤其多见于小儿以及化疗患者应用较大剂量甲氧氯普胺预防呕吐的场合;应用苯海拉明可消除甲氧氯普胺的这类不良反应。

(5)禁忌证:正在接受其他多巴胺拮抗药、单胺氧化酶抑制药、三环类抗抑郁药或拟交感药治疗的患者禁用甲氧氯普胺。未能诊断出的嗜铬细胞瘤患者，误用甲氧氯普胺可引起高血压危象。

（八）其他药物

1. 可乐定　为中枢性 α 受体激动药，可有效降低交感神经活性，被推荐用于高血压患者的术前药；也可消除气管插管诱发的心血管不良应激反应；对并发高血压未能控制的急诊手术患者也适用，但由于其存在不可逆性交感反应减退，由此可干扰对潜在血容量丢失及其代偿情况的正确判断。

2. 右美托咪定　一种新型的 α_2 - 肾上腺素能受体激动剂，可以产生剂量依赖性的镇静、镇痛、抗焦虑作用，清除半衰期为 2h；对 α_2 受体有高选择性，对 α_2 受体和 α_1 受体的亲和力之比为（1 300 ～ 1 620）：1［可乐定为（39 ～ 200）：1］，因此可以避免某些与 α_1 受体激动相关的不良反应。与苯二氮䓬类的传统镇静药不同，其产生镇静的主要部位不在脑皮质；通过减少中枢交感传出，起到镇静、抗焦虑和血流动力学稳定的作用。24hICU 镇静镇痛的使用方法：负荷量 $1\mu g/kg$，输注时间 10 ～ 15min，维持量 $0.2 ～ 0.7\mu g/（kg \cdot h）$。

3. β 受体阻滞药　是防止心肌缺血的有效药物。10 年前对围手术期持续应用 β - 阻断药的重要性已有认识，最近有人介绍对高血压患者的术前药中加用单次剂量 β 阻断药，可降低术中心肌缺血的发生率。美国心脏病学会对非心脏手术围手术期心血管评估及护理指南推荐 β 受体阻滞药在下列人群中使用是合理的：①有心血管意外风险或运动试验检查结果异常的心脏并发症高危患者。②有冠状动脉疾病史且行血管手术的患者。③接受中等风险手术或接受血管手术且并发多种危险因素（如糖尿病、心力衰竭、肾病）的高危患者。并且推荐已经服用 β 受体阻滞药的患者在围手术期不间断用药，但不推荐 β 受体阻滞药作为常规用药，特别是对那些用量较大以及手术当天才开始用药的患者。

三、麻醉前用药的选择考虑

（一）呼吸系统疾病

（1）呼吸功能不全、肺活量显著降低、呼吸抑制或呼吸道部分梗阻（如颈部肿瘤压迫气管、支气管哮喘）等病例，应禁用镇静催眠药和麻醉性镇痛药。对呼吸道受压而已出现强迫性体位或"憋醒"史患者，应绝对禁用中枢抑制性药物，因极易导致窒息意外。

（2）呼吸道炎症、痰量多、大量咯血患者，在炎症尚未有效控制、痰血未彻底排出的情况下，慎重使用抗胆碱药，否则易致痰液黏稠、不易排出，甚至下呼吸道阻塞。

（二）循环系统疾病

（1）各型休克和低血容量患者不能耐受吗啡类呼吸抑制和体位性低血压等不良反应，可能加重休克程度，故宜减量或不用。

（2）血容量尚欠缺的患者绝对禁用吩噻嗪类药，因其可致血压进一步下降，甚至猝死。

（3）休克常并存周围循环衰竭，若经皮下或肌内注射用药时药物吸收缓慢，药效不易如期显示，应取其小剂量改经静脉注射用药。

（4）高血压和（或）冠心病患者，为避免加重心肌缺血和心脏做功，麻醉前用药必须防止心率和血压进一步升高，因此，应慎用阿托品，改用东莨菪碱或长托宁，并加用镇静药，对伴焦虑、恐惧而不能自控的病例尤其需要，但应防止呼吸循环过度抑制。β 受体阻滞剂可降低围手术期心肌缺血和心肌梗死的风险，如术前已接受该类药物治疗者，应持续应用，但须适当调整剂量。

（5）非病态窦房结综合征患者出现心动过缓（50 次/min 以下）者，多见于黄疸患者，系迷走张力亢进所致，需常规使用阿托品，剂量可增大至 0.8 ～ 1.0mg。

（6）先天性发绀型心脏病患者宜用适量吗啡，可使右至左分流减轻，缺氧得到一定改善。

（7）对复杂心内手术后预计需保留气管内插管继续施行机械通气治疗的患者，术前宜用吗啡类药。

（三）中枢神经系统疾病

（1）颅内压增高、颅脑外伤或颅后窝手术病例，若有轻微呼吸抑制和 $Pa（CO_2）$ 升高，即足以进一步扩张脑血管、增加脑血流量和增高颅内压，甚至诱发脑疝而猝死，因此，麻醉前应禁用阿片类药。

（2）颅内压增高患者对镇静药的耐受性极小，常规用药常致术后苏醒延迟，给处理造成困难。一般讲，除术前伴躁动、谵妄、精神兴奋或癫痫等病情外，应避用中枢抑制药物。

（四）内分泌系统疾病

（1）甲状腺功能亢进患者术前若未能有效控制基础代谢率和心率增快，需使用较大量镇静药，但需避用阿托品，改用东莨菪碱或长托宁。

（2）对甲状腺功能低下、黏液水肿和基础代谢率降低的患者，有时小剂量镇静药或镇痛药即可引起显著的呼吸循环抑制，故应减量或避用。

（3）某些内分泌疾病常伴病态肥胖，后者易导致肺通气功能低下和舌后坠，因此，应慎用对呼吸有抑制作用的阿片类药，以及容易导致术后苏醒期延长的巴比妥类药和吩噻嗪类药。

（五）饱胃

术前未经严格禁食准备的患者，或临产妇、贲门失弛缓症患者，容易发生呕吐、反流、误吸。最新研究表明，可促进胃排空及增加胃内容物 pH 值的术前用药未显示可影响误吸的发生率和预后，但仍常规用于有误吸风险的患者。对这类患者的麻醉前用药需个别考虑：

1. 宜常规加用抗酸药　如三硅酸镁（magnesium trisilicate）0.3～0.9g 口服，或甲氰咪胍（cimetidine）100mg 口服。

2. 可给灭吐灵（metoclopramide）　20～40mg 肌内注射，促进胃蠕动，加速胃内容物排空。

3. 地西泮　有降低胃液酸度的作用，可选用。

（六）眼部疾病

1. 眼斜视　纠正术中可能出现反射性心动过缓，甚至心搏骤停（眼心反射），故术前需常规使用阿托品，可增量至 1.5～3.0mg。

2. 窄角性青光眼　在未用缩瞳药滴眼之前，绝对禁用阿托品，因后者有收缩睫状肌作用，可致眼内压进一步升高。

（七）临产妇

原则上应避用镇静催眠药和麻醉性镇痛药，因可能引起新生儿呼吸抑制和活力降低。

（八）门诊手术

患者同样存在恐惧、焦虑心理，但一般以安慰解释工作为主，不宜用麻醉前用药。遇创伤剧痛患者，可用小剂量芬太尼止痛。

（九）麻醉药的强度

（1）弱效麻醉药宜配用较强作用麻醉前用药，以求协同增强，如局部麻醉行较大手术前，宜选用麻醉性镇痛药；N_2O 或普鲁卡因静脉复合麻醉前，选用神经安定类药和麻醉性镇痛药。

（2）局部麻醉用于时间冗长的手术时，宜选用氟哌利多、芬太尼合剂作辅助。

（十）麻醉药的不良反应

（1）乙醚、氯胺酮、羟丁酸钠易致呼吸道腺体分泌剧增，应常规用抗胆碱能药拮抗。

（2）局部浸润麻醉拟使用较大量局部麻醉药前，宜常规选用巴比妥类或苯二氮䓬类药预防局部麻醉药中毒反应。

（3）肌松药泮库溴铵易引起心动过速，宜选用东莨菪碱；琥珀酰胆碱易引起心动过缓，宜选用阿托品。

（十一）麻醉药与术前药的相互作用

麻醉药与术前药之间可能相互协同增强，使麻醉药用量显著减少，但也可能存在不良反应加重，故应慎重考虑，避免复合使用。例如：

（1）吗啡或地西泮可致氟烷、恩氟烷、异氟烷和 N_2O 的 MAC 降低。

（2）吗啡的呼吸抑制可致乙醚诱导期显著延长。

（3）阿片类药促使某些静脉诱导药（如依托咪酯等）出现锥体外系兴奋征象。

（4）麻醉性镇痛药易促使小剂量硫喷妥钠、地西泮、氯胺酮或羟丁酸钠等出现呼吸抑制。

（十二）麻醉药的作用时效

镇痛时效短的麻醉药（如静脉普鲁卡因、N_2O）不宜选用睡眠时效长的巴比妥类药。否则不仅苏醒期延长，更因切口疼痛的刺激而诱发患者躁动。

（十三）自主神经系统活动

某些麻醉方法的操作刺激可诱发自主神经系统异常活动，宜选用相应的术前药做保护。

（1）喉镜、气管插管或气管内吸引可引起心脏迷走反射活跃，宜选用足量抗胆碱能药做预防。

（2）椎管内麻醉抑制交感神经，迷走神经呈相对亢进，宜常规选用足量抗胆碱药以求平衡。

（钟成跃）

第四章

气道管理技术

第一节　气管内插管方法

在处理气管前，特别是气管内插管前，应首先评估上、下呼吸道的解剖结构及通畅程度，目的是对面罩通气及气管内插管的难易程度做出判断。其次是结合手术部位选择插管径路（经鼻腔、口腔或气管切开造口），并明确气管内插管的适应证与禁忌证，保障气管内插管的质量与安全。因此气管内插管前均应进行上呼吸道评估。做好思想上、人员上和物质上的充分准备，方可降低和消除由此产生的相关风险，以达到安全施行气管内插管的目的。

无论行静脉麻醉或吸入麻醉均有一个使患者从清醒状态转为可以进行手术或操作的麻醉状态的过程，这一过程称为全身麻醉诱导。全身麻醉诱导是预测无明确困难气道的患者气道处理时常用的诱导方式，而对于预测为困难气道的患者，则更多地采用清醒镇静表面麻醉或保留自主呼吸的浅全身麻醉。采用何种诱导方法以及选用哪些药物，主要取决于患者的病情以及对面罩通气和气管内插管的困难程度和风险的估计，同时也应考虑麻醉医师的经验和设备条件。

一、气管内插管的适应证、禁忌证及优缺点

（一）适应证

1. 手术麻醉适应证　指手术麻醉患者的生命安危取决于是否采用气管内插管，否则禁忌在全身麻醉下手术，包括：①全身麻醉颅内手术。②胸腔和心血管手术。③俯卧或坐位等特殊体位的全身麻醉手术。④ARDS 患者全身麻醉手术。⑤呼吸道难以保持通畅的患者（如颌面部、颈部、五官科等全身麻醉大手术，颈部肿瘤压迫气管患者，重度肥胖患者等）。⑥腹内压增高频繁呕吐（如肠梗阻）或饱胃的患者。⑦某些特殊麻醉，如并用降温术、控制性降血术等。⑧需用肌松药的全身麻醉手术。⑨简化麻醉管理也可选择气管内插管，如时间长于 2h 的任何全身麻醉手术以及颌面部、颈部和五官科等中小型全身麻醉手术等，这取决于麻醉医师个人技术经验和设备条件。

2. 危重病症　包括气道保护能力丧失如昏迷患者、严重呼吸功能障碍如而无创处理无效的患者以及严重循环功能障碍如心搏骤停患者等。

（二）禁忌证

（1）喉水肿、急性喉炎、喉头黏膜下血肿等在插管创伤时可引起严重出血，禁忌气管内插管，除非急救。

（2）呼吸道不全梗阻者有插管适应证，但禁忌全身麻醉快速诱导插管。并存出血性血液病（如血友病、血小板减少性紫癜症等）者，插管创伤易诱发喉头声门或气管黏膜下出血或血肿，继发呼吸道急性梗阻，因此宜列为相对禁忌证。主动脉瘤压迫气管者，插管可能导致动脉瘤破裂，宜列为相对禁忌证；如果需要施行气管内插管，动作需熟练、轻巧，避免意外创伤。鼻道不通畅如鼻咽部纤维血管瘤、鼻息肉或有反复鼻出血史者，禁忌经鼻气管内插管。麻醉者对插管基本知识未掌握、插管技术不熟练或

插管设备不完善者，应列为相对禁忌证。

（三）优缺点

（1）可有效保持呼吸道通畅，便于清除气管支气管内分泌物。

（2）对呼吸功能不全或喉反射不健全患者，可有效施行辅助呼吸或控制呼吸，避免胃膨胀并发症。

（3）对胸腔内手术患者或需要呼吸治疗患者，可按需施行各类正压通气。

（4）允许手术者将患者安置在任何体位（俯卧、侧卧、坐位和头低脚高位等），患者不致产生过分的通气障碍。

（5）允许麻醉科医师远离患者继续有效操控麻醉与通气。

二、气管内插管方法

气管内插管方法有多种，大致有三种分类方法，见表4-1。临床上常规的插管方法是明视经口插管法，其他方法主要为病情需要或为特殊插管患者而设计，可酌情选用。

表4-1　气管内插管方法分类

（一）根据插管途径分类	1. 经口腔插管法	经口明视气管内插管法
	2. 经鼻腔插管法	经鼻明视气管内插管法
	3. 经气管造口插管法	
（二）根据插管前的麻醉方法分类	1. 诱导插管法	慢诱导气管内插管法
		快速诱导气管内插管法
	2. 清醒插管法	清醒经口或鼻明视插管法
	3. 半清醒管法	安定半清醒状态明视插管法
（三）根据是否显露声门分类	1. 明视插管法	直接喉镜明视插管法
		纤维光导喉镜引导插管法
	2. 盲探插管法	经鼻盲探气管内插管法
		经口手指探触引导插管法
		经气管逆行细导管引导插管法

（一）明视经口气管内插管法

经口气管内插管是将气管导管通过口腔、咽腔与声门插入下呼吸道的气管内或支气管内而建立人工呼吸道的一种方法。它是临床上建立人工呼吸道中最基本、最普遍的操作技术。明视经口气管内插管法为麻醉科医师必须熟练掌握的一项基本技能，要求做到安全、正确、无损伤。

1. 插管前的准备

1）气管导管的选择：成人与儿童气管导管的选择标准不同。

（1）成人：男性成人一般需用内径7.5~8.5mm的导管，女性成人需用内径7.0~8.0mm的导管。

（2）儿童：气管导管内径需根据年龄大小和发育状况来选择，也可利用公式做出初步估计，选择内径（mmID）=4.0+（年龄/4）的气管导管（适合1~12岁），见表4-2。另外需常规准备上下各一号的导管，根据具体情况再最后选定内径最适合的导管。值得注意的是如果选择加强型气管导管，由于其外径粗于标准的气管导管，所以宜选择内径小约0.5mm的导管。

表4-2　小儿气管导管型号选择与插入深度

小儿年龄	导管的内径（mm）	插入深度（cm）
早产儿	2.5	10
新生儿	3.0	11
1~6个月	3.5	11

小儿年龄	导管的内径（mm）	插入深度（cm）
6~12个月	4.0	12
2岁	4.5	13
4岁	5.0	14
6岁	5.5	15~16
8岁	6.0	16~17
10岁	6.5	17~18
12岁	7.0	18~22

（2）导管插入深度：是指从门齿至气管导管尖端的距离。成人导管插入深度一般在女性为20~22cm，男性为22~24cm。1~12岁的儿童导管插入深度可根据年龄用公式估计，经口插管的深度（cm）=12+（年龄/2），并根据儿童发育状况适当调整插入深度。一般认为气管导管最佳深度为导管尖端位于气管的中部，成人一般在气管导管套囊过声门2~3cm即可。

2. 气管内插管操作

1）预充氧：在给予麻醉药物之前，可紧闭面罩下以6L/min以上氧流量给患者平静呼吸3min以上或连续做4次以上深呼吸，即达到去氮预充氧的目的。

2）全身麻醉诱导：常规地静脉注射插管剂量的镇静催眠药、镇痛药及肌松药，使患者达到神志消失、肌肉完全松弛、呼吸停止和镇痛良好的状态，同时在纯氧辅助/控制呼吸后，应用喉镜明视声门下施行气管内插管。必要时也可在清醒表麻下实施。

3）气管内插管头位：插管前可调整手术台高度，使患者颜面与麻醉者胸骨剑突平齐，以便操作。患者平卧，利用软枕使患者头垫高约10cm，头部置于"嗅物位"的位置，肩部贴于手术台面，麻醉者用右手推患者前额，使寰枕关节部处于后伸位（图4-1），以使上呼吸道口、咽、喉三轴线重叠成近似一条轴线，同时张口稍许，以利于弯型喉镜置入。如未张口，应用右手推下颌并用拇指拨开下唇，防止喉镜置入时下唇卷入损伤。

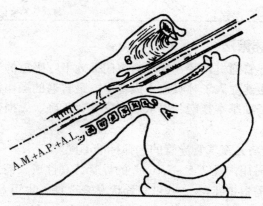

图4-1　寰枕关节后伸下的轴线变化

4）气管内插管操作：包括喉镜显露声门和插入气管导管，以下详述常用的Macintosh弯型喉镜操作方法。

（1）喉镜显露声门：显露声门是气管内插管术的关键步骤。左手持喉镜置入口腔前，用右手拇指将患者下唇推开，以免喉镜抬会厌时将下唇和舌尖夹垫于下切牙与喉镜片之间而引起损伤。用左手持喉镜沿口角右侧置入口腔，将舌体稍推向左侧，喉镜片移至正中位，顺着舌背的弧度置入。在操作过程中，应动作轻柔，逐步暴露，首先暴露腭垂，继续深入可见会厌的边缘，镜片深入至舌根与会厌交界处后，上提喉镜，即可看到声门裂隙。部分患者声门较高，在暴露过程中只能看到喉头而无法显露声门，此时可请助手在环状软骨处采用BURP（backward-upward-rightward press）手法下压，以利显露声门。

在喉镜暴露的过程中，着力点应在喉镜片的顶端，并用"上提"喉镜的力量来达到显露声门的目的。切忌以上门齿作为喉镜片的着力支点，用"撬"的力量去显露声门，否则极易造成门齿脱落损伤（图4－2）。而直型喉镜片的着力点与弯型喉镜不同，在看到会厌边缘后应继续推进喉镜越过会厌的喉侧面，然后上提喉镜，以直接抬起会厌的方式显露声门（图4－3）。

　　由于存在口咽腔的解剖弧度与插管轨迹，经口腔喉镜直视下气管内插管一般直接利用导管的自然弯曲度进行，也可将金属管芯预先置入导管内，使导管塑成所需弯度，以便于插入气管内。

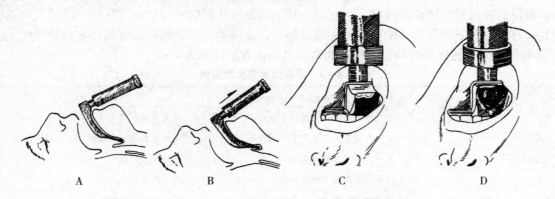

图4－2　弯型喉镜片操作示意图

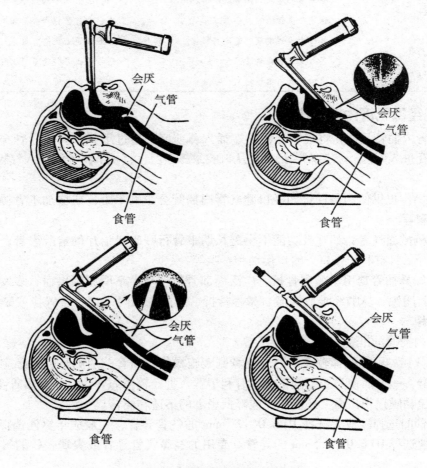

图4－3　直型喉镜片操作示意图

　　（2）插入气管导管：右手以执笔式持气管导管，将导管前端对准声门后，轻柔地采用旋转推进的方法插入气管内，避免使用暴力。如果患者存在自主呼吸，则在患者吸气末声门外展最大位时顺势将导管轻柔地插过声门而进入气管，一旦进入声门，立即拔去管芯，推入导管进入声门。导管插入气管后，置入牙垫并小心退出喉镜,套囊充气。连接呼吸回路,进行试通气。确认导管位于气管内后,妥善固定导管。

5)确诊气管导管插入气管内的方法:气管导管插入后,应立即确诊导管是否在气管内,而没有误入食管。直视下看到气管导管在声带之间置入和纤维支气管镜检查可见气管环及隆突是判断导管位于气管内的可靠指标。在呼气末二氧化碳监测仪上可见连续4个以上不衰减的正常波形是判断气管导管在气管内的最可靠指标。下列指征也可作为辅助判断指标,但有时并不可靠:①人工通气时可见双侧胸廓对称起伏,听诊双肺可听到清晰的呼吸音且双侧一致。②按压胸部时,导管口有气流。③吸气时透明导管管壁清亮,呼气时管壁可见明显的雾气。④患者如有自主呼吸,接麻醉机后可见呼吸囊随呼吸而胀缩。

3. 插管期间常见的错误与纠正　常见的错误与纠正方法详见表4-3。

表4-3　插管期间常见的错误

步骤	错误	纠正
患者的体位	进行呼吸道三轴线的调整	将患者置于嗅花位
口腔张开度	口腔未能最大程度张开	稍推伸头位,或用拇指伸入口腔辅助张口
窥视片选择	尺寸、型号选择不恰当	换用恰当的窥视片
	窥视片未能从舌的右侧插入	拔出窥视片再从舌右侧插入
声带显露	借用喉镜片撬的杠杆作用	改用手腕上提喉镜的力量
导管插入	导管未能达到预期弯度,插入困难	借用导管探条调整导管的弯度
	未能在直视下插入导管	在窥视片直视下重新插入
	喉镜上提过度使气管成角移位	减轻喉镜上提的力量
导管位置	误入支气管或食管	听诊呼吸音判断与纠正或重插
	术中导管不慎脱出	胶布紧固导管

(二)明视经鼻气管内插管法

明视经鼻气管内插管是指先将气管导管前端插入鼻前庭,通过手感盲探将导管穿过下鼻道或总鼻道,再穿出后鼻孔进入咽腔,然后左手持喉镜从口腔暴露声门,直视下将导管插入气管内的方法。

1. 适应证

(1)为手术操作提供便利条件:如经口腔气管内插管会影响术野,或增加术者操作难度,如下颌骨骨折、口腔肿瘤等。

(2)需长期机械通气者:如呼吸功能不全需长期带管行呼吸机治疗的清醒患者,经鼻插管较经口腔插管的耐受性好,且有利于张口、闭口运动和吞咽等。

2. 禁忌证　经鼻插管禁用于颅底骨折、广泛面部骨折、鼻腔不明原因出血、多发性鼻息肉、正在使用抗凝药、鼻腔闭锁、鼻咽纤维血管瘤、鼻骨骨折、菌血症倾向(如心脏置换或瓣膜病)以及全身出凝血障碍等患者。

3. 经鼻气管内插管的准备工作

(1)鼻腔准备:尽可能选择较通畅的一侧鼻侧实施操作。插管前两侧鼻腔务必应用黏膜血管收缩药与黏膜表面麻醉,一方面使鼻腔空间扩大,有利于置入直径较粗的导管,并降低插管摩擦阻力;另一方面可减少或避免黏膜损伤出血,还能减少或降低患者的不适和痛苦。

(2)气管导管的选择:成人选择ID 6.0~7.0mm的气管导管,一般成年男性选择ID 6.5~7.0mm的导管,成年女性选择ID 6.0~6.5mm的导管。专用的经鼻气管导管或尖端较软的气管导管可降低鼻腔损伤的风险。

(3)气管导管的润滑:将气管导管前端及气囊外侧涂抹润滑剂或2%利多卡因凝胶,以降低鼻腔沿途插入的阻力及损伤。

(4)其他设备:备好鼻腔插管钳、吸引器以及吸痰管,一旦鼻腔出血流向咽腔应及时吸出。

4. 操作方法　可在全身麻醉快速诱导后或清醒表麻下实施操作。患者头后仰,操作者右手持气管导管以与面部垂直的方向插入鼻腔,沿鼻底部经下鼻道出鼻后孔至咽腔。切忌将导管向头顶方向推进,以免引起严重的出血。此步骤应轻柔操作,遇到异常阻力时应停止,以避免损伤。遇阻力时轻柔旋转导管或改用较细导管或改用另一侧鼻腔。鼻翼至耳垂的距离相当于鼻孔至咽后腔的距离。当导管推进至咽腔后,用左手持喉镜置入口腔暴露会厌。当显露声门后,右手在鼻腔外握持气管导管继续前行,并调整管尖方向,以便对准声门,再顺势插入。窥视导管气囊根部已完全进入声门下2~3cm即可。若经调整后仍无法对准声门时,则可用插管钳经口夹住导管前端,将其送入气管内。目前有条件的单位一般均采用纤维支气管镜引导下实施该操作。

(三)盲探经鼻气管内插管法

盲探经鼻气管内插管完全是靠手感和听诊气流声音进行的,并在其引导下逐渐接近声门而插入气管。本法适用于张口困难、颞颌关节强直、颈椎损伤和口颏颈胸部联合瘢痕形成使头颅无法后仰以及其他无法从口腔置入喉镜进行插管的患者。气管导管出后鼻孔之前的方法与明视经鼻插管法者相同,鼻腔盲探气管内插管要点是务必保留患者的自主呼吸,宜在较浅的全身麻醉下或采用清醒表麻下实施,一方面依靠自主呼吸气流引导插管。另一方面自主呼吸下能满足自身机体氧合需求,创造安全的插管条件。

根据导管内的呼吸气流声的强弱,来判断导管与声门之间的相对位置和距离。导管口越正对声门,气流声音越响;反之,越偏离声门,声音越轻或全无。操作者以右手握持导管的后端,左手托住患者头枕部,并侧耳倾听导管内的呼吸音,当右手将导管缓慢推进时,因导管尖端逐渐接近声门,呼吸音也随之增强,说明导管插入方向正确,待导管内可闻到最清晰的呼吸音时,导管尖端正在声门口处,应在患者吸气时将导管推进,使导管进入气管内。

导管推进过程中如果遇到阻力,同时呼吸气流声中断,提示导管前端已误入梨状窝,或进入舌根会厌间隙,将导管后退至呼吸音最强处,通过左右或上下移动头位来调节咽腔内导管尖端的方向,使管尖向声门处靠拢,并再次注意导管内气流声,一旦气流声顺畅,可迅速将导管插入气管内。如插管失败,可再次调整头位,并依据气流声继续尝试。

若导管插入一定深度仍无阻力,且导管内气流声音随导管逐渐推进而消失,说明导管直接误入食管。此时缓慢后退导管,至听到呼吸音最强时停止,说明导管尖端已退出食管而接近声门,然后使头过度后仰,颈椎前凸,必要时可将套囊充气,可使导管前端上抬,同时继续根据气流声将导管推进。

(四)盲探经口气管内插管法

本法多采用清醒插管方式,最适用于部分张口障碍、呼吸道部分阻塞、颈项强直、颈椎骨折脱臼、颈前瘢痕挛缩、喉结过高、颈项粗短或下颌退缩的患者,其基本方法有两种:鱼钩状导管盲探插管法和手指探触引导经口插管法。

1. 鱼钩状导管盲探插管法 插管前利用导管芯将气管导管弯成鱼钩状,经口插入,利用呼吸气流声作引导进行插管,方法与经鼻盲探插管者基本相同。本法成功的关键在良好的表面麻醉和恰如其分的导管弯度。

2. 手指探触引导经口插管法 术者运用左手示指插入口腔,通过探触会厌位置以作为插管引导。此法适用于多数插管困难病例。本法要求术者有一定长度的示指,同时需要完善的表面麻醉和患者的合作。

具体操作方法如下:①利用导管芯将气管导管弯成鱼钩状。②施行口咽喉头及气管黏膜表面麻醉。③患者取仰卧自然头位;术者站在患者右侧,面对患者。④嘱患者张口,牵出或伸出舌体,做深慢呼吸,并尽量放松颈部、口底和嚼肌肌肉。⑤术者用左手示指沿右口角后臼齿间伸入口腔抵达舌根,探触会厌上缘,并尽可能将会厌拨向舌侧(图4-4)。如果术者示指不够长,则可改做轻柔按压舌根的手法。⑥用右手持导管插入口腔,在左手示指引导下对准声门,于深吸气之末插入声门。

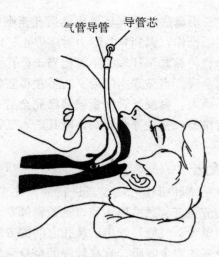

气管导管　导管芯

图 4 - 4　手指触探引导经口插管

（五）逆行导引气管内插管法

1. 适应证　当经喉气管内插管失败，而声门未完全阻塞的情况下，可以施行逆行气管内插管术。可在清醒加药物镇静状态或全身麻醉状态下完成逆行导引经口或经鼻气管内插管。尽管其成功率较高，但无经验者操作费时，创伤较大，患者较痛苦，有时还会遇到困难。因此，一般只是将它作为其他插管方法失败后的插管手段。

2. 操作方法　首先用导针行环甲膜穿刺，然后经导针往喉方向将细导引丝或细导引管（也可用硬膜外导管替代）置入气管，并通过咳嗽反射，使导丝逆行通过声门抵达口或鼻咽腔，再用小钩将它从口或鼻孔牵出，或用钳夹出口腔，顺导丝套入气管导管，顺势推入声门（图 4 - 5）。若导管尖端受阻于前联合处而不能顺利通过，可适当放松导丝，旋转导管，轻柔地将导管送入声门。

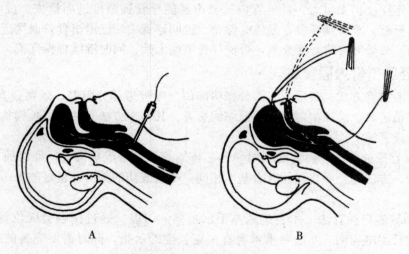

A　　　　　　　　　　　　　　B

图 4 - 5　逆行导引插管法示意图

3. 并发症　包括插入导丝不成功、穿刺出血、血肿形成和气压伤等；其他潜在并发症与经皮环甲膜穿刺术和标准经喉气管内插管术相同。

三、支气管内插管方法

随着胸腔手术的发展，要求术中将两肺隔离并能进行单肺通气。通常有三种器具可以为麻醉期间提供单肺通气：双腔气管导管、单腔支气管堵塞导管（如 Univent 单腔管系统）和单腔支气管导管。双腔气管内插管是大多数胸科手术患者首选的肺隔离技术。

（一）支气管内插管的适应证

1. 绝对适应证 包括：①防止患侧肺脓、血等污染健侧肺：健侧肺被脓、血污染可导致严重的肺不张、肺炎、脓毒血症甚至死亡；肿瘤或患侧肺切口所致出血可能导致健侧肺被淹。②支气管胸膜瘘、支气管胸膜皮肤瘘等病变妨碍健侧肺的通气。③巨大的单侧肺大疱或囊肿在正压通气时有破裂的危险，造成张力性气胸。④行单侧支气管肺泡灌洗的患者。在这些情况下，肺隔离能有效防范危险的发生。

2. 相对适应证 为使术侧肺萎陷，暴露手术野，方便手术操作，避免手术器械导致的肺损伤及改善气体交换等情况均是肺隔离的相对适应证。包括：胸主动脉瘤切除、肺叶切除（尤其是肺上叶）、胸腔镜检查、食管或脊柱手术以及一侧肺创伤手术等。

（二）支气管内插管的禁忌证

对气道内存在沿双腔导管通路上有任何病变（如气道狭窄、肿瘤、气管支气管断裂等），或气道外存在压迫（如纵隔肿瘤、主动脉弓动脉瘤）时，均应列为禁忌。相对禁忌证有：①饱胃者。②疑有误吸高度危险者。③正在施行机械通气的危重患者（这类患者不能耐受因换管操作需要短暂停止机械通气的情况）。④估计不能在直视下完成气管内插管的插管困难病例。⑤证明左主支气管呈帐篷式抬高且与总气管呈90°以上角度者（这种情况不仅左主支气管内插管特别困难，且容易发生左主支气管损伤）。

（三）支气管内插管的方法

1. 导管种类的选择 双腔气管导管内含两个腔，可分别为一侧肺通气。常用的双腔管包括 Carlens 双腔管和 Robertshaw 双腔管两种，Robertshaw 双腔管更常用（图4-6）。

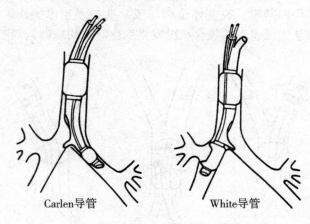

Carlen导管　　　White导管

图4-6　左侧及右侧双腔管示意图

2. 导管侧别的选择 过去通常建议将双腔管的支气管端置入非手术侧，即右侧手术选择左侧双腔管，而左侧手术选择右侧双腔管，可增加双腔管位置正确的概率并减少其对手术的干扰。但因右侧主支气管长度较短，且右上肺支气管开口解剖变异很大，因此右侧双腔管的准确对位非常困难，在左侧胸内手术选择右侧双腔管时存在右上肺通气不足的危险。所以目前的观点认为，尽量选择左侧双腔管，只有当存在左侧双腔管禁忌时才选用右侧双腔管。左侧双腔管的禁忌证包括左主支气管狭窄、左主支气管内膜肿瘤、左主支气管断裂、气管外肿瘤压迫左主支气管及左主支气管分叉角度过大（至90°左右）等。

3. 导管型号的选择 选择的原则是使用最大适合型号的双腔管，可降低通气阻力并有利于吸痰操作及纤维支气管镜检查。双腔管的型号选择与患者的身高、体重有明显的相关性。目前临床上一般成年男性用39Fr、37Fr号；而成年女性用37Fr号，体格矮小者可用35Fr号。

4. 插管前准备 插管前首先检查双腔管的两个套囊是否漏气，连接管是否正确连接。使用水溶性润滑剂充分润滑导管前端及套囊，以减轻插管损伤并保护套囊免受牙齿划破。一般需将充分润滑的可弯曲硬质管芯插入长管腔内，使长管尖端塑形至符合患者咽喉部弯曲的弯度。

5. 插管操作 麻醉诱导及喉镜暴露与单腔管气管内插管相似。对于左侧双腔管，暴露声门后，将双腔管远端弯曲部分向前送入声门，当双腔管前段通过声门后，拔出管芯，轻柔地将双腔管向左侧旋转90°，继续送管至感到轻微阻力。置入导管的深度与患者身高之间具有高度的相关性。当双腔管到达正确位置时，身高170cm的患者的平均深度是29cm，身高每增加或减少10cm，导管的深度增加或减少1cm。但这只是经验判断，正确的位置判断有赖于仔细的听诊及纤维支气管镜检查。

6. 双腔管位置的确定   双腔管插入后，先充气主套囊，双肺通气，以确认导管位于气管内。然后充气支气管气囊，观察通气压力，听诊两侧呼吸音变化调整导管位置。先进行几次正压通气，双侧应均能听到清晰的呼吸音。若只能听到一侧呼吸音，则说明导管插入过深，两侧导管开口均进入了一侧主支气管。若一侧肺尖听不到呼吸音，则表明双腔管过深阻塞了上叶支气管开口。此时应松开套囊，每次将双腔管退出1~2cm，直至双肺闻及清晰的呼吸音。当双腔管到达正确位置后，夹闭一侧连接管，夹闭侧胸廓无运动，也听不到呼吸音，而对侧可见明显的胸廓运动并可闻及清晰的呼吸音，此时打开夹闭侧管腔帽时，应无气体漏出。

当临床征象判断双腔管位置不正常时，以左侧双腔管为例，存在三种情况（图4-7）：①插入过浅，两侧导管均在气管内。②插入过深，两侧导管均进入左主支气管。③也是插入过深，但两侧导管（至少是左侧管）进入右主支气管。当右侧导管夹闭时，如果左侧管过深进入左主支气管，则仅能闻及左侧呼吸音，若进入右主支气管，仅右肺可闻及呼吸音。若插入过浅，则两侧肺均能闻及呼吸音。在上述三种情况，若夹闭左侧管并将支气管套囊充气，则支气管套囊会阻塞右侧管的通气，造成两肺呼吸音全部消失或非常低沉。此时若将支气管套囊放气，则双腔管进入左肺过深时，仅能在左侧闻及呼吸音；若左侧管过深进入右侧管，则仅能在右侧闻及呼吸音；若双腔管插入过浅时，双肺均能闻及呼吸音。即使插管后双腔管对位良好，但因咳嗽、改变体位和（或）头位及手术操作影响等因素均可导致双腔管移位，故在围手术期当气道压力或患者的氧合状况发生变化时，均应确认双腔管的位置。使用纤维支气管镜定位是最可靠的方法。

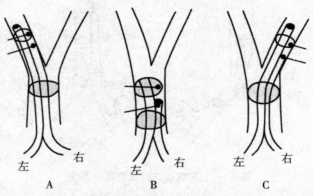

导管位置	夹闭左侧导管(呼吸音)		夹闭右侧导管(呼吸音)
	两个套囊均充气	主套囊充气，左套囊放气	两个套囊均充气
进入太深,左主支气管(A)	无或少量	左侧	左侧
进入太浅,在气管内(B)	无或少量	左侧及右侧	左侧及右侧
进入太深,右主支气管(C)	无或少量	右侧	右侧

图4-7   双腔管对位不良：左侧双腔管对位不良的三种可能情况。可通过夹闭不同侧管腔及套囊充放气对呼吸音的影响来判断

7. 纤维支气管镜定位   多项研究证实，即使根据听诊等判断双腔管对位良好，仍有25%~78%的患者经纤维支气管镜检查后发现其位置不当。因此单凭听诊常无法正确判断双腔管的位置，纤维支气管镜检查才是快速、准确判断双腔管位置的金标准。

对于左侧双腔管，因左右管开口末端距离为69mm，而普通人左主支气管的平均长度为50mm，所以通过右管若未看到蓝色套囊的上缘，则往往提示导管过深，左肺上叶开口很可能已被阻塞。而只要能看到蓝色套囊的上缘刚好在隆突之下，则左肺上叶被阻塞的可能性就很小。故左侧双腔管的正确位置为通过右侧管腔可直接观察到气管隆突，同时可见蓝色套囊的上缘刚好位于气管隆突之下，而经左侧管腔末端能看到左肺上下两叶的开口（图4-8）。

使用纤维支气管镜确认左侧双腔管位置

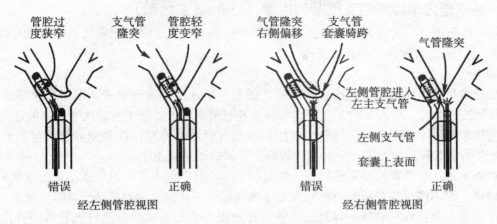

图4-8　使用纤维支气管镜确认左侧双腔管位置。使用纤维支气管镜所见影像：经左侧管腔可见管腔轻度变窄，经右侧管腔可见气管隆突及蓝色的支气管套囊刚好位于气管隆突下方

对于右侧双腔管，从左侧管可看到气管隆突及右侧管进入右主支气管。而通过右管可看到右肺中下叶支气管的次级隆突，并且通过右管上的右上肺通气孔看到右上肺叶开口。

（四）支气管内插管的潜在并发症

1. 通气/灌注比失调　施行支气管内插管最常见的并发症为低氧血症。动脉血氧饱和度下降可能与：①右上肺支气管开口被堵塞引起。②可能与单肺通气继发通气/血流比失调有关，原先双肺通气量进入单侧肺，易致通气过多而相对血流不足，因而肺分流增加。解决的方法是增加 FiO_2 达 1.0，同时降低潮气量和增加通气频率（借以保持相同的分钟通气量）。③可能与应用挥发性麻醉药有关，后者可抑制低氧性肺血管收缩（HPV），引起未通气侧肺血管扩张，同样引起肺分流量增加。解决的方法是尽量降低挥发性麻醉药的吸入浓度（IMAC 以下）或停用，改用静脉麻醉药。④如果低氧血症持续存在，则需按表4-4所示进行处理。在单肺通气中，通气侧肺吸入 $FiO_2 = 1.0$；非通气侧肺用纯氧充气，并保持 $5cmH_2O$（$0.49kPa$）CPAP，则持续性低氧血症并不多见。

表4-4　在侧卧位下剖胸手术中的肺通气处理

剖胸侧肺（上位肺）	通气侧肺（下位肺）
CPAP（$5 \sim 10cmH_2O$（$0.49 \sim 0.98kPa$）），停控制呼吸	正常通气
固定 CPAP，间断性控制呼吸	正常通气
不做任何通气处理	加用 CPAP $5 \sim 10cmH_2O$（$0.49 \sim 0.98kPa$）通气
高频喷射通气	正常通气，伴或不伴 CPAP

2. 导管位置不正确　最常见的原因是导管选择过长，以致插入主支气管太深，可出现气道阻塞、肺不张、肺膨隆不能和萎陷、氧饱和度降低。导管选择过粗则不能插入主支气管也可引起导管位置不正确。解决方法：选择适合的导管，应用纤维支气管镜引导插管。

3. 气管支气管破裂　气管支气管破裂是一个危险的并发症，与操作者缺乏经验、探条的应用不恰当、反复粗暴试插、存在气管支气管异常、气管导管或支气管导管套囊过度膨胀、手术缝合致拔管困难、手术切断导管前端以及组织脆变等因素有关。对气管支气管破裂的确诊可能存在一定的困难，临床征象多数仅为缓慢进行性的出血、发绀、皮下气肿、气胸或肺顺应性改变，有时难以据此做出明确的诊断。对该并发症应从预防着手：讲究探条的质量；支气管导管套囊充气不超过 $2 \sim 3ml$；移动患者体位或头位时，应先放出套囊气体；在处理和切断支气管前，应先放出套囊气体，仔细稍稍退出导管的位置；手术结束拔管应是十分容易，拔管无须用暴力，拔管后应检查支气管导管的完整性等。

4. 其他并发症　包括损伤性喉炎、肺动脉流出道阻塞所致的心搏骤停、肺动脉缝线误缝于双腔管壁等。拔管期可发生轻微出血、黏膜瘀斑、杓状软骨脱臼、喉头和声带损伤，偶尔可发生断牙等。

（五）经气管内单腔管的支气管封堵管（Univent 封堵管）

将单腔气管导管与支气管封堵管结合，其单腔管口径大，便于吸引和通气。目前成人最常应用的是 Univent 单腔管系统，简称为"Univent 导管"。

1. 适应证

（1）预计术后须行机械通气的患者：如肺功能差、预计术中有肺损伤、需要大量输血或输液以及预计手术时间长的患者，应用单腔支气管堵塞导管进行肺隔离可以避免术后换管带来的危险。

（2）胸椎手术：术中需要变换体位，应用单腔支气管堵塞导管可以避免导管移位。如果气道严重变形，可能会影响双腔管的放置，而对支气管堵塞导管的影响则很小。

（3）双肺手术：如果双肺都需要阻塞，如双肺手术或待定的手术，最好选用单腔支气管堵塞导管。

2. 禁忌证　因不能对任意单侧肺行间歇正压通气和吸引功能，所以不适于 ARDS 患者的手术。

3. 操作方法　单腔支气管堵塞导管的插管途径和操作方法，基本与经口气管内插管法者相同，不同之处包括：

（1）插管前必须用听诊器仔细做双侧肺呼吸音听诊，右侧插管者要重点听两肺锁骨下区的呼吸音，作为插管后右肺上叶呼吸音变化的参考。

（2）插管前先将活动性套管完全回缩至导管体内，插入导管至气管内。通过连接管上的自封闭隔膜孔，插入纤维支气管镜。将单腔管向手术侧旋转 90°，直视下将支气管阻塞器送入手术侧支气管内。此时将支气管阻塞器的蓝色套囊充气，观察套囊位置是否正好位于隆突下。封堵器位置合适后，应注意其近端刻度，近端小帽应处于封闭状态，以免回路气体泄漏。单肺通气时，将支气管阻塞器套囊充气（最好在纤维支气管镜直视观察下），并移除近端小帽以加速隔离肺内气体逸出（图 4-9）。盲视下放置支气管阻塞器多难以成功，尤其是左主支气管，此外盲视操作容易引起气管损伤，发生出血甚至气胸的可能。

（3）支气管阻塞器套囊充气后，检查气囊压力，用听诊法判断阻塞肺是否完全阻塞，如阻塞侧肺呼吸音消失，气囊放气后呼吸音恢复，证明套囊位置正确，否则需再次调整。

（4）确定内套管位置后，把内套管外管固定帽移至外管末端，内套管固定在主管的固定带上。

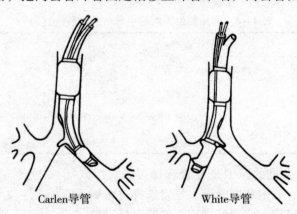

Carlen导管　　　　White导管

图 4-9　Univent 导管的插入与定位：纤维支气管镜协助 Univent 导管插入左主支气管的步骤

4. Univent 导管的优点

（1）Univent 导管插管的难度与普通单腔管类似，但更易于获得肺隔离，保障患者的安全。

（2）在定位过程中可以通过单腔管持续供氧。

（3）在术后需机械通气时不需要换管，从而避免了换管的风险，而胸椎手术术中需要变换体位时，应用 Univent 导管可以避免导管移位。

（4）可以选择性地阻塞一侧肺的某个肺叶，可明显减少单肺通气对机体氧合功能的影响，避免术中低氧血症的发生。

（5）术中也可通过支气管阻塞器对非通气侧行持续气道正压通气（CPAP），改善术中低氧血症。

5. Univent 导管的缺点

（1）因支气管阻塞器的内径较小，故病变侧肺萎陷时间长。此时可将支气管阻塞器套囊放气，并将呼吸机断开，使气管导管与大气相通，手术医师缓慢地挤压术侧肺，将气体排出，然后重新将支气管阻塞管套囊充气，达到隔离目的。

（2）萎陷侧肺重新充气时间长，此时应松开支气管阻塞器套囊，通过主通气管对术侧肺进行正压通气，使术侧肺缓慢复张。

（3）阻塞器导管管腔很细，易被血液、痰液阻塞，可采用负压吸引清除分泌物。

（4）支气管阻塞器套囊为高压气囊，长时间使用应注意避免气道损伤。

（5）术中支气管阻塞器套囊有时会有小的漏气。

（六）独立的支气管阻塞器

1. Fogarty 取栓管　Fogarty 取栓管内有一硬质管芯，将导管前端弯成一定的弧度后，可较为方便地控制取栓管的运动方向，通过旋转比较容易进入一侧支气管。进入合适位置后，在直视下向套囊内充气 0.5 ~ 1.0ml，封闭手术侧支气管。确认支气管阻断状况后，将取栓管与气管导管固定在一起。本装置的最大缺点在于无法引流隔离肺，此外套囊为低容量高压套囊，长时间充气可导致黏膜损伤，应尽量减少充气量，达到刚好能封闭支气管即可。

2. Amdt 支气管封堵导管　Amdt 封堵导管是一种独立的阻塞导管，远端有一椭圆形或圆形的低压高容蓝色气囊和一可便于定位的引导线。导管中间有一细小的管腔可行吸引、吹氧、高频通气等操作，管腔内有一根柔软的尼龙管芯。近端有一调节阀和指示气球，分别起调节引导线和注气后判断气囊的压力作用。

首先常规插入单腔气管导管。然后将连接器与气管导管连接。经连接器上的阻塞器开口置入支气管阻塞器，再将纤维支气管镜通过连接器的纤维支气管镜开口插入，并将阻塞器前端的线圈套在纤维支气管镜上。继续插入纤维支气管镜，在进镜的同时将支气管阻塞器带入目标支气管。待患者改侧卧位并最后确认好支气管阻塞器的位置正确无误后，拔出引导线。若行肺叶阻塞时，向阻塞器套囊内注气 2 ~ 3ml 即可，若行一侧全肺阻塞，则需要注入 5 ~ 8ml 空气方能达到阻塞效果。

（凤旭东）

第二节　拔管术

气管拔管是麻醉过程中的一个高危阶段。尽管拔管时各种并发症发生的概率很低，但是确实有不少致伤或致死的情况发生。因此要求所有的拔管操作均应在麻醉科主治医师或主治医师以上人员指导下进行。拔除气管导管前应具备下列条件：①拔管前必须先吸尽残留于口、鼻、咽喉和气管内分泌物，拔管后应继续吸尽口咽腔内的分泌物。②肌肉松弛药的残余作用已经被满意地逆转。③咳嗽、吞咽反射活跃，自主呼吸气体交换量恢复正常。气管拔管主要分为如下几个步骤：①拔管计划。②拔管准备。③拔管操作。④拔管后监护（图 4 – 10）。

一、拔管计划

拔管计划应该在麻醉诱导前制定，并于拔管前时刻保持关注。该计划包括对气管和危险因素的评估。大体上气管拔管分为"低危"和"高危"两大类，又可分为清醒拔管或深麻醉下拔管两种方法。

（一）"低危"拔管

常规拔管操作即可。患者气管在诱导期间并无特殊，整个手术过程中气管也未发生变化，也不存在某些危险因素。

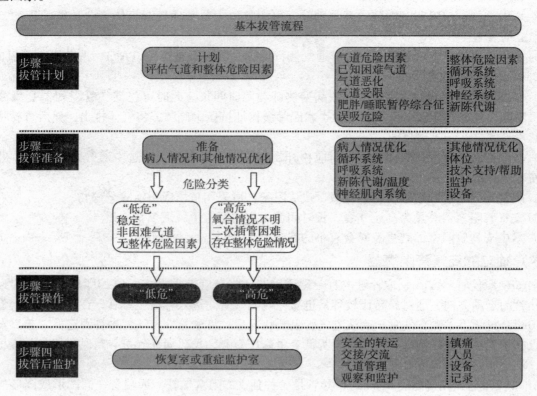

图 4 - 10　基本拔管流程

（二）"高危"拔管

"高危"患者的拔管应该在手术室内或 ICU 执行。拔管时常存在一些潜在的并发症风险。这些危险因素包括：

1. 预先存在的困难气道　诱导期间可预料的或不可预料的，以及手术过程中可能会加剧的困难气道。包括肥胖、阻塞性睡眠暂停综合征以及饱胃的患者。

2. 围手术期间气道恶化　诱导时气道正常，但是围手术期发生变化。例如，解剖结构的改变、出血、血肿、手术或创伤导致的水肿以及其他非手术因素。

3. 气道受限　诱导时气道通畅，但是在手术结束时受限。例如，与外科共用气道、头部或颈部活动受限（下颌骨金属丝固定、植入物固定、颈椎固定）。

4. 其他危险因素　患者的整体情况也需要引起关注，它们可能使拔管过程变得复杂，甚至延迟拔管。包括呼吸功能受损、循环系统不稳定、神经或神经肌肉接头功能受损、低温或高温、凝血功能障碍、酸碱失衡以及电解质紊乱。

二、拔管准备

拔管准备是评估气道和全身情况的最佳时机，并为成功拔管提供最佳条件。

（一）评价并优化气道情况

手术结束拔管前需要重新评估并优化气道情况，并制定拔管失败情况下的补救措施以及重新插管计划。评估按照以下逻辑顺序实施。

1. 上呼吸道　拔管后可能出现上呼吸道梗阻的可能性，故拔管前需要考虑面罩通气模式的可行性。水肿、出血、血凝块、外伤或气道扭曲都可以通过直接或间接喉镜发现。但是，必须意识到，气管内插管情况下直接喉镜的检查结果可能过于乐观，而且气道水肿的发展可能极为迅速，造成严重的上呼吸道梗阻。

2. 喉　套囊放气试验可以用来评估声门下口径。以套囊放气后可听到明显的漏气声为标准，如果合适的导管型号下听不到漏气的声音，常常需要推迟拔管。如果有临床症状提示存在气道水肿，那么即便套囊放气后能听到声音，也需要警惕。

3. 下呼吸道　下呼吸道因素也会限制拔管的实施。例如下呼吸道外伤、水肿、感染以及分泌物等。如果术中氧合不满意，胸片可以用来排除支气管内插管、肺炎、肺气肿或其他肺疾病。

4. 胃胀气　胃胀气可能会压迫膈肌，影响呼吸。在实施了面罩或声门上高压的通气，需要经鼻或经口胃管减压。

（二）评估并优化患者的一般情况

拔管前，肌肉松弛药的作用必须被完全拮抗，以最大限度地保证足够的通气并使患者的气道保护性反射重新恢复，便于排出气道的分泌物。维持血流动力学稳定及适当的有效循环血量，患者的体温、电解质、酸碱平衡及凝血功能保持正常并提供良好的术后镇痛。

（三）评估并优化拔管的物质准备

拔管操作与气管内插管具有同样的风险，所以在拔管时应准备与插管时相同水平的监护、设备及助手。另外，与外科医师及手术团队的充分沟通也是拔管安全的重要保障。

三、拔管操作

（一）拔管需要注意的问题

所有的拔管操作都应该尽量避免干扰肺通气。以下问题对于"低危"拔管和"高危"拔管均需要注意。

1. 建立氧储备　拔管前，建立充分的氧储备，主要用于维持呼吸暂停时机体的氧摄取。因此，在拔管前推荐纯氧吸入。

2. 体位　没有证据表明某一种体位适合所有的患者。目前主要倾向于抬头仰卧位（头高脚低位）或半侧卧位。抬头仰卧位尤其适用于肥胖患者，因为在呼吸力学上说，它具有优势，并且方便气道的管理。左侧卧头低位在传统上主要用于饱胃患者。

3. 吸引　口咽部非直视下吸引可能会引起软组织损伤，理想情况应该在足够麻醉深度下使用喉镜辅助吸引，特别是口咽部存在分泌物、血液及手术碎片污染的患者。对于气道内存在血液的患者，因存在凝血块阻塞气道的可能性，吸引时应更加小心。进行下呼吸道吸引时，可使用细的支气管内吸痰管（并发胃管减压）。

4. 肺复张手法　患者在麻醉后会出现肺不张。保持一定的呼末正压（PEEP）及肺活量呼吸等肺复张手法可暂时性地改善肺不张的发生，但对术后改善肺不张的情况益处不大。在吸气高峰时（给予一次正压充气后）同时放松气管导管套囊并随着发生的正压呼气拔出气管导管可产生一个正压的呼气，有利于分泌物的排出，并减少喉痉挛和屏气的发生率。

5. 牙垫　牙垫能防止麻醉中患者咬合气管导管导致气道梗阻。在气管导管阻塞的情况下，用力通气而形成的高气道负压会迅速导致肺水肿。一旦发生咬合，应迅速将气管导管或喉罩套囊放气，因气体可从导管周围流入，避免了气道内极度负压的产生，可能会防止梗阻后肺水肿的发生。

6. 拔管时机　为避免气道刺激，一般来说，气管拔管可以分为清醒拔管或深麻醉下拔管。清醒拔管总体上来说更安全，患者的气道反射和自主呼吸已经恢复。深麻醉拔管能减少呛咳以及血流动力学的波动，但会增加上呼吸道梗阻的风险。深麻醉拔管是一种更高级的技术，应该用于气道容易管理，并且不增加误吸危险的患者。

（二）"低危"拔管

尽管所有的拔管都有风险，但是对于那些再次插管没有困难的患者，可以常规进行拔管。"低危"患者可选择清醒或深麻醉下拔管（图4-11）。

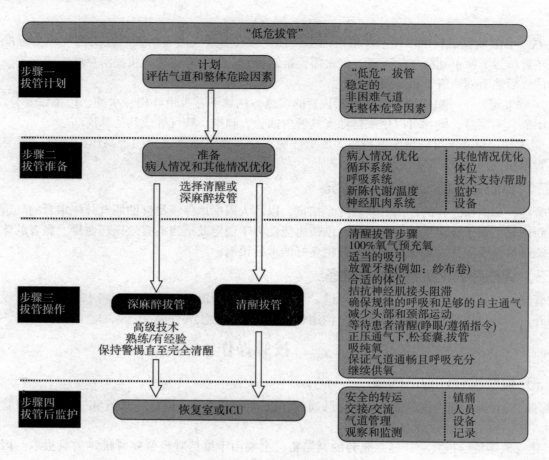

图 4-11 低危拔管流程

1. "低危"患者的清醒拔管步骤

（1）纯氧吸入。

（2）使用吸引装置清除口咽部分泌物，最好在直视下操作。

（3）插入牙垫，防止气管导管梗阻。

（4）摆放合适的体位。

（5）拮抗残余的肌松作用。

（6）保证自主呼吸规律并达到足够的分钟通气量。

（7）意识清醒，能睁眼并遵循指令。

（8）减少头部和颈部的运动。

（9）正压通气下，松套囊，拔管。

（10）提供纯氧呼吸回路，确保呼吸通畅且充分。

（11）持续面罩给氧，直到完全恢复。

2. "低危"患者的深麻醉拔管步骤

（1）确保不再存在其他手术刺激。

（2）保证能耐受机械通气的镇痛强度。

（3）纯氧吸入。

（4）使用挥发性吸入药或者全凭静脉麻醉来保证足够麻醉深度。

（5）摆放合适的体位。

（6）使用吸引装置清除口咽部分泌物，最好在直视下操作。

（7）松套囊，任何的咳嗽或呼吸形式改变均应加深麻醉。

（8）正压通气下，拔除导管。

（9）再次确认呼吸道通畅且通气量满足要求。

（10）使用简单的气道设备如口咽或鼻咽通气管保持气道通畅，直至患者清醒。

（11）持续面罩给氧，直到完全恢复。

（12）继续监测，直至患者清醒且自主呼吸恢复。

（三）"高危"患者拔管

"高危"患者拔管主要用于已证实存在气道或全身危险因素的，以致无法保证拔管后维持充分自主通气时。关键问题是：拔管后患者是否安全？是否应该保持气管内插管状态？如果考虑能安全拔管，那么清醒拔管或其他高阶技术可以克服绝大多数"高危"拔管的困难。任何技术都可能存在风险，熟练程度和经验至关重要；如果考虑无法安全拔管，应该延迟拔管或者实施气管切开（图4-12）。

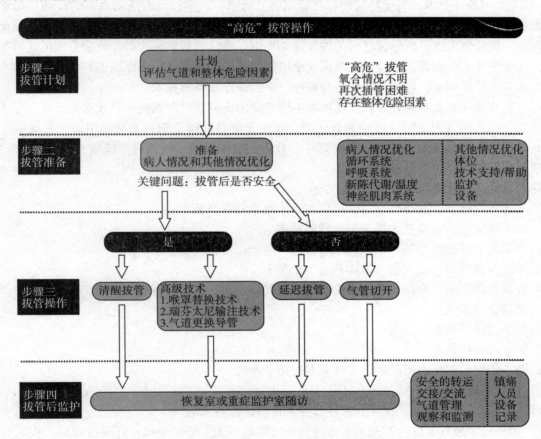

图4-12 高危拔管流程

1. 清醒拔管 "高危"患者的清醒拔管在技术上同"低危"患者没有差别，而且适用于绝大多数的高危患者，例如存在误吸风险、肥胖以及绝大多数困难气道的患者。但是，在某些情况下，以下一种或多种技术可能对患者更有利。

1）喉罩替换技术：使用喉罩替换气管导管，可以建立一个生理稳定的非刺激气道，并能阻止来自口腔的分泌物和血液对气道的污染。该技术既可用于清醒拔管也可用于深麻醉拔管，主要适用于气管导管引起的心血管系统刺激可能影响手术修复效果的患者，同时对于吸烟、哮喘等其他气道高敏患者可能更有好处，然而对于再插管困难或饱胃风险的患者不适用。该技术需要反复的练习和谨慎的态度，足够的麻醉深度是避免喉痉挛的关键。

喉罩替换拔管技术的具体步骤包括：

（1）纯氧吸入。

（2）避免气道刺激：深麻醉状态或使用神经肌肉阻滞剂。

（3）喉镜下直视吸引。

（4）气管导管后部置入未充气喉罩。

（5）确保喉罩的尖端置于正确的位置。

（6）喉罩套囊充气。

（7）松掉气管导管套囊，正压通气下拔除导管。

（8）使用喉罩通气。

（9）置入牙垫。

（10）摆置合适的体位。

（11）持续监护。

2）瑞芬太尼输注技术：气管导管的存在可能引发呛咳、躁动以及血流动力学的波动。对于颅脑手术、颌面手术、整形手术以及严重心脑血管疾病的患者，应避免这些反应的发生。多年来已经证实发现阿片类药物的镇咳效应以及减轻拔管时的循环波动作用。输注超短效阿片类药物瑞芬太尼能减少这些刺激反应，并能使患者在耐管的情况下，意识完全清醒且能遵循指令。很多原因能影响拔管时防止呛咳反应所需的瑞芬太尼的剂量，包括患者的自身特性，手术操作及麻醉技术。

瑞芬太尼的输注主要有两种方式：延续术中继续使用或拔管时即刻使用。成功的关键在于拔管前其他镇静药物（吸入药及丙泊酚）已经充分代谢，以便于更好地滴定瑞芬太尼的用量。文献中报道的瑞芬太尼的使用剂量范围很大，关键在于找到一个合适的输注剂量，既能避免呛咳（剂量过低）又能避免苏醒延迟及呼吸暂停（剂量过大）。

瑞芬太尼输注拔管技术的具体步骤包括：

（1）考虑术后镇痛，如条件合适，可以在手术结束前静脉给予吗啡。

（2）手术结束前，将瑞芬太尼调至合适的速率。

（3）手术适当阶段给予肌松拮抗药。

（4）停止其他麻醉药物（吸入麻醉药或丙泊酚）。

（5）如果使用了吸入麻醉，使用高流量的新鲜气体洗出，并监测呼气末浓度。

（6）持续正压通气。

（7）尽量直视下吸引。

（8）摆置合适体位。

（9）在不催促、刺激的情况下，等待患者按指令睁眼。

（10）停止正压通气。

（11）如果自主通气充分，拔除气管导管并停止输注瑞芬太尼。

（12）如果自主通气欠佳，鼓励患者深吸气并减低瑞芬太尼输注速率；呼吸改善后，拔除气管导管并停止输注瑞芬太尼，冲洗掉管路中残留的药物。

（13）拔管之后，依然存在呼吸抑制的危险，应严密监护直至完全苏醒。

（14）注意瑞芬太尼没有长效镇痛作用。

（15）注意瑞芬太尼的作用可以被纳洛酮拮抗。

3）气道交换导管辅助技术：对于再插管可能困难的患者，保持气道的可控性十分重要，而气道交换导管（airway exchange catheter, AEC）能解决这一难题。它可在拔管前经气管导管置入气管内。临床上常见的是 Cook 公司生产的气道交换导管（William Cook Europe, Bjaeverskov, Denmark）。AEC 是由半硬质热稳定聚氨酯材料制成的中空细导管。终端圆钝，附侧孔，射线下可视并且外标刻度。可配套15mm 接头与呼吸回路连接，或连接 Luer 锁头实施高压射频通气。它具有多种型号，其中最适合拔管使用的型号是 83cm 长的 11F 或 14F 的导管。相应的内径分别为 2.3mm 及 3mm，外径分别为 3.7mm 及4.7mm，适用于内径分别为 4mm 及 5mm 以上的气管导管。当需要再插管时，AEC 可以引导气管内插管，而且还能供氧，辅助再插管的成功率非常高。其并发症的发生与氧合通气及尖端的位置有关。使用时必须小心使导管尖端在任何时间均位于气管的中部。然而当氧合不够，使用高压射频通气时必须非常谨慎，因为它可能导致气压伤，并已有死亡的报道。

"高危"患者的气道交换导管辅助拔管步骤包括：

（1）决定插入 AEC 的深度，其尖端应位于隆突之上。必要时使用纤维支气管镜确认尖端位置，在任何情况下正常成人 AEC 插入深度不应超过 25cm。

（2）准备拔管时，通过气管导管插入润滑的 AEC 至预定深度。遇阻力时不要盲目用力。

（3）拔掉气管导管前提前吸尽气管内及口咽部分泌物。

（4）移除气管导管并确认 AEC 深度。

（5）用胶条固定 AEC 于脸颊或前额上。

（6）记录 AEC 在患者门齿/嘴唇/鼻部的深度。

（7）使用麻醉回路确定 AEC 周围有气体泄漏。

（8）标记 AEC 以便与鼻胃管区分。

（9）通过面罩，鼻氧管或持续正压通气面罩给予氧气吸入。

（10）如果 AEC 导致呛咳，确认其末端在隆突之上并可通过 AEC 注入利多卡因。

（11）大多数患者依然能够咳嗽和发声。

（12）当气道风险消除后，移除 AEC。AEC 最长可以留置 72h。

使用 AEC 再插管具有很高的一次成功率。但较高的成功率依赖于良好的监护设施，训练有素的操作者及充足的器械准备等。并发症比较少见，包括低氧、心动过缓、低血压及误入食管等。

使用气道交换导管再插管步骤包括：

（1）使患者保持适当体位。

（2）使用 CPAP 面罩吸入 100% 氧气。

（3）选择较细的具有柔软、圆钝头端的气管导管。

（4）给予麻醉药物或表面麻醉剂。

（5）使用直接或间接喉镜挑起舌体，气管导管头端斜面向前以 AEC 做导引置入气管导管。

（6）使用呼气末二氧化碳图确认导管位置。

2. 延迟拔管　当气道危险十分严重时，延迟拔管可以作为一种选择。某些情况下推迟数小时，甚至数日，以待气道水肿消失后再拔管是最合适的选择，可增加拔管成功概率及患者安全性。

3. 气管切开　当气道预先已经存在某些问题而有相当大风险时，应当考虑气管切开。这取决于手术的类型，或者肿瘤、肿物、水肿和出血对气道的影响程度。麻醉医师应该与外科医师共同讨论，主要依据以下四点：①手术后气道受累情况。②术后气道恶化的概率。③重建气道的可能性。④显著气道危险可能的持续时间。气管切开减少了长期使用气管导管造成声门损伤的危险，尤其当患者发生喉头水肿或者气道问题短期内无法解决时。

四、拔管后监护

拔管后可能导致生命危险的并发症并不只局限发生于气管拔管后即刻，拔管后应该加强管理、监测，注意以下几方面问题。

1. 人员配置和交流　患者气道反射恢复、生理情况稳定前需要经培训人员的持续护理。比例最好是 1：1，并且恢复室内不得少于两人。保证随时能联系到有经验的麻醉医师，交流亦十分重要。手术结束时，手术医师与麻醉医师应就恢复期的关注点进行交流。回恢复室或 ICU 时，必须保证清楚的口头或书面交接。

2. 监测和危险信号　术后监测包括意识、呼吸频率、心率、血压、末梢血氧饱和度、体温和疼痛程度。使用特制的 CO_2 监测面罩能早期发现气道梗阻。脉搏血氧饱和度并不适合作为通气监测的唯一指标，它容易受到周围环境的影响。危险信号包括一些早期气道问题和手术问题的征象，如喘鸣、阻塞性通气症状和躁动常提示气道问题，而引流量、游离皮瓣血液供应、气道出血和血肿形成常提示手术方面的问题。

3. 设备　困难气道抢救车应该随手可得，配置标准监护仪和 CO_2 监护设备。

4. 转运　存在气道风险的患者运送至恢复室或 ICU 时，途中应由有经验的麻醉医师与手术医师护送。

5. 危险气道患者的呼吸道管理　存在气道危险的患者应该给予湿化的氧气，同时监测呼气末 CO_2。鼓励患者深吸气或者咳出分泌物，阻塞性睡眠呼吸暂停综合征患者最好保留气管导管进入 ICU 监护。术后第 1 个 24h 内，应高度警惕创面的出血和呼吸道的梗阻，术后第 2d 拔管是较安全的选择。拔管后，鼻咽通气管可改善上呼吸道梗阻；头高位或半坐位能减轻膈肌上抬所致功能余气量降低；皮质激素能减轻气道损伤所致的炎症性水肿，但是对于颈部血肿等机械性梗阻无效。

6. 镇痛　良好的镇痛能使术后呼吸功能达到最优化，但是要避免或谨慎使用镇静药物。

（凤旭东）

第三节　气管内插管并发症

气管内插管可能引发多种并发症，可发生在插管期间、插管后、拔管期和拔管后的任何阶段。

一、因喉镜和插管操作直接引起的并发症

（一）插管后呛咳

气管导管插入声门和气管期间可出现呛咳反应，与表面麻醉不完善、全身麻醉过浅或导管触到气管隆突部有关。轻微的呛咳只引起短暂的血压升高和心动过速；剧烈的呛咳则可引起胸壁肌肉强直和支气管痉挛，患者通气量骤减和缺氧。如果呛咳持续不缓解，可静脉注射小剂量利多卡因、适当加深麻醉或使用肌松药，并继以控制呼吸，即可迅速解除胸壁肌强直。如果呛咳系导管触及隆突而引起者，应将气管导管退出至气管的中段部位。

（二）组织损伤

正确合理进行气管内插管时并发症并不多，即使发生，性质也属轻微。插管组织损伤包括牙齿脱落，口、鼻腔持续出血，喉水肿及声带麻痹，尤以后二者严重，甚至引起残疾或危及生命，故必须重视预防。喉镜片挤压口、舌、牙、咽喉壁可致血肿、裂口出血、牙齿碎裂松动或脱落、咽壁擦伤、腺样体组织脱落，操作时应轻柔、小心，尽量避免损伤的发生。一旦发生牙齿脱落，应及时找到脱落的牙齿并妥善处理创口，如果找不到脱落牙齿，可拍胸片或腹片，确定牙齿位置；偶尔可发生食管或气管破裂而导致纵隔或皮下气肿和气胸，与气管导管探条的使用方法错误有密切关系。对气胸需及时做出诊断和治疗，常用经胸壁第 2 肋间隙施行胸腔穿刺插管后行闭式引流，以使肺脏复张。

（三）心血管系统交感反应

也称插管应激反应，表现为喉镜和插管操作期间血压升高和心动过速反应，并可诱发心律失常。采取较深的麻醉深度、尽量缩短喉镜操作时间、结合气管内喷雾局部麻醉药等措施，应激反应的强度与持续时间可得到显著减轻。插管应激反应对循环系统正常的患者一般无大影响，对冠状动脉硬化、高血压和心动过速患者则有可能引起严重后果，目前常用预防措施如下：咽喉及气管内完善的表面麻醉可抑制神经冲动的产生和传导；静脉注射利多卡因 $1 \sim 2mg/kg$ 在预防插管时心血管反应有一定的作用；阿片类制剂抑制气管内插管时的心血管反应已有很多报道，瑞芬太尼的剂量应至少达到 $3 \sim 4\mu g/kg$；多种血管活性药物已经用来减轻插管引起的心血管反应，包括 β 受体阻滞剂、钙通道阻滞剂、酚妥拉明、可乐定、硝酸甘油、硝普钠等。

（四）脊髓和脊柱损伤

对伴有颈椎骨折和脱位、骨质疏松、骨质溶解病变和先天性脊柱畸形患者，在喉镜插管期间，因采用过屈和过伸的头位，可能会引起脊髓和脊柱损伤，应注意防范。对此类患者应尽量选用纤维支气管镜辅助插管或盲探经鼻插管，插管期间切忌任意转动颈部。

（五）气管导管误入食管

气管导管误插食管的第一个征象是听诊呼吸音消失和"呼出气"无 CO_2；施行控制呼吸时胃区呈连续不断地隆起（胃扩张）；脉搏氧饱和度骤降；全身发绀；同时在正压通气时，胃区可听到气过水声。一旦判断导管误入食管，应立即果断拔出导管，随即用麻醉面罩施行控制呼吸，以保证氧合和通气，在此基础上再试行重新插管。插管成功后要安置胃管抽出胃内积气。呼吸末 CO_2 监测对判断气管导管位置有重要意义。

（六）胃内容物误吸

对误吸并发症应引起高度重视。术前服用抗酸药物，提高胃内容物的 pH 值，可以降低误吸后发生化学性肺炎的可能。尽管 Sellik 手法（将喉结往脊柱方向压迫，以压扁食管上口的手法）的有效性仍存在争议，但多数仍将其作为清醒插管和快速诱导插管的标准操作。容易诱发胃内容物反流和误吸的因素较多，常见的有部分呼吸道阻塞、面罩麻醉时气体入胃、麻醉药的药理作用、喉防御反射尚未恢复前拔管等；术前饱食、胃肠道梗阻也是诱发误吸的危险因素。

（七）喉痉挛及支气管痉挛

浅麻醉下气管内插管、气道内残留的血液或分泌物等因素，都容易诱发喉痉挛和支气管痉挛。围手术期喉痉挛的好发时间往往在全身麻醉诱导气管内插管时和全身麻醉苏醒期拔管后的即刻，其中又以拔管后的喉痉挛更为多见。特别对于并发气道高反应性的患者，更易诱发。对于此类患者应注重预防，包括预先使用类固醇激素、吸入 β_2 - 受体激动剂等。麻醉诱导过程应避免使用导致组胺释放的药物，保持足够的麻醉深度尤为重要。

二、导管留存气管期间的并发症

（一）气管导管固定不牢

气管内插管成功后，导管和牙垫一般都可用胶带将其一并固定在面颊部皮肤。手术中因导管固定不牢而脱出气管，可发生窒息危险。因此，必须重视气管导管的固定措施。手术中因口腔分泌物较多；取俯卧、坐位、头过度屈曲或深度头低脚高位体位；手术者需要经常改变患者体位或头位者，都应在粘贴胶布之前，先将面颊唇局部的皮肤擦拭干净，还可加用脐带绕颈式固定法（即先在气管导管平齐门牙的水平处扎以线绳，然后再将线绳绕至颈后加以扎紧）。对颌面部手术可加缝线固定法，即先将导管用缝线扎紧，然后再将缝线固定于门牙或缝于口角部。同样，对鼻腔导管也需要重视牢固固定导管的措施。

（二）导管误插过深

导管误插过深可致支气管内插管。导管插入过深有时可因头位改变过屈、深度头低脚高体位等引起。须控制导管插过声门进入气管的长度，尽量避免盲探操作，在直视下插入可避免过深或过浅。一般以导管前端开口位于气管的中部为最佳位置，成人约为声门下 5cm。

（三）气管导管受压或折弯

手术过程中，如遇气道阻力突然增大，应考虑到气管导管受压或折弯的可能。特别是五官科及神经外科等气管导管位于手术单包裹范围内的手术时更易发生。在摆放患者体位时应将气管导管妥善固定，避免受力或成角。使用异形导管或钢丝加强导管可极大减少气管导管受压或折弯发生的概率。

三、拔管后即刻或延迟出现的并发症

（一）咽喉痛

咽喉痛是气管内插管后最常见的并发症，有研究表明，导管的粗细、套囊与气管的接触面积、使用利多卡因凝胶及应用琥珀胆碱等均与咽喉痛的发生率及严重程度有关。咽喉痛是比较轻微的并发症，一般无需特殊处理，在72h内可以缓解。

（二）声带麻痹

插管后并发的声带麻痹，其单侧性麻痹表现为声嘶，双侧性麻痹表现为吸气性呼吸困难或阻塞，系松弛的声带在吸气期向中线并拢所致。大多数的声带麻痹原因尚不清楚，通常都是暂时性麻痹。套囊充气过多可能导致喉返神经分支受压，被视为一个诱因。外科损伤喉返神经可表现单侧或双侧声带麻痹。单侧性麻痹，发音呼吸无明显障碍，常不须治疗；单侧性麻痹，如长时间仍不能代偿，而患者要求改善发音时，可进行药物治疗，改善声带宽度；双侧性声带麻痹，如呼吸困难病情严重者，应行气管切开，以后再行手术矫正。

（三）喉水肿、声门下水肿

主要因导管过粗或插管动作粗暴引起；也可因头颈部手术中不断变换头位，使导管与气管及喉头不断摩擦而产生。喉水肿较为常见，一般对成人仅表现声嘶、喉痛，往往2～3d后可以自愈。由于婴幼儿的气管细、环状软骨部位呈瓶颈式缩窄，因此一旦发生喉水肿和声门下水肿，往往足以引起窒息而致命。小儿拔管后声门下水肿，主要表现为拔管后30min内出现，先为轻度喉鸣音，2～3h后逐渐明显，并出现呼吸困难征象。因小儿声门裂隙细小，水肿、呼吸困难征象发生较早，大多于拔管后即出现，如果处理不及时，可因严重缺氧而心搏骤停。关键在于预防，包括选择的恰当气管导管尺寸、避用使用带套囊的气管导管、插入过程手法轻巧温柔，减少咳嗽和呛咳。一旦发生，应严密观察，并积极处理：①吸氧。②雾化吸入，每日三次。③静脉滴入地塞米松2.5～10.0mg或氢化可的松50～100mg。④应用抗生素以预防继发性肺部感染性并发症。⑤患者烦躁不安时，可酌情应用适量镇静药，使患者安静，以减少氧耗量。⑥当喉水肿仍进行性加重，呼吸困难明显、血压升高、脉率增快、大量出汗或发绀等呼吸道梗阻征象时，应立即做气管切开术。

（四）杓状软骨脱位

气管内插管过程中，喉镜置入咽腔过深，并用力牵拉声带，或导管尖端过度推挤杓状软骨均可造成杓状软骨脱位。患者在拔管后不久即出现喉部疼痛、声嘶及饮水呛咳等症状。间接喉镜检查可见一侧声带运动受限，杓状软骨处及杓会厌皱襞水肿，严重者可掩盖声带突和声带，两侧杓状软骨明显不对称，受伤侧前倾并转向内，声带呈弓形，固定于中间位。杓状软骨脱位的治疗方法有杓状软骨拨动复位术及环杓关节固定术。由于杓状软骨脱位后，环杓关节随即出现炎症反应，24～48h即有固定粘连现象，因此脱位应在24～48h内复位，越早复位的效果越好。

（凤旭东）

第四节　困难气道处理技术

一、困难气道的定义与分类

（一）困难气道的定义

具有五年以上临床麻醉经验的麻醉医师在面罩通气时或气管内插管时遇到困难的一种临床情况。

1. 困难面罩通气（difficult mask ventilation，DMV）或困难声门上气道通气（difficult supraglottic airway ventilation）

1）困难面罩通气：有经验的麻醉医师在无他人帮助的情况下，经过多次或超过1min的努力，仍不能获得有效的面罩通气。

2）困难声门上气道通气：有经验的麻醉医师由于声门上气道工具（SGA）密封不良或气道梗阻而无法维持有效通气。

3）面罩通气分级：根据通气的难易程度将面罩通气分为四级，1～2级可获得良好通气，3～4级为困难面罩通气（表4－5）。喉罩的应用可改善大部分困难面罩通气问题。

表 4-5 面罩通气分级

分级	定义	描述
1	通气顺畅	仰卧嗅物位，单手扣面罩即可获得良好通气。
2	通气受阻	置入口咽和（或）鼻咽通气管单手扣面罩；或单人双手托下颌扣紧面罩同时打开麻醉机呼吸器，即可获得良好通气。
3	通气困难	以上方法无法获得良好通气，需要双人加压辅助通气，能够维持 $SpO_2 \geqslant 90\%$。
4	通气失败	双人加压辅助通气下不能维持 $SpO_2 \geqslant 90\%$。

（1）该分级在 Han. R 与 Kheterpal. S 的通气分级基础上修改制定，1~2 级通过三项中间指标（手握气囊的阻力、胸腹起伏和 $ETCO_2$ 波形测试）确定，3~4 级以 SpO_2 是否大于等于 90% 而定。

（2）良好通气是指排除面罩密封不严、过度漏气等因素，三次面罩正压通气的阻力适当（气道阻力 $\leqslant 20cmH_2O$）、胸腹起伏良好、$ETCO_2$ 波形规则。

（3）双人加压辅助通气是指在嗅物位下置入口咽和（或）鼻咽通气管，由双人四手，用力托下颌扣面罩并加压通气。

2. 困难声门上气道工具置入（difficult SGA placement）　无论存在或不存在气管病理改变，需要多次努力方可置入声门上气道工具。

3. 困难气管内插管（difficult intubation，DI）　包括困难喉镜显露、困难气管内插管和气管内插管失败。

（1）困难喉镜显露：直接喉镜经过三次以上努力仍不能看到声带的任何部分。

（2）困难气管内插管：无论存在或不存在气管病理改变，气管内插管需要三次以上努力。

（3）气管内插管失败：经过多人多次努力仍然无法完成气管内插管。

（二）困难气道的分类

1. 根据有无困难面罩通气将困难气道又分为非紧急气道和紧急气道

（1）非紧急气道：仅有困难气管内插管而无困难面罩通气的情况。患者能够维持满意的通气和氧合，能够允许有充分的时间考虑其他建立气道的方法。

（2）紧急气道：只要存在困难面罩通气，无论是否合并困难气管内插管，均属紧急气道。患者极易陷入缺氧状态，必须紧急建立气道。其中少数患者"既不能插管也不能通气"（CICV），可导致气管切开、脑损伤甚至死亡等严重后果。

2. 根据麻醉前的气道评估情况将困难气道分为已预料的困难气道和未预料的困难气道

（1）已预料的困难气道：包括明确的困难气道和可疑的困难气道，前者包括明确困难气道史、严重烧伤瘢痕、重度阻塞性睡眠呼吸暂停综合征等，后者为仅评估存在困难危险因素者。二者的判断根据患者实际情况及操作者自身的技术水平而定，具有一定的主观性。对已预料的困难气道患者，最重要的是维持患者的自主呼吸，预防发生紧急气道。

（2）未预料的困难气道：评估未发现困难气道危险因素的患者，其中极少数于全身麻醉诱导后有发生困难气道的可能，需常备应对措施。

二、困难气道的预测与评估

大约 90% 以上的困难气道患者可以通过术前评估发现。对于已知的困难气道患者，有准备有步骤地处理将显著增加患者的安全性。因此，所有患者都必须在麻醉前对是否存在困难气道做出评估。但值得注意的是有时术前气道评估基本正常的患者，也可能出现意想不到的气管内插管困难或通气困难。

（一）病史

详细询问气道方面的病史是气道管理的首要工作，如打鼾或睡眠呼吸暂停综合征史、气道手术史、头颈部放疗史等。必要时还应查阅相关的麻醉记录，了解困难气道处理的经历。

（二）影像学检查

X 线片、CT 等影像学检查有助于评估困难气道的可能性，并可明确困难气道的特征与困难程度。

（三）困难面罩通气危险因素

年龄大于 55 岁、打鼾病史、蓄络腮胡、无牙、肥胖（BMI > 26kg/m²）是 DMV 的五项独立危险因素。另外 Mallampati 分级Ⅲ或Ⅳ级、下颌前伸能力受限、甲颏距离过短（小于 6cm）等也是 DMV 的危险因素。当具备两项以上危险因素时，提示 DMV 的可能性较大。

（四）体格检查

1. 鼻腔　若选择经鼻腔施行气管内插管，应通过病史及检查了解鼻腔通畅程度，并根据鼻腔情况选择合适的气管导管型号。首先观察其鼻部外形，如鼻孔（鼻前庭）的粗细，是否对称。然后分别测试左、右鼻腔呼出与吸进空气时的通畅度，即检查者用示指分别按压鼻翼阻塞患者一侧鼻孔，让另一鼻孔吸气或呼气，以通畅最佳的一侧鼻腔作为选择插管径路。凡气管导管外径能通过鼻孔者，一般均能顺利通过鼻腔而出后鼻孔。对于鼻塞患者应仔细询问鼻塞的程度及发作时间，是单侧还是双侧鼻腔，是发作性还是持续性，有无交替变化或逐渐加重的特点，有无其他伴发症状等。鼻腔的阻塞或病变均可影响经鼻腔气管内插管，若鼻部原因引起鼻塞严重者，应放弃经鼻腔气管内插管，或经专科医师检查后决定。另外，鼻腔黏膜较脆弱，经鼻腔气管内插管常伴有少量黏膜出血，因此，鼻腔部位放射治疗后及使用抗凝治疗的患者，应慎重考虑或禁用。

2. 咽部结构分级　咽部结构分级即改良的 Mallampati 分级或称"马氏分级"。Mallampati 提出了一个简单的气道评估方法，后经 Samsoon 和 Young 的修改补充，成为当今临床广为采用的气道评估方法。患者取正坐位姿势，头居正中位，检查者视线与张口处呈同一水平位，嘱患者用力张口伸舌至最大限度（不发音），根据能否看到腭垂以及咽部的其他结构判断分级，见表 4 - 6。

表 4 - 6　改良的 Mallampati 分级

分级	观察到的结构
Ⅰ级	可见软腭、咽腭弓、腭垂
Ⅱ级	可见软腭、咽腭弓、部分腭垂
Ⅲ级	仅见软腭、腭垂基底部
Ⅳ级	看不见软腭

咽部结构分级愈高预示喉镜显露愈困难，Ⅲ~Ⅳ级提示困难气道。该分级是一项综合指标，其结果受到患者的张口度、舌的大小和活动度以及上腭等其他口内结构和颅颈关节运动的影响。

3. 张口度　张口度是指最大张口时上下门齿间距离，成人正常值在 3.5~5.6cm。张口度小于 3cm 或检查者两横指时无法置入喉镜，导致困难喉镜显露。影响张口度的因素包括咬肌痉挛、颞下颌关节功能紊乱以及各种皮肤病变（烧伤瘢痕挛缩、进行性系统性硬化症等）。咬肌痉挛可以使用麻醉药和肌松药改善，但应慎用，而颞下颌关节的机械性问题以及皮肤病变通常麻醉后也难以改善。

4. 甲颏距离　甲颏距离是指头在完全伸展位时甲状软骨切迹上缘至下颏尖端的距离。该距离受许多解剖因素，包括喉位置的影响，成人正常值在 6.5cm 以上。甲颏距离小于 6cm 或小于检查者三横指的宽度，提示气管内插管可能困难。也可通过测量胸骨上窝和颏突的距离（胸颏间距）来预测困难插管，正常人的胸颏间距大于 12.5cm，如小于此值，可能会有插管困难。还可测量下颌骨的水平长度，即下颌角至颏的距离来表示下颌间隙的距离，小于 9cm 气管内插管可能会存在困难。

5. 颞颌关节活动度　颞颌关节活动度是下颌骨活动性的指标，能反映上下门齿间的关系。如果患者的下门齿前伸能超出上门齿，通常气管内插管是容易的。如果患者前伸下颌时不能使上下门齿对齐，插管可能会困难。下颌前伸幅度越大，喉部显露就越容易。下颌前伸幅度越小，易发生前位喉（喉头高）而致气管内插管困难。

6. 头颈部活动度　颈部屈曲可以使咽轴和喉轴近于重叠，寰椎关节的伸展可以使口轴接近咽轴和喉轴，在颈部屈曲和寰椎关节伸展的体位下三轴接近重叠，最易实施喉镜检查。正常人颈部能随意前屈后仰左右旋转或侧弯。嘱患者头部向前向下弯曲用下颏接触胸骨，然后向上扬起脸测试颈伸展范围。下颏不能接触胸骨或不能伸颈提示气管内插管困难。从上门齿到枕骨隆突之间划连线，取其与身体纵轴线相交的夹角，正常前屈为165°，后仰应大于90°。如果后仰不足80°，提示颈部活动受限，插管可能遇到困难，见于颈椎病变（类风湿性关节炎、颈椎结核、颈椎半脱位或骨折、颈椎椎板固定术后等）；颈部病变（颈部巨大肿瘤、颈动脉瘤等）；烧伤或放射治疗的患者导致颏胸粘连使颈部活动受限；过度肥胖（颈粗短、颈背脂肪过厚）或先天性疾病（斜颈、颈椎骨性融合等）。

7. 牙齿　有活动性义齿者，应在术前取下。老年及儿童患者，常有松动牙齿，或新近长出的乳齿或恒齿，其齿根均浅，缺乏周围组织的有力支持，易被碰落。某些患者存在异常牙齿，如上门齿外突或过长、上下齿列错位、缺牙等，面罩通气或气管内插管可能困难。异常牙齿易在喉镜操作过程中遭损伤（松动、折断或脱落），应注意避免。一旦发生牙齿脱落，应仔细寻找，及时取出，防止进入气管及肺内。

8. 阻塞性睡眠呼吸暂停综合征　"鼾症"是阻塞性睡眠呼吸暂停综合征的简称，我国人群中3%～4%的人患有鼾症。由于鼾症患者存在着呼吸系统、心血管系统与神经系统等多系统的复杂紊乱，以及口咽腔组织结构的异常，此类患者在气管内插管和术毕拔管后的两个阶段存在着潜在的风险。此类患者正常睡眠下以习惯性严重打鼾、间断频发性呼吸暂停为主要特点，尤以全身麻醉诱导后更为严重，往往给呼吸管理造成困难，造成"鼾症"的主要原因是口咽腔软组织肥厚、增多，导致上呼吸道的狭窄。

9. 喉镜显露分级　Cormack 和 Lehane 把喉镜显露声门的难易程度分为四级（表4-7）。该喉镜显露分级为直接喉镜显露下的声门分级，与咽部结构分级有一定相关性，可作为判断是否插管困难的参考指标，Ⅲ级以上提示插管困难。

表4-7　喉镜显露分级（C-L分级）

分级	观察到的结构
Ⅰ级	可见全部声门
Ⅱ级	可见部分声门
Ⅲ级	仅可见会厌
Ⅳ级	会厌不可见

10. 其他提示困难气道的因素　上腭高度拱起变窄、下腭空间顺应性降低、小下颌或下颌巨大、颈短粗、病态肥胖、孕妇、烧伤、会厌炎、类风湿性关节炎、强直性脊柱炎、肢端肥大症以及咽喉部肿瘤等对于预测困难气道都具有一定的敏感性和特异性，但单一方法还不能预测所有的困难气道，在临床上应综合应用。

三、建立气道的工具和方法

用于困难气道的工具和方法有百余种之多，我们推荐最常用和公认的几种。将这些工具和方法分为处理非紧急气道和紧急气道的工具和方法。处理非紧急气道的目标是无创，而处理紧急气道的目的是挽救生命。麻醉医师应遵循先无创后有创的原则建立气道。

（一）非紧急无创方法

非紧急无创方法可以分为喉镜、经气管导管和声门上气道工具三类。

1. 喉镜类分为直接喉镜和可视喉镜

（1）普通喉镜：包括弯型镜片（macintosh）和直型镜片（miller）。选择合适的尺寸类型非常重要，必要时需更换不同尺寸类型的镜片。成人最常用的是弯型镜片，直型镜片能在会厌下垂遮挡声门时直接挑起会厌显露声门。

（2）可视喉镜：常用的可视喉镜有 glidescope、mcGrath、airtraq、HC 等，均为间接喉镜，通过显示器或目镜看到声门。不需要口、咽、喉三轴重叠，可提供更宽广的视角，有效改善声门显露，但一般需借助管芯，以防显露良好却插管失败。

2. 经气管导管类　包括管芯类、光棒、可视管芯、纤维支气管镜四类。

（1）管芯类：包括硬质管芯、可弯曲管芯以及插管探条（GEB）。需喉镜辅助，方法简便，可提高插管成功率。插管探条能减少气道损伤。

（2）光棒：如 Lightwand 等，是利用颈前软组织透光以及气管位置比食管更靠前（表浅）的特性。当光棒前端进入声门后即可在甲状软骨下出现明亮光点，部分患者还有光线向下放射。优点是快速简便，可用于张口度小和头颈不能运动的患者。存在上呼吸道解剖异常（肿瘤、息肉、会厌和咽后壁脓肿等）者禁用，显著肥胖等颈前透光性差者慎用。

（3）可视管芯：如视可尼（Shikani）等，能通过目镜看到声门。既可模仿光棒法结合目镜观察辅助插管，也可模仿纤维气管镜法辅助插管。优点是结合了光棒和纤维气管镜的优势，快捷可视。

（4）纤维支气管镜：此方法能适合多种困难气道的情况，尤其是清醒镇静表面麻醉下的气管内插管，并可吸引气道内的分泌物；但一般不适合紧急气道，操作需经一定的训练。

3. 声门上气道工具　包括引流型喉罩、插管型喉罩以及其他声门上气道工具。

（1）引流型喉罩：常用的有 Proseal 喉罩和 Supreme 喉罩等，是应用最广泛的声门上工具。置入成功率高，密封压高，可以引流胃内液体。既可改善通气，也可代替气管内插管维持气道。

（2）插管型喉罩：常用的有 Fastrach 喉罩、Cookgas 喉罩（Cookgas air – Q）和 Ambu 喉罩（Ambu Aura – i）等。插管型喉罩的优点是可同时解决困难通气与困难气管内插管，可用于各种困难气道患者，亦可用于颈椎损伤患者，插管成功率高，但可受患者张口度限制。

（3）其他：包括 i – gel 和 SLIPA 等声门上工具，免充气型，置入成功率高。

4. 其他方法　除了以上描述的三类工具与方法外，经鼻盲探气管内插管也是临床可行的气道处理方法。优点是无需特殊设备，适用于张口困难或口咽腔手术需行经鼻气管内插管者。

（二）非紧急有创方法

1. 逆行气管内插管　适用于普通喉镜、喉罩、纤维支气管镜等插管失败，颈椎不稳、颌面外伤或解剖异常者可根据情况选择使用。使用 Touhy 穿刺针或静脉穿刺针行环甲膜穿刺后，采用导丝或硬膜外导管可以实现逆行气管内插管。亦可采用引导导管（Cook 气道交换导管或纤维支气管镜等）先穿过导丝然后引导气管内插管。逆行气管内插管技术的平均插管时间是 2.5～3.5min。并发症较少见，常见的有出血、皮下气肿等。

2. 气管切开术　气管切开术有专用工具套装，采用钢丝引导和逐步扩张的方法，创伤虽比手术切开小，但仍大于其他建立气道的方法且并发症较多，用时较长，只用于必须的患者，如喉肿瘤、上呼吸道巨大脓肿、气管食管上段破裂或穿孔以及其他建立气道方法失败又必须手术的病例。

（三）紧急无创方法

发生紧急气道时要求迅速解决通气问题，保证患者的生命安全，为进一步建立气道和后续治疗创造条件。常用的紧急无（微）创气道工具和方法包括以下几种。

1. 双人加压辅助通气　在嗅物位下置入口咽和（或）鼻咽通气管，由双人四手，用力托下颌扣面罩并加压通气。

2. 再试一次气管内插管　Kheterpal 等报道了 77 例无法通气的患者，58 例采用直接喉镜气管内插管成功，8 例采用直接喉镜多次努力后插管成功，7 例采用可视喉镜、光棒等工具完成插管，2 例唤醒患者后采用纤维支气管镜清醒插管成功，仅有 1 例唤醒患者后行气管切开术，另 1 例行紧急环甲膜切开术。基于以上研究结果，再试一次气管内插管仍然是可以考虑的方法。

3. 喉罩（laryngeal mask airway，LMA）　既可以用于非紧急气道，也可以用于紧急气道。训练有素的医师可以在几秒内置入喉罩建立气道。紧急情况下，应选择操作者最容易置入的喉罩，如 Supreme 喉罩。

4. 食管 – 气管联合导管（ETC）　联合导管具有两种规格（37Fr 和 41Fr），是一种双套囊（近端较大的口咽套囊和远端低压的食管套囊）和双管腔（食管前端封闭和气道管前端开放）的导管，在两个套囊之间有 8 个侧孔，无论导管插入食管还是气管均可通气。优点是操作简便，无需辅助工具，可在数秒内快速送入咽喉下方，可有效地防止误吸。缺点是尺码不全，当导管在食管内时不能吸引气管内分泌物。

5. 喉管（LT）　喉管设计原理与使用方法与食管 – 气管联合导管类似，尺码全，损伤较轻。

6. 环甲膜穿刺置管和经气管喷射通气（transtracheal jet ventilation，TTJV）　环甲膜穿刺是经声门下开放气道的一种方法，用于声门上途径无法建立气道的紧急情况。经环甲膜穿刺后留置套管固定到高压供氧源或高频喷射通气机，每次喷射通气后必须保证患者的上呼吸道开放以确保气体完全排出。优点是微创、迅速、操作简单，对喷入气体能呼出者有效。缺点是气道缺乏稳定性，必须尽快采用后续方法，且紧急情况下并发症发生率较高，如皮下和纵隔气肿、高碳酸血症等。

（四）紧急有创方法

环甲膜切开术是紧急气道处理流程中的最终解决方案。快速切开套装如 Quicktrach 套装，可在数秒内快速完成环甲膜切开术，导管内径达 4.0mm，可连接简易呼吸器或麻醉回路进行通气。操作虽然简便，但必须事先在模型上接受过训练才能迅速完成。

四、困难气道处理流程

困难气道处理流程是根据麻醉前对气道评估的结果判断气道的类型，再依据气道类型选择麻醉诱导方式；根据面罩通气分级和喉镜显露分级决定通气和建立气道的方法，无创方法优先；在处理过程中判断每步的效果并决定下一步方法，直到确保患者安全。按照困难气道处理流程图有目的、有准备、有步骤地预防和处理将显著增加患者的安全性（图 4 – 13）。气道处理一般包括预充氧等八个步骤，详见下述。

a. 根据呼气末二氧化碳（ETCO$_2$）波形判断面罩通气、气管插管或喉罩通气的有效性。

b. 保留自主呼吸浅全身麻醉推荐在表面麻醉基础上实施，若出现呼吸抑制，行面罩正压通气，通气困难者按"紧急气道"处理或及时唤醒患者。

c. 多次尝试气管插管均告失败。

d. 其他可行方法包括：面罩或喉罩通气下行麻醉手术，局部麻醉或神经阻滞麻醉下手术等。

e. 喉镜显露分级即直接喉镜下的 Cormack – Lehane 分级。

f. 面罩通气分级分为 1~4 级

1 级：通气顺畅，单手扣面罩即可良好通气。

2 级：轻微受阻，工具辅助或双手托下颌可获良好通气。

3 级：显著受阻，需双人加压辅助通气，$SpO_2 \geqslant 90\%$。

4 级：通气失败，需双人加压辅助通气，$SpO_2 < 90\%$。

（一）预充氧

1. 定义　麻醉中最危险的情况是麻醉诱导使患者自主呼吸停止后不能及时建立起有效的人工通气，患者在麻醉诱导前自主呼吸状态下，持续吸入纯氧几分钟可使功能残气量中氧气/氮气比例增加，显著延长呼吸暂停至出现低氧血症的时间，称之为"预充氧"（preoxygenation）或"给氧去氮"（denitrogenation）。

2. 原理　预充氧通过氧气进入肺泡置换出氮气使肺的功能残气量（FRC）中氧储备增加，其重要性在完全气道阻塞和呼吸暂停期间尤为明显，临床医师可获得额外时间去恢复有效通气和建立气道。Robert 从理论上论证了预充氧的重要性：正常 6kg 的婴儿在呼吸空气时 FRC 中只含有 25ml 氧气，按照氧耗量 42ml/min 计算，从呼吸暂停至肺泡内储备氧耗尽的时间仅 36s；如果在停止呼吸前经过数分钟 100% 氧气预充后，情况与先前产生了鲜明的对比，FRC 中的氧气储备可增加至 158ml，使婴儿在未发生缺氧之前呼吸暂停的时间增加至 3.8min，是先前的 6 倍。同样地，正常 70kg 的成人在呼吸空气时

FRC 中含有 294ml 氧气，按照氧耗量 210ml/min 计算，从呼吸暂停至肺泡内储备氧耗尽的时间是 84s；经过短时间 100% 氧气预充后，FRC 中的氧气储备增加至 1 848ml，使呼吸暂停的临界时间增加至 8.8min，也是先前的 6 倍。因此在气道处理的开始阶段应常规预充氧，尤其是婴幼儿、疑有困难气道者以及对缺氧耐受差的患者，以延长呼吸暂停至缺氧的临界时间，提高困难面罩通气患者的安全性。

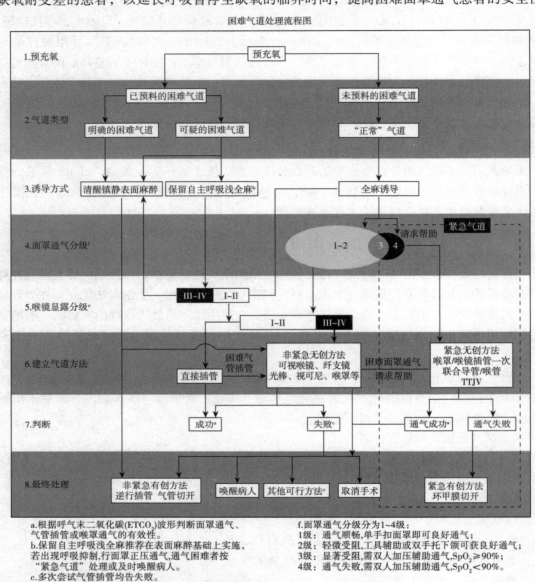

困难气道处理流程图

a.根据呼气末二氧化碳(ETCO₂)波形判断面罩通气、气管插管或喉罩通气的有效性。
b.保留自主呼吸浅全麻推荐在表面麻醉基础上实施，若出现呼吸抑制，行面罩正压通气，通气困难者按"紧急气道"处理或及时唤醒病人。
c.多次尝试气管插管均告失败。
d.其他可行方法包括：面罩或喉罩通气下行麻醉手术，局麻或神经阻滞麻醉下手术等。
e.喉镜显露分级即直接喉镜下的Cormack-Lehane分级。

f.面罩通气分级分为1~4级：
1级：通气顺畅，单手扣面罩即可良好通气；
2级：轻微受阻，工具辅助或双手托下颌可获良好通气；
3级：显著受阻，需双人加压辅助通气，$SpO_2 \geqslant 90\%$；
4级：通气失败，需双人加压辅助通气，$SpO_2 < 90\%$。

图 4 - 13　困难气道处理流程图

3. 预充氧的实施　选择与患者脸型匹配的面罩，在靠近面罩端的接口处连接好监测呼吸气体的采气管。患者平卧位或背高位，头部嗅物位。麻醉诱导前面罩尽可能贴近面部，在 APL 阀完全开放的状态下能使呼吸囊充盈并随呼吸膨胀和回缩，氧流量足够大以至于在呼吸囊回缩时不会完全瘪掉。呼吸时避免回路漏气很重要，呼吸囊松软，看不到 $ETCO_2$ 波形提示回路漏气。值得注意的是预充氧区别于普通的面罩吸氧，不可混为一谈。常用的预充氧技术主要有潮气量呼吸（TVB）和深呼吸（DB）两种方法。

潮气量呼吸（TVB）是有效的预充氧技术，对大多数成人来说，为了保证最大限度的预充氧，TVB 应持续 3min 或更长时间，同时保持 FiO_2 接近 1。在使用手术室中最常使用的半紧闭循环吸收系统时，即使氧流量（FGF）低至 5L/min，同样能够达到有效的预充氧效果。TVB 时，FGF 从 5L/min 升高至 10L/min 对改善预充氧效果甚微。

在假设深呼吸可以快速实现肺泡去氮的基础上，Gold 及其同事提出了 0.5min 内 4 次深呼吸（4DB/0.5min）的预充氧方法。他们证明，4DB/0.5min 与持续 3min 的 TVB（TVB/3min）后的 PaO_2 没有差别。但临床上，嘱咐患者做快速深大的呼吸有一定限制，效果难以保证，尤其对于孕妇、病态肥胖和老年患者。

为了尽可能完善预充氧的深呼吸方法，可延长深呼吸的时间至 1min、1.5min 和 2min，分别进行 8、12 和 16 次 DB，同时使用大于 10L/min 的 FGF。这些方法可以产生最大化的预充氧，注意在深吸气时保持呼吸囊为半充盈状态，防止患者产生窒息感。无论采用何种方式，预充氧前如果最大限度地呼出气体，可使 FRC 减少 50%。

4. 特殊患者的预充氧　由于不同患者病理生理特点不同，预充氧过程亦呈现不同特点。孕妇的肺泡通气量（VA）升高而 FRC 降低，比非孕女性达到最大预充氧的速度更快，但是氧储备受限，呼吸暂停时孕妇出现低氧血症的速度更快。病态肥胖患者的 FRC 相对较小而全身氧耗（VO_2）超过正常值，呼吸暂停时会出现渐进性低氧血症。此类患者呼吸暂停前必须行最大预充氧，可以通过 TVB/3min 或 DB/1min（或更长时间）吸氧来完成，采取头高位或侧卧位的效果优于仰卧位。老年患者随年龄增长基础 VO_2 下降、肺功能的改变使氧摄取率下降、闭合气量增加使去氮效率下降，因此需要更长时间进行预充氧。老年人需氧量的减少并不能完全代偿氧摄取效率的下降，延长 TVB 大于 3min 或 DB 大于 1min 可以获得可靠的预充氧。ARDS 患者 FRC 降低、肺内分流量增加以及 VO_2 升高，通气暂停或吸引可导致快速的低氧血症。儿童 FRC 较小且新陈代谢需要增加，因此氧供中断时出现低氧血症速度比成人快，年龄越小速度越快。儿童较成人可更快地获得最大预充氧，通过 TVB，几乎所有的儿童在 60~100s 内 ETO_2 可达到 90%，而 DB 30s 可获得最佳预充氧。

5. 预充氧的意义　由于通气困难、插管困难常常难以预计，所以对所有的患者都应该实施最大程度的预充氧，尤其是当无法对患者实施面罩通气或预计存在通气或插管困难时。同时又不可过分依赖预充氧的作用，因为呼吸暂停或完全的气道梗阻会使患者处于特殊危险的境地，预充氧只是辅助的方法，执行困难气道处理流程，防止高危患者发生呼吸暂停才是更为重要的。虽然健康成年患者预充氧后的无通气时间理论上可达数分钟，但在临床上未能发现的潜在问题可随时发生，因此即使是已对健康成年人实施预充氧，呼吸停止的时间也不应大于 2min，随即至少行四、五次有效通气后再行下一步操作。

（二）气道类型

根据气道评估情况可将患者分为已预料的困难气道（包括明确的和可疑的）和"正常"气道。对于是否明确的或可疑的困难气道在判断上有一定的主观性，需要根据患者实际情况及操作者自身的技术水平而定。将气道进行分类的意义在于为气道处理理清思路，针对不同气道类型选择对应的处理流程并精心准备，而进一步细分为明确的和可疑的困难气道可在保证通气的前提下排除部分困难气道假阳性病例，提高患者在气道处理过程中的舒适度。

（三）诱导方式

诱导方式包括清醒镇静表面麻醉、保留自主呼吸的浅全身麻醉和全身麻醉诱导三种，依据气道类型而定。其中全身麻醉诱导还分为常规诱导和快速顺序诱导（rapid sequence induction，RSI）。明确的困难气道原则上应选择清醒镇静表面麻醉，可疑的困难气道则根据操作者技术水平与条件应选择清醒镇静表面麻醉或保留自主呼吸浅全身麻醉，"正常"气道患者可选择全身麻醉诱导。需要注意的是，对于饱胃或存在胃内容物误吸危险的患者（胃食管反流病、妊娠、肥胖等），评估为"正常"气道时可以采用全身麻醉快速顺序诱导，评估为困难气道时宜采用清醒镇静表面麻醉。

1. 清醒镇静表面麻醉　清醒镇静表面麻醉包括患者准备、镇静和表面麻醉等几个环节。

1）患者准备：告知患者清醒气管内插管的过程，做好适当的解释，重点说明配合的事项，如放松全身肌肉，特别是颈、肩、背部肌肉，不使劲，不乱动；保持深慢呼吸，不屏气，不恶心等，尽量争取患者全面合作。使用麻醉前用药，如阿托品、东莨菪碱、格隆溴铵等抗胆碱药，可使患者分泌物减少，以利于施行清醒插管。饱胃或存在胃内容物误吸危险的患者需要使用止吐药和抑酸药预防误吸。如果是经鼻插管，还需用缩血管药物收缩鼻黏膜。

2）镇静：施行经口或经鼻清醒插管，要求患者充分镇静，全身肌肉松弛，这样不仅有助于插管的施行，也可基本避免术后不愉快的回忆。镇静的理想目标是使患者处于闭目安静、镇痛、降低恶心呕吐敏感性和遗忘，同时又能被随时唤醒、高度合作的状态。为了达到一定的镇静深度应避免过多使用同一种药物，可以复合用药。

苯二氮䓬类药物复合麻醉性镇痛药是常用的镇静方案。咪达唑仑（20~40μg/kg）由于起效和消除较快，且具有顺行性遗忘作用。苯二氮䓬类药物的劣势在于可引起较深的意识丧失，患者可能无法按指令配合，尤其是自主呼吸。氟马西尼是苯二氮䓬类特异性拮抗药，可以逆转中枢神经系统的抑制，但不能完全逆转呼吸抑制。同时使用麻醉性镇痛药可以减弱气道反射，有助于预防气道操作时发生的咳嗽和干呕，缺点是可以加重呼吸抑制，甚至呼吸暂停。芬太尼（1~2μg/kg）是最常用的麻醉性镇痛药，小剂量的苏芬太尼（5~10μg）亦可应用于清醒插管。麻醉性镇痛药注射过快时可引起呼吸抑制与胸壁强直，使用时应注意。右美托咪啶是一种高选择性的 α_2 肾上腺素能受体激动剂，具有中枢性抗交感作用，能产生近似自然睡眠的镇静作用，患者容易唤醒并且能够合作，尤其是对呼吸无抑制，同时具有强效止涎和一定的镇痛、利尿、抗焦虑作用，可能是目前最理想的气道处理用药。使用时注意血流动力学变化，因其可导致心动过缓和低血压。以 1μg/kg 剂量缓慢静脉注射，输注时间超过 10min，维持输注速度为 0.2~0.7μg/（kg·h）。

3）表面麻醉：全面完善的咽喉气管表面麻醉是保证清醒插管成功的最重要关键。表面麻醉的先后顺序依次是口咽腔、舌根、会厌、梨状窝、声门、喉及气管内。

（1）咽喉黏膜表面麻醉：用 1% 丁卡因或 4% 利多卡因，掌握循序渐进、分 3 次喷雾的程序，先喷舌背后半部及软腭 2~3 次；隔 1~2min 后，嘱患者张口发"啊"声，作咽后壁及喉部喷雾；再隔 1~2min 后，用喉镜片当作压舌板轻巧提起舌根，将喷雾器头对准喉头和声门，在患者深吸气时做喷雾。三次喷雾所用的 1% 丁卡因或 4% 利多卡因总量以 2~3ml 为限。

鼻咽部和鼻黏膜血管分布较为丰富，当患者需要行清醒经鼻插管时，鼻咽部充分的表面麻醉以及相应区域的血管收缩十分必要。常用 4%~5% 可卡因，因兼有局部血管收缩作用。先用 1ml 滴鼻，再用可卡因棉片填塞鼻后腔，10~15min 内可产生满意的麻醉和血管收缩效果。也可用 0.5%~1.0% 丁卡因麻黄碱混合液，按上法施行表麻。

（2）气管黏膜表面麻醉：常用的方法包括经环甲膜穿刺注药法（图 4-14）和经声门注药法。

经环甲膜穿刺注药法：在完成咽喉表麻后，患者取头后仰位，左手拇指和中指放在甲状软骨两侧固定气管，左手示指确定环甲膜的中线和环状软骨的上缘。右手以执笔势持盛有 1% 丁卡因或 4% 利多卡因 2ml 的注射器，接 20 号的套管针，针头倾斜 45° 角指向尾部穿过环甲膜进入气管内 0.5cm。经抽吸有气证实针尖位于气管内后，保持套管针针芯固定，继续推送套管针的鞘管，取出针芯，重复抽吸试验再次证实位于气管内后嘱患者深呼吸，在吸气末注入局部麻醉药，可导致患者咳嗽和局部麻醉药的雾化。可以将套管针的鞘管留置至气管内插管完成，以便在需要更多的局部麻醉药时使用，亦可减少出现皮下气肿的可能性。本法的表麻效果确实可靠，适用于张口困难患者，但易激惹患者呛咳和支气管痉挛。

经声门注药法：在完成咽喉表麻后，术者用左手持喉镜显露声门，右手持盛有 1% 丁卡因或 4% 利多卡因 2ml 的喉麻管，在直视下将导管前端插过声门送入气管上段，然后缓慢注入麻醉药。注毕后嘱患者咳嗽数次，即可获得气管上段、声门腹面及会厌腹面黏膜的表麻。无喉麻管装置时亦可采用截断成 8~10cm 的硬膜外导管。本法的优点在避免环甲膜穿刺注药所引起的剧咳和支气管痉挛等不适等痛苦，缺点是患者往往声门显露不佳，效果有时无法保证。

除了以上描述的方法外，还可以通过纤维支气管镜行逐步表面麻醉技术。这是一项无创技术，通过纤维支气管镜的吸引口注入局部麻醉药，共有两种方法。第一种需要在吸引口近端安装三通，分别连接氧气管（氧流量 2~4L/min）和装有局部麻醉药的注射器。纤维支气管镜直视下向目标区域喷洒 2%~

4%的利多卡因0.2~1.0ml。30~60s后，操控纤维支气管镜向更深的结构推进，并重复以上表麻操作。第二种方法是使用硬膜外导管（内径0.5~1.0mm）穿过纤维支气管镜吸引口喷洒局部麻醉药。该技术尤其适用于有胃内容物误吸危险的患者，因为表皮麻醉后数秒钟即可完成气管内插管，患者可较好地维持气道保护性反射。

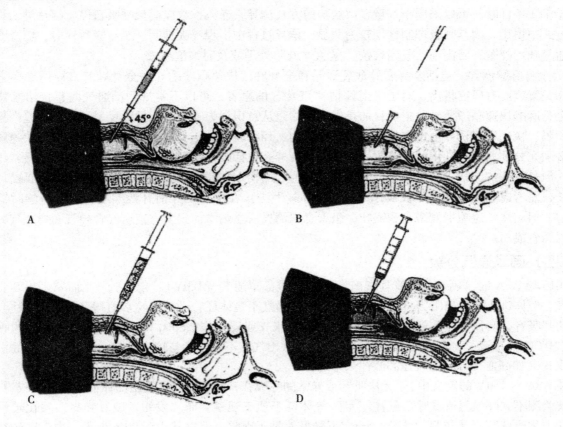

图4-14　经环甲膜穿刺注药法
A. 套管针以45°角穿过环甲膜，抽吸试验确认针头尖端位于气管内；B. 将针芯取出；C. 再次抽吸试验确认；D. 要求患者深呼吸，在吸气末注入局部麻醉药，导致咳嗽和局部麻醉药的雾化

（4）清醒镇静表面麻醉行气管内插管的成功要领：①充分解释，争取患者理解，安全第一。②收缩黏膜，扩张鼻腔，可用麻黄碱或去氧肾上腺素。③使气道干燥，可用阿托品或东莨菪碱。④充分的咽喉部及气管内表面麻醉，抑制反射，可选用利多卡因、丁卡因、可卡因或苯佐卡因等。⑤适度镇静，保留自主呼吸，控制患者气道。对伴有心血管疾病患者（高血压、冠心病等），适宜的镇静深度与血管活性药结合，既有利于插管，又能使心血管应激反应降低。⑥充分准备，耐心操作，切忌仓促进行。

2. **保留自主呼吸浅全身麻醉**　预测困难气道的标准是通过已被证实的困难气道患者的特点来建立的，这些标准对预测困难气道的特异性并不高，存在困难面罩通气或者困难气管内插管单个或者多个阳性指标的患者有时并不一定是困难气道。这类可疑的困难气道患者直接采用全身麻醉诱导存在很大的顾虑，而直接采用表面麻醉加镇静清醒气管内插管患者不易接受，可采用保留自主呼吸的浅全身麻醉。保留自主呼吸浅全身麻醉是介于清醒镇静表面麻醉和全身麻醉诱导之间的一种诱导方式，要求在表面麻醉的基础上使患者意识消失，并尽可能地保留患者的自主呼吸。应至少保证口咽腔和喉部有充分的表面麻醉，以减少喉镜刺激引发的喉痉挛等并发症，并减少全身麻醉药物的使用，以便更好地维持患者的自主呼吸。

诱导目标是使患者Ramsay镇静分级达到5级或以上（Ramsay镇静分级分为1~6级：1级患者焦虑，躁动不安；2级患者合作，清醒安静；3级患者仅对指令有反应；4级患者入睡，轻叩其眉间反应敏捷；5级患者入睡，轻叩其眉间反应迟钝；6级深睡或麻醉状态）。

全身麻醉药物应使用快速起效、快速消除且对自主呼吸影响小的药物。七氟烷是该诱导方式比较理想的药物，血/气分配系数低，诱导与苏醒迅速。其他优点包括刺激性小，很少引起咳嗽，屏气和喉痉挛发生率低，诱导比较平稳。丙泊酚是常用的快速、短效静脉麻醉药，苏醒迅速而完全，持续输注后很少蓄积。推荐采用血浆浓度靶控输注（target controlled infusion，TCI）的诱导方式，对自主呼吸抑制较轻，无 TCI 条件时，可以采用小剂量多次给药的方式诱导，谨慎推注以避免呼吸暂停。阿片类药物在该诱导方式中慎用，因其呼吸抑制作用较为明显。诱导过程中出现呼吸抑制甚至呼吸暂停时，应及时面罩正压通气辅助呼吸，若出现通气困难按"紧急气道"处理或及时唤醒患者。

3. 全身麻醉诱导　包括全身麻醉常规诱导和全身麻醉快速顺序诱导。全身麻醉常规诱导实施方法详见相关章节。有研究指出，对于气道评估"正常"的患者，可以不常规测试通气而直接给予诱导药物。全身麻醉快速顺序诱导的主要目的是尽可能缩短从意识消失咽喉部保护性反射消失到气管内插管的时间间隔。快速顺序诱导由预充氧、快速诱导药物、环状软骨加压和避免正压通气等组成。快速顺序诱导前必须充分预充氧。常用的快速顺序诱导全身麻醉药包括丙泊酚和依托咪酯。琥珀胆碱是最常用的肌松药，但是某些情况禁用（如烧伤、脊髓损伤等）。罗库溴铵亦可快速达到插管条件，但是肌松持续时间较长，需考虑相关风险。环状软骨加压（Sellick 手法）在快速诱导前开始实施，患者清醒时适当施加压力，但应注意避免引发恶心和呕吐，患者意识消失后立刻增加到全力直至气管导管套囊充气并确认气管内插管成功。

（四）面罩通气分级

2013 版 ASA 的《困难气道管理指南》对"困难面罩通气（DMV）"定义为："面罩密封不良，过度漏气，气体进入或流出阻力过大。出现以下面罩通气不足体征：未见或异常的胸部运动，无法听到或异常的呼吸音，听诊有严重梗阻的体征，发绀，胃胀气或胃扩张，SpO_2 降低，未出现或异常的呼气末 CO_2（$ETCO_2$）波形，肺量计监测不到呼出气流或呼出气流不足以及与缺氧和高二氧化碳相关的血流动力学改变（如高血压、心动过速和心律失常等）"。

在 ASA 对 DMV 的定义中，"无法听到或异常的呼吸音，听诊有严重梗阻的体征，胃胀气或胃扩张，肺量计监测不到呼出气流或呼出气流不足"等体征不便于观察，而"发绀、缺氧和高二氧化碳相关的血流动力学改变"都是较晚的体征。SpO_2 下降虽然易于观察，但以其小于 90% 为界，患者已经发生了低氧血症。结合 ASA 标准，面罩通气的先决条件在于将面罩与面部贴合、不漏气，通气过程中最易观察和最灵敏的指标是"手控呼吸囊的阻力、患者胸腹起伏和 $ETCO_2$ 波形"。

临床上每例患者面罩通气的难易程度差别很大，对 DMV 进行分级有助于临床的判断与处理。2004年 Han 等奠定了面罩通气分级的基础，2006 年 Kheterpal 等对 Han 分级进行了改进，同时通过大样本临床试验对其改进的分级进行了验证，并得出了不同面罩通气分级的发生率（表 4-8）。

表 4-8　面罩通气分级与发生率（Kheterpal 改进的 Han 分级）

分级	描述	例数（%）
1	面罩通气容易	37 857（71.3%）
2	需用口咽通气管或其他工具辅助面罩通气，无论给或不给予肌松药	13 966（26.3%）
3	困难面罩通气（面罩通气不充分、不稳定，或需要两人协作通气），无论给或不给予肌松药	1 141（2.2%）
4	不能实施面罩通气，无论给或不给予肌松药	77（0.150%）
	总例数	53 041

在结合 ASA 困难面罩通气定义和 Kheterpal 改进的 Han 分级基础上，CSA 2013 版《困难气道管理指南》将困难面罩通气（DMV）定义为"有经验的麻醉医师在无他人帮助的情况下，经过多次或超过一分钟的努力，仍不能获得有效的面罩通气"，根据通气的难易程度将面罩通气分为四级，1~2 级可获得良好通气，3~4 级为困难面罩通气（表 4-5）。判断面罩通气分级的核心是三项中间指标（手握气囊的阻力、胸腹起伏、$ETCO_2$ 波形）和脉搏氧饱和度（SpO_2），以单人努力（单手扣面罩、单手 + 口/鼻

咽通气管或单人双手托下颌＋机械通气或二者兼用）能否维持良好通气（表4－5）作为区分1～2级与3～4级的关键，而3级与4级的区别在于能否维持SpO_2在90%以上。DMV定义限定的"多次或超过一分钟"的判断标准，是基于面罩通气1～2级的判断基础上做出的，其意义在于可以在SpO_2下降前更早明确困难程度并做出处理，为后续处理预留更多的时间，提高患者的安全性。

对于"正常"气道病例，全身麻醉诱导后需行面罩通气并明确其分级。大部分的患者经单手扣面罩即可获得良好通气。CE手法是临床上最常用的一种单手扣面罩的方法，该方法的操作要点是一手拇指和示指将面罩紧扣于患者口鼻部（C），中指、无名指扣住下颌骨，小指放在患者耳垂下方下颌角处，将下颌向前向上托起（E），另一手挤压气囊。对于单手扣面罩不能获得良好通气的患者，可采用口咽和（或）鼻咽通气管配合单手扣面罩的方法，或采用双手托下颌扣面罩同时机械通气的方法。双手托下颌扣面罩时患者呈仰卧头伸展位，操作者位于患者头部（或侧面），双手着力点在耳垂下方紧握下颌的上升支，用力向上向前推起，将下门齿移至上门齿的前方同时行机械通气。有研究证实双手托下颌较单手托下颌更为有效。如果以上方法仍不能维持良好通气，需要立即请求帮助，在嗅物位下置入口咽和（或）鼻咽通气管，由双人四手，用力托下颌扣面罩行双人加压辅助通气。

面罩通气分级3级经双人加压辅助通气仍无法获得良好通气者以及面罩通气分级4级者按照紧急气道处理流程处理。面罩通气分级3级经双人加压辅助通气可获良好通气者以及面罩通气分级1～2级者，继续下一步喉镜显露步骤。

（五）喉镜显露分级

喉镜显露分级如上所述（表4－7），分为Ⅰ～Ⅳ级，是选择建立气道方法的依据。需要注意的是要做到喉镜最佳显露，包括：一位技术熟练的操作者（至少五年以上临床经验）、合适的头位（嗅物位，口、咽、喉三轴接近成一直线）、手法辅助声门显露（Ⅱ级以上者按压甲状软骨、环状软骨或舌骨改善显露）以及合适尺寸/类型的喉镜片（成人常用弯型镜片，直型镜片适用会厌下垂者及小儿）。对可视喉镜有丰富使用经验者，也可以以可视喉镜的声门显露分级作为建立气道方法的依据。

（六）建立气道方法

经清醒镇静表面麻醉的明确困难气道和可疑困难气道患者喉镜显露分级往往在Ⅱ级以上，可直接选择一种或几种熟悉的非紧急无创方法，条件不足时可试行常规喉镜显露声门，但注意动作轻柔且不可反复尝试。部分明确的困难气道患者，如明确的困难气道处理失败史、喉肿瘤、上呼吸道巨大脓肿、气管食管上段破裂或穿孔等，可直接采用非紧急有创方法建立气道。

经保留自主呼吸浅全身麻醉的可疑困难气道患者和经全身麻醉诱导的"正常"气道患者根据喉镜显露分级结果选择建立气道方法。对于保留自主呼吸浅全身麻醉的患者，根据喉镜显露分级重新选择诱导方式，Ⅰ～Ⅱ级者改行全身麻醉诱导或直接气管内插管，而Ⅲ～Ⅳ级者需待患者意识恢复后改行清醒镇静表面麻醉。需要特别指出的是，改行全身麻醉诱导时，由于仍然存在困难面罩通气的潜在风险，肌松药应在测试面罩通气可行后方可应用。对于全身麻醉诱导的患者，喉镜显露分级Ⅰ～Ⅱ级者可直接行气管内插管，而Ⅲ～Ⅳ级者选择一种或几种熟悉的非紧急无创方法。

随着喉罩等声门上气道工具的不断普及，越来越多的手术可直接在声门上气道工具全身麻醉下完成而无需气管内插管。

（七）判断

气道成功建立后，需尽快对气道的有效性做出判断。直视或可视喉镜下看到气管导管在声带之间和纤维支气管镜检查可见气管环及隆突是判断气管导管位于气管内的可靠的指标。呼气末二氧化碳（$ETCO_2$）监测也是鉴别气管内插管或喉罩通气等是否成功比较可靠的指标。单一的判断方法有时并不可靠，常常需要几种方法联合判断。

（八）最终处理

在多次尝试气管内插管均告失败之后，需要结合建立气道的急迫性、手术的急迫性以及建立气道的风险等综合考虑，做出合理的最终处理。面罩通气困难者按照紧急气道处理流程处理，面罩通气良好者按下述原则处理。无法延期的急诊手术，采用非紧急有创方法建立气道；对于常规手术，应根据自身技术水平与经验谨慎使用非紧急有创方法；已行全身麻醉诱导的常规手术，可以待患者自主呼吸恢复后唤醒患者，在清醒镇静表面麻醉下行气管内插管；部分时间较短的中小手术，亦可在面罩或喉罩通气下行麻醉手术，或在局部麻醉或神经阻滞下手术；取消手术待总结经验、精心准备人员与工具则是常规手术患者更为稳妥的方法。

五、紧急气道处理流程

（一）定义

紧急气道是指"只要发生了困难面罩通气无论是否合并困难气管内插管的情况"。患者极易陷入缺氧状态，少数患者"既不能插管也不能通气"（CICV），可导致气管切开、脑损伤甚至死亡等严重后果。

（二）诊断

处理紧急气道的关键是及早诊断和及早处理，诊断的关键在于对面罩通气分级的准确判断。1~2级可获得良好通气，3~4级为困难面罩通气。判断面罩通气分级的核心是三项中间指标（气道阻力、胸腹起伏、$ETCO_2$波形）和脉搏氧饱和度（SpO_2）。区分1~2级与3~4级的关键在于能否通过单人努力（单手、单手+口/鼻咽通气管、双手托下颌+机械通气）维持良好通气，而3级与4级的区别在于通过双人加压辅助通气能否维持SpO_2在90%以上（图4-15）。分级的意义在于可以在SpO_2下降前更早明确困难程度并做出处理，为后续处理预留更多的时间，提高患者的安全性。

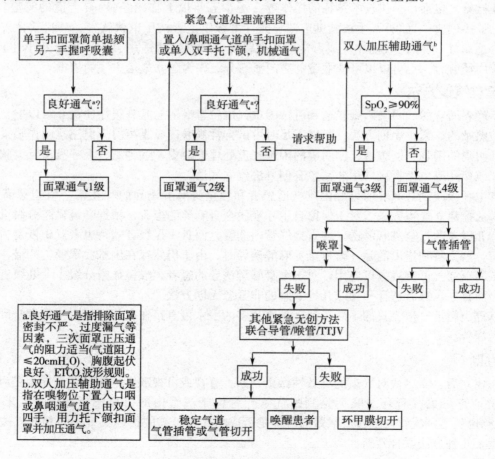

图4-15 紧急气道处理流程图

（三）紧急气道的预防

（1）建议在麻醉前去除可纠正的面罩通气危险因素，例如刮掉胡须或者用贴膜将其覆盖、无牙患者保留义齿等。

（2）全面而准确地评估气道，正确选择诱导方式。

（3）气道操作时注意动作轻柔，尽量减少损伤，减少操作时间。

（4）密切监测患者的 SpO_2 变化，每一次操作前充分预充氧或面罩通气，操作过程中当 SpO_2 降至 90% 时要及时面罩通气，以保证患者生命安全为首要目标。

（四）紧急气道的处理

（1）面罩通气发生困难时立即请求帮助，同时努力改善通气，行双人加压辅助通气。

（2）经双人加压辅助通气无法获得良好通气时，需尽快置入喉罩；没有喉罩时，立即由现场有经验的麻醉医师再试一次插管（不可反复试），采用哪种方法取决于操作者的优势技术、已备好的气道工具及建立通气的紧迫性等。

（3）判断喉罩通气是否满意或气管内插管是否成功，失败者继续采用其他紧急无创方法，如食管－气管联合导管、喉管等。

（4）以上声门上气道工具失败时需考虑行环甲膜穿刺置管和经气管喷射通气（TTJV）。

（5）TTJV 失败或不可行时需要尽快行环甲膜切开术建立有效通气（推荐快速装置，如 Quicktrach 套装）。

（6）紧急无创方法可以改善通气，为进一步处理赢得时间，但一般为临时性气道，气道缺乏稳定性，后续处理应考虑唤醒患者或尽快建立稳定的气道，如气管内插管或气管切开。

（7）需要强调的是，紧急气道工具或方法的选择不应局限于流程图中的顺序，要灵活掌握，遵循先无创后有创的原则，同时要结合麻醉医师的经验与水平、设备的可行性、气道梗阻类型（声门上或声门下）以及方法的优点与风险综合分析和处理。

六、困难气道处理基本原则

（1）每个麻醉科要根据本科的人员和设备情况，按照上述困难气道处理流程的思路制定出自己简便可行的处理流程，在科室内定期宣教培训，并挂在困难气道设备车上，以便准确及时地执行。

（2）每个麻醉科都应该准备一个困难气道设备车或箱，内容包括上述紧急和非紧急气道工具，可以结合本科室的具体条件有所调整，但应当至少有一种紧急气道工具。

（3）平时要加强各种气道方法与工具的培训，使每一位麻醉医师都可以熟练掌握除普通喉镜以外的至少一种气道处理方法。

（4）气道处理尤其是已预料的困难气道处理要按上述气道流程制定完备的计划，计划应至少包括以下四点：首选气道方法（选择最适用、最熟悉的）、备选方法（至少一种）、以上方法失败时的通气方法与其他处理方法（唤醒患者、取消手术等）、紧急气道处理方法（喉罩、联合导管等）。要有所侧重，层次突出，切忌各种困难气道方法轮番尝试而毫无重点的策略。

（5）完善的人员准备对于困难气道的处理至关重要。对于已预料的困难气道，应确保至少有一位对困难气道有经验的高年资麻醉医师主持气道管理，并有一名助手参与。对于未预料的困难气道，人员和工具往往准备不足，应尽快请求帮助，呼叫上级或下级医师协助处理。

（6）麻醉医师应当熟悉各种困难气道方法的适应证与禁忌证。在处理困难气道时，要选择自己最熟悉和有经验的技术。

（7）各种建立气道的方法形式不同，目的均是维持通气与氧合，气道处理过程中要密切监测患者的 SpO_2 变化，当其降至 90% 时要及时面罩辅助给氧通气，以保证患者生命安全为首要目标。患者只会死于通气失败，而不会死于插管失败。

（8）气道操作注意动作轻柔，尽量减少损伤，以免组织水肿、出血等进一步增加插管困难或演变为紧急气道。

（9）当插管失败后，要避免同一个人采用同一种方法反复操作的情况，应当及时分析，更换思路和方法或者更换人员和手法。各种气道方法特点不同，单一方法不可能解决所有的气道问题，两种甚至多种方法联合应用常可发挥最大的作用。

（10）完整的困难气道处理过程包括气道的建立、患者自主气道的恢复以及后续的随访与处理。麻醉医师应评估、随访并处理经过困难气道处理后可能有潜在并发症的患者，例如水肿、出血、气管食管穿孔、气胸以及误吸等。

（11）麻醉医师应该在麻醉记录中记录患者存在困难气道，并对其特征进行描述，为今后医疗活动尤其是气道管理提供指导和帮助，减少不必要的并发症。记录应包括：困难气道类型，是困难面罩通气还是困难气管内插管，或两者兼有；描述采用的所有气道处理技术及其优缺点。同时麻醉医师有必要将以上信息告知患者（或家属），为以后处理提供指导。

（12）气道处理不仅要求熟练掌握各种困难气道工具，亦不仅要求能冷静处理紧急气道，更重要的是要有处理气道的正确思路，对气道有计划、有准备、有步骤地预防、判断和处理，以维持通气和氧合为第一任务，积极预防紧急气道的发生，方可在处理气道时更加得心应手，使患者更加安全舒适。

（凤旭东）

第五章

吸入全身麻醉技术

吸入全身麻醉是利用一定的设备装置使麻醉气体通过肺泡进入血液循环，作用于中枢神经系统而产生全身麻醉效应的一种麻醉方法。由于其实施需要相应的设备和装置及操控技术，故只有熟练掌握吸入麻醉的基本概念与操作系统，方能将吸入麻醉技术安全有效地应用于临床。

第一节　吸入麻醉药的药理学基础

一、肺泡最低有效浓度

（一）定义

肺泡最低有效浓度（minimum alveolar concentration，MAC）是指在一个大气压下，50%的患者对外科手术切皮引起的伤害性刺激不产生体动或逃避反应时肺泡内麻醉药浓度，一般以所测呼气终末吸入麻醉药浓度予以代表。（表5－1）

表5－1　常用吸入麻醉药的 MAC（1个大气压下，37℃）

	0.65MAC	1.0MAC	MACawake	2MAC
氧化亚氮	65.00	105	41.00	202
氟烷	0.48	0.75	0.30	1.50
恩氟烷	1.09	1.7	0.67	3.36
异氟烷	0.75	1.2	0.46	2.32
七氟烷	1.11	2.0	0.78	3.42
地氟烷	6.0	–	–	–
氙气	–	71	–	–

注：氧化亚氮：N_2O。

（二）MAC 的临床意义

（1）吸入麻醉药在肺泡与血液内达到平衡后，MAC 即可能反映脑内吸入麻醉药分压，类似于量－效曲线的 ED_{50}，一般认为可借此评价不同吸入麻醉药的效能，且此时与其他组织的摄取和分布无关。但 MAC 不能代表反映麻醉深度的所有指标，在相等的 MAC 下，药物对机体的生理影响并不相同。

（2）由于进入麻醉状态主要取决于麻醉药的分子数量而不是分子类型，因此，MAC 具有相加性，即若同时吸入两种麻醉药，各为 0.5MAC，其麻醉效能相当于 1.0MAC 的单一吸入麻醉药。临床上利用此特性复合应用两种吸入麻醉药，以减轻各自的不良反应。

（3）外科手术一般需要 1.5～2.0MAC 方可达到适当的麻醉深度。

（三）MAC 的延伸

1. MAC_{95}　其意义类同于 ED_{95}，可使 95% 的患者达到对切皮引起的伤害性刺激无体动反应时的 MAC，一般为 1.3MAC。

2. MAC awake　$MAC awake_{50}$，即停止吸入全身麻醉后患者半数苏醒时肺泡气浓度，亦即 50% 患者能执行简单的指令时呼气终末吸入麻醉药浓度（代表肺泡气浓度）；$MAC awake_{95}$ 是指 95% 患者达到上述条件。一般可视为患者苏醒时脑内吸入全身麻醉药分压，不同吸入麻醉药的 MAC awake 均约为 0.4MAC。

3. MAC EI　指患者气管插管时声带不动以及插管前后不发生体动时的 MAC，其中 $MAC EI_{50}$ 为 50% 患者满足上述插管条件时的肺泡气麻醉药浓度，通常为 1.5MAC；$MAC EI_{95}$ 则是 95% 患者满足上述条件时的肺泡气麻醉药浓度，一般为 1.9MAC。

4. MAC BAR　为阻滞肾上腺素能反应的肺泡气麻醉药浓度，$MAC BAR_{50}$ 意即 50% 的患者在切皮时不引起交感、肾上腺素等内分泌反应的 MAC，一般为 1.6MAC；$MAC BAR_{95}$ 则为 95% 的患者不出现此应激反应的 MAC，通常为 2.5MAC。

（四）与 MAC 相关的因素

1. 影响 MAC 的内在因素

（1）体温：在哺乳动物中，MAC 可随着体温下降而下降，此特性系由麻醉气体的液相效能在温度下降时仍能保持相对稳定所决定，但体温每下降 1℃ 时不同麻醉药的 MAC 下降幅度不一致。

（2）年龄：MAC 值在 6 个月龄时最高，以后随年龄增长而下降，一般年龄每增长 10 年，MAC 值下降 6%，至 80 岁时，其 MAC 仅为婴儿期的一半。

（3）甲状腺功能：在甲状腺功能亢进状态下，由于全身各组织对吸入麻醉药的摄取量相应增加，故 MAC 无明显影响；但亦有学者认为 MAC 值下降。

（4）妊娠：妊娠可使 MAC 降低，尤其是前 8 周，MAC 下降 1/3，产后 72h 后 MAC 即可恢复至妊娠前水平。

（5）血压：平均动脉压（MAP）大于 50mmHg（6.65kPa）时可使 MAC 下降，高血压则对 MAC 影响不大。

（6）血容量：贫血状态时，红细胞压积（Hct）小于 10% 可使 MAC 下降，等容性贫血时影响不大。

（7）动脉二氧化碳分压（$PaCO_2$）、动脉氧分压（PaO_2）：$PaCO_2 > 90mmHg$（11.97kPa）或 $PaO_2 < 40mmHg$（5.32kPa）（动物研究）时均可使 MAC 下降。

（8）酸碱度：一般认为代谢性酸中毒可降低 MAC。

（9）离子浓度：在动物实验中发现，低钠血症可使 MAC 下降，而高钠血症则升高 MAC，血浆镁离子高于正常值 5 倍以内不影响 MAC，但在 10 倍范围内，则降低 MAC，而高钾血症对 MAC 则无明显影响。

（10）酒精：急性酒精中毒可使 MAC 下降，但长期嗜酒者 MAC 上升。

2. 药物对 MAC 的影响

（1）升高 MAC：使中枢儿茶酚胺释放增加的药物如右旋苯丙胺等。

（2）降低 MAC：使中枢儿茶酚胺释放减少的药物如利血平、甲基多巴等以及局部麻醉药（可卡因除外）、阿片类、氯胺酮、巴比妥类、苯二氮䓬类、胆碱酯酶抑制剂、α-肾上腺素受体阻滞药等降低 MAC。近年来的研究表明，以羟乙基淀粉、明胶、平衡盐等行高容量血液稀释亦可降低 MAC。

3. 其他因素　种族、性别、昼夜变化均不影响 MAC。传统观念认为麻醉持续时间不影响 MAC，但近年来的许多研究表明，吸入麻醉持续时间、伤害性刺激方式和部位均可影响 MAC。在动物研究中，当生物体所处环境压力增加，MAC 则下降，称为 "麻醉作用的压力逆转"，其产生机制及意义目前尚无定论。

二、吸入麻醉药的药动学

麻醉气体在各种组织器官的分配系数是决定其摄取、分布、排泄的重要因素，分配系数与麻醉诱导、维持及苏醒过程密切相关。

1. 吸收

（1）吸入麻醉药的吸收过程包括麻醉药从麻醉机挥发罐，氧化亚氮（N_2O）从气体管道经过呼吸管道到达血液循环。在向肺泡内输送气体的过程中，麻醉药吸入浓度越高，肺泡内气体浓度上升越快，此为浓度效应。若两种不同浓度的麻醉气体同时输送，则高浓度气体（称为第一气体）被吸收的同时，可提高低浓度气体（称为第二气体）的吸收速率，此种现象谓之第二气体效应（图5-1）。常用吸入麻醉药的分配系数，见表5-2。

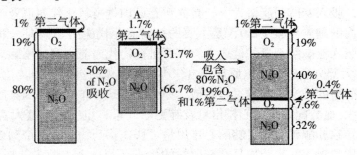

图5-1 第二气体效应

表5-2 常用吸入麻醉药的分配系数（1个大气压下，37℃）

	血/气	脑/血	肌肉/血	脂肪/血
氧化亚氮	0.47	1.1	1.2	2.3
氟烷	2.5	1.9	3.4	51
恩氟烷	1.8	1.4	1.7	36
异氟烷	1.4	1.6	2.9	45
七氟烷	0.65	1.7	3.1	48
地氟烷	0.45	1.3	2.0	27
氙气	0.115	0.13	0.1	—

（2）肺循环对吸入麻醉药的摄取取决于麻醉气体的血/气分配系数（λ）、心排出量（Q）和肺泡-静脉血麻醉药分压差（$P_A - P_V$），通常用公式"摄取=[（λ）×（Q）×（$P_A - P_V$）/大气压]"表示，λ大者，麻醉气体易溶于血，可经肺循环被迅速移走，使肺泡内分压上升速度慢，麻醉诱导时间长；λ小者则相反，其麻醉诱导时间缩短。肺循环与心排出量对肺内吸入麻醉药分压的影响与其同理，肺血流增加以及心排出量增加，均能使药物迅速被血流移走而降低肺泡内分压。而存在心衰竭、休克等情况时，药物移走速度减慢，肺内分压则很快上升。

2. 分布

（1）吸入麻醉药吸收进入血液循环后，很快随血流到达全身各组织器官。某一组织所摄取的麻醉药量与组织的容积、组织对麻醉药的亲和性或该药的溶解度密切相关。气体麻醉药在各个器官内的分布与麻醉诱导、维持以及恢复均密切相关。

（2）一般根据麻醉药的分布将不同组织分为四组：脑、心、肝、肾、内分泌器官等为血管丰富组织（VRG），在诱导早期便能摄取大量的药物，使组织内麻醉药分压与动脉血分压迅速达到平衡，在4~8min内，便能达到动脉血中的95%；肌肉和皮肤组成肌肉群（MG），在VRG达平衡后的长时间内，MG是主要的麻醉药分布系统，在2~4h内可达到平衡；脂肪群（FG）是MG达平衡后的主要药物贮藏库；由韧带、肌腱、骨骼和软组织等组成的血管稀疏组织（VPG）血流灌注少，所以并不参与麻醉药的分布。

（3）在麻醉诱导开始时，VRG的摄取决定脑内达到所需MAC的时间。在麻醉维持阶段，麻醉药在不同组织内的分布差异相当大，并影响麻醉药的用量以及药物对各器官的作用。当停止输送麻醉气体，机体转入麻醉恢复阶段时，VRG的分压迅速下降，并与肺泡内分压相等。但对MG、FG、VPG而言，麻醉时间长短决定其达到平衡与否及药物摄取量的多少。因此在麻醉恢复中，若麻醉维持时间短，血流灌注量少的组织由于吸入麻醉药量少，此时仍未与血中浓度达到平衡而继续摄取，从而使动脉血中麻醉药浓度下降，对麻醉的苏醒具有促进作用；但长时间麻醉后，上述组织群内吸入麻醉药摄取量增多并已达平衡，一旦血中麻醉药浓度降低，则低血流灌注组织中向血中释放麻醉药，再分布至VRG，使苏醒时间延长。

3. 转化　各种吸入麻醉药在体内均有不同程度的生物转化，目前在临床应用的吸入麻醉药中，以地氟烷在体内代谢最少。吸入麻醉药脂溶性大，首先要在肝内进行氧化代谢以及与亲水基团结合，最后才能经肾排出体外。肝内的细胞色素P450，是主要的药物氧化代谢酶。氟烷、甲氧氟烷、N_2O均有自身酶诱导作用，长时间吸入亚麻醉剂量的健康人，其肝脏药物代谢能力明显增强。

4. 排泄　麻醉气体大部分通过肺部以原形排出，小部分在体内进行生物转化，极少量经手术创面、皮肤排出体外。吸入麻醉药的排泄与麻醉过程相似，亦受吸收及分布等相关因素的影响，其中最大影响因素为血液溶解度、组织/血分配系数、心排出量及肺泡通气量。组织溶解度大者，从组织释放回血液到肺泡的速率则减慢，导致苏醒延长。足够的心排出量可快速将药物从组织带到血液中，再经血液从肺泡排出。目前临床所应用的吸入麻醉药均具有苏醒快的优点，停止吸入后多能在6~10min内达到苏醒浓度以下，尤其与N_2O合用时，苏醒更迅速、平稳。

三、临床常用吸入麻醉药的药理学特点

（一）氟烷

氟烷（fluothane，halothane）又名三氟氯溴乙烷，1951年由Sukling合成，1956年开始广泛应用于临床。

1. 药物作用

（1）中枢神经系统：氟烷为强效吸入麻醉药，对中枢神经系统可产生较强的抑制作用，但镇痛作用差，并有扩张脑血管作用，可增高颅内压。

（2）循环系统：氟烷对循环系统有较强的抑制作用，主要表现为抑制心肌和扩张外周血管。由于其抑制交感和副交感中枢，削弱去甲肾上腺素对外周血管的作用，因而交感神经对维持内环境稳定的调控作用减弱，使氟烷对心脏的抑制得不到代偿，两者共同影响使血压下降程度较其他吸入麻醉药强。

（3）呼吸系统：氟烷对呼吸道无刺激，不引起咳嗽和喉痉挛，可用于小儿麻醉诱导，同时由于其具有抑制腺体分泌和扩张支气管的作用，故术后肺部并发症少。

（4）肝脏：对肝脏有一定影响，尤其是短期内再次接受氟烷麻醉者，可出现"氟烷相关性肝炎"。肝损害的表现为：在麻醉后7d内发热，同时伴有胃肠道症状，血中嗜酸性粒细胞增多，血清天冬氨酸转氨酶（谷草转氨酶）、碱性磷酸酶增高，凝血酶原时间延长，并可出现黄疸，病死率高。建议在3个月内避免重复吸入氟烷。

（5）肾脏：氟烷降低血压的同时可减少肾小球滤过率及肾血流量，直至血压恢复，对肾脏无直接损害。

（6）子宫：浅麻醉时对子宫无明显影响，加深麻醉则可使子宫松弛，收缩无力；用于产科宫内翻转术虽较理想，但可增加产后出血。

（7）内分泌系统：氟烷麻醉时可使血中ADH、ACTH、肾上腺皮质醇、甲状腺素浓度增高。浅麻醉时升高血中儿茶酚胺浓度，加深麻醉后则无影响。不影响人类生长激素及胰岛素水平。

2. 临床应用　氟烷麻醉效能强，适用于各科手术，尤其适用于出血较多、需控制性降压的患者。对气道无刺激，诱导和苏醒迅速，适用于吸入诱导，尤其小儿麻醉诱导。有扩张支气管的作用，可用于哮喘、慢性支气管炎或湿肺患者。不升高血糖，可适用于糖尿病患者。术后很少发生恶心、呕吐，肠蠕动恢复快。但氟烷具有较强的呼吸、循环抑制作用，不适用于心功能不全以及休克等心血管功能不稳定的患者；由于可增高心肌对肾上腺素的敏感性，从而易致心律失常。安全范围小，镇痛作用弱，肌松不充分，对橡胶、金属有腐蚀作用，并可发生严重的肝损害，故虽麻醉效能强，但目前已不主张单独使用。

（二）异氟烷

异氟烷（isoflurane，forane）是恩氟烷的同分异构体，合成于 1965 年，自 1978 年始广泛应用于临床。

1. 药物作用

（1）中枢神经系统：异氟烷对中枢神经系统的抑制呈剂量依赖性，在低 CO_2 条件下对颅内压的影响小于氟烷和恩氟烷，吸入浓度达 $0.6 \sim 1.1MAC$ 时，不增加脑血流量；$1.6MAC$ 时，脑血流量虽增加，但增幅不如氟烷。深麻醉、低 CO_2 或施加听刺激时不产生恩氟烷样的抽搐，故可安全用于癫痫患者。

（2）循环系统：异氟烷对心血管功能仅有轻度抑制作用。在 $2.0MAC$ 以内，对心肌的抑制小，能降低心肌氧耗量及冠脉阻力，但不减少冠脉血流量；异氟烷致血压下降的主要原因是其降低周围血管阻力。异氟烷能增快心率，却较少引起心律失常。

（3）呼吸系统：异氟烷抑制呼吸与剂量相关，可大幅度降低肺通气量，在增高 CO_2 的同时抑制中枢对其引起的通气反应。异氟烷增加肺阻力，并能使肺顺应性和功能余气量减少。

（4）肝脏：异氟烷物理性质稳定，临床应用证实对肝脏无损害，潜在的肝脏毒性很小。

（5）肾脏：异氟烷在体内代谢少，对肾功能影响小，虽能通过降低全身血压而减少肾血流量，但并无明显肾功能抑制和损害，长时间麻醉后血清尿素氮、肌酐和尿酸不增加。

（6）子宫：异氟烷对子宫肌肉收缩有抑制作用，与剂量相关。浅麻醉时并不抑制分娩子宫的收缩，深麻醉时则有较大的抑制作用，故能增加分娩子宫的出血。浅麻醉时对胎儿无影响，但深麻醉时由于降低子宫血流灌注，可对胎儿产生不良影响。异氟烷类同于恩氟烷，能增加人流术中的子宫出血，故不提倡用于该类手术。

（7）神经肌肉：异氟烷有肌肉松弛作用，能强化去极化和非去极化肌松药的效应，术中可减少肌松药的用量，因此适用于重症肌无力患者。

2. 临床应用　异氟烷具有很多优点，其麻醉诱导迅速，苏醒快，不易引起呕吐，可适用于各种手术。由于其对心血管功能影响很轻，并可扩张冠脉，故可安全用于老年、冠心病患者。不增加脑血流量，适用于神经外科或颅内压增高的手术，尤其是癫痫患者。吸入低浓度异氟烷尚可用于 ICU 患者的镇静。

异氟烷镇痛作用较差，并有一定刺激性气味，麻醉诱导时小儿难以合作。能增快心率；由于扩张阻力血管而降低血压。可增加子宫出血，不适用于产科麻醉。

（三）恩氟烷

恩氟烷（enflurane，ethrane）由 Terrell 在 1963 年合成，于 70 年代应用于临床。

1. 药物作用

（1）中枢神经系统：对中枢神经系统的抑制随血中浓度升高而加深，吸入 $3.0\% \sim 3.5\%$ 的浓度时，可产生暴发性中枢神经抑制，脑电图呈现单发或重复发生的惊厥性棘波，临床上可伴有四肢肌肉强直性、阵挛性抽搐。惊厥性棘波是恩氟烷深麻醉的特征性脑电波，也称之为癫痫样脑电活动，低 CO_2 时棘波更多，此种发作为自限性暂时性。在动脉压波动不大时，恩氟烷可使脑血管扩张，增加脑血流量，从而使颅内压增高。

（2）循环系统：恩氟烷对循环系统的抑制程度呈剂量依赖性。增快心率，抑制心肌收缩力，并能减少每搏量及心排血量，使血压下降，而右房压增高。血压下降与心肌抑制相关外，尚由外周血管阻力下降所致。血压下降与麻醉深度呈平行关系，可作为麻醉深度的判断指标。恩氟烷不增加心肌对儿茶酚胺的敏感性，可安全用于嗜铬细胞瘤患者的麻醉。

（3）呼吸系统：恩氟烷对呼吸道无刺激作用，不增加气道分泌物，不引起气道痉挛和咳嗽。但对呼吸有较强的抑制作用，强于其他吸入麻醉药，主要是减少潮气量，也可降低肺顺应性。

（4）肝脏：对肝脏功能影响轻微，研究表明多次重复吸入恩氟烷不产生明显的肝脏损害。

（5）肾脏：对肾脏功能有轻度抑制作用，但麻醉结束后可迅速恢复。恩氟烷麻醉后血清中无机氟可升高，但未超过肾功能损害的阈值，如术前肾功能受损者，需谨慎或避免应用。

（6）子宫：恩氟烷有松弛子宫平滑肌的作用，呈与用药剂量相关性宫缩减弱，甚至出现宫缩乏力或产后出血。

（7）神经肌肉：恩氟烷具有肌肉松弛作用，亦可增强肌松药的神经肌肉阻滞效能，单独使用所产生的肌松作用可满足手术的需要。恩氟烷的肌肉松弛作用与剂量相关，新斯的明不能完全逆转其神经肌肉阻滞作用。

（8）眼内压：恩氟烷能降低眼内压，故可适用于眼科手术。

（9）内分泌：恩氟烷麻醉时可使血中醛固酮浓度增高，而对皮质激素、胰岛素、ACTH、ADH 及血糖则均无影响。

2. 临床应用　恩氟烷诱导及苏醒相对较迅速，恶心、呕吐发生率低，对气道刺激性少，不增加气道分泌物，肌松效果佳，可适用于各部位、各种年龄的手术，如重症肌无力、嗜铬细胞瘤手术等。但恩氟烷对心肌有抑制作用，在吸入高浓度时可产生癫痫样脑电活动，深麻醉时抑制循环及呼吸。因此对于严重的心、肝、肾脏疾病以及癫痫、颅内压过高患者需慎用或禁用。

（四）七氟烷

七氟烷（sevoflurane）由 Regan 于 1968 年合成，1990 年在日本正式开始使用。

1. 药物作用

（1）中枢神经系统：七氟烷抑制中脑网状结构的多种神经元活动，与剂量相关，在吸入 4% 浓度时，脑电图可出现有节律的慢波，随麻醉加深慢波逐渐减少，出现类似巴比妥盐样的棘状波群。麻醉过深时可出现全身痉挛，但较恩氟烷轻。七氟烷亦增加颅内压，降低脑灌注压，但程度较氟烷弱。

（2）循环系统：吸入一定浓度的七氟烷（2% ~4%），可抑制左室收缩及心泵功能，且与剂量相关，对心率的影响不大，但能使血压下降，与其抑制心功能、减少心排血量以及扩张阻力血管有关。

（3）呼吸系统：七氟烷对气道的刺激非常轻，尤其适用于小儿麻醉面罩诱导，此特点与氟烷相似。在麻醉加深的同时，对呼吸的抑制亦相应增强。

（4）肝脏：七氟烷麻醉可使肝脏血流量一过性减少，对门静脉的影响稍大，但均能恢复到术前水平。

（5）肾脏：七氟烷的组织溶解性低，在体内的代谢相对较少，肾毒性小，故目前尚未见七氟烷引起肾脏损害的报道。

（6）神经肌肉：七氟烷与其他吸入麻醉药一样，可强化肌松药的作用。

2. 临床应用　七氟烷因诱导、苏醒快，气道刺激少，麻醉深度容易控制，适用于各种全身麻醉手术，亦为小儿麻醉诱导及门诊手术的良好选择。七氟烷遇碱石灰不稳定，能一过性降低肝血流量，故一月内使用吸入全身麻醉、有肝损害的患者需慎用。当新鲜气流量较少时，管道内可产生化合物 A，因而使用七氟烷时需保证足够的新鲜气流。

（五）N_2O

N_2O（nitrous oxide），亦即笑气，1779 年由 Priestley 合成，自 1844 年 Wells 用于拔牙麻醉始，广泛用于临床，历史悠久。

1. 药物作用

（1）中枢神经系统：吸入 30% ~50% N_2O 即有较强的镇痛作用，浓度在 80% 以上方产生麻醉作用，可见其麻醉效能较弱，MAC 在所有吸入麻醉药中居于最高，达 105，并有增高颅内压的作用。

（2）循环系统：N_2O 对心肌无直接抑制作用，不影响心率、心排血量、血压、周围血管阻力等，

但在单纯 N_2O 麻醉下，可出现平均动脉压、右房压、食管温度升高，全身血管阻力增高，瞳孔增大。

（3）呼吸系统：对呼吸道无刺激，不抑制呼吸，术前如使用镇痛药，N_2O 可增强术前药的呼吸抑制作用。

2. 临床应用　N_2O 诱导迅速，苏醒快，镇痛效果强，对气道无刺激，无呼吸抑制作用，可安全用于各种非气管插管患者的麻醉，但由于其麻醉作用弱，常需吸入较高浓度，易出现缺氧，故常与其他吸入麻醉药复合应用，并可增强其麻醉效能，同时使麻醉后恢复更趋于平稳。N_2O 对循环影响小，可安全用于严重休克或危重患者，以及分娩镇痛或剖宫产患者。长期使用 N_2O 对骨髓有抑制作用，一般以吸入 50% 48h 内为宜。使用高浓度的 N_2O 容易引起术中缺氧。N_2O 麻醉还可使体内含气空腔容积增大，以吸入 3h 后最明显，故肠梗阻、气腹、空气栓塞、气胸、气脑造影等有闭合空腔存在时，体外循环、辅助体外循环时禁用。近期对于 N_2O 的应用及其相关不良影响，尤其吸入高浓度（70%），存在很大争议。

（六）地氟烷

地氟烷（desflurane）为近年投入使用的吸入麻醉药，1959 年至 1966 年间由 Terrell 等人合成，直至 1988 年方通过鉴定，于 1990 年初在临床试用。

1. 药物作用

（1）中枢神经系统：地氟烷对中枢神经系统呈剂量相关性抑制，但并不引起癫痫样脑电活动，其脑皮质抑制作用与异氟烷相似。如同其他吸入麻醉药，大剂量时可引起脑血管扩张，并减弱脑血管的自身调节功能。

（2）循环系统：与其他吸入麻醉药相似，地氟烷对心功能亦呈剂量依赖性抑制，也可扩张阻力血管，但在一定 MAC 下与 N_2O 合用能减轻其循环抑制及增快心率的作用。在冠心病患者，地氟烷能抑制劈开胸骨时的血压反应，维持正常的心脏指数及肺毛细血管楔压。

（3）呼吸系统：地氟烷对呼吸功能的抑制作用较异氟烷、恩氟烷弱，可减少分钟通气量，增加 CO_2，抑制机体对高 CO_2 的通气反应。

（4）肝、肾脏：地氟烷对肝、肾功能无明显的抑制及损害作用。

（5）神经肌肉：地氟烷的神经肌肉阻滞作用强于其他氟化烷类吸入麻醉药。

2. 临床应用　地氟烷具有组织溶解度低，麻醉诱导、苏醒快，对循环功能影响小和在体内几乎无代谢产物等特点，属于较好的吸入麻醉药，但由于价格昂贵，有刺激性气味，麻醉效能较同类弱，故在实际应用中受限。此外，由于其蒸汽压是其他吸入麻醉药的 4 倍左右，沸点接近室温，因此要用专一的抗高蒸发压、电加热蒸发器。

（七）氙气

氙气（xenon）属于惰性气体，化学性质稳定，不产生环境污染，具备吸入麻醉药的许多理想条件，2001 年作为药物开始应用。

1. 药物作用

（1）中枢神经系统：氙气的麻醉效能强于 N_2O，两者镇痛作用相仿，吸入低浓度的氙气即可提高人体的痛阈，延长对听觉刺激的反应时间，对中枢神经系统具有兴奋与抑制双重作用，当吸入浓度达 60% 时，可增加脑血流量。

（2）循环系统：不影响心肌收缩力，由于此药的镇痛作用而降低机体应激反应，有利于心血管系统的稳定。

（3）呼吸系统：对呼吸道无刺激，由于氙气血/气分配系数低，排出迅速，故自主呼吸恢复较快；其对肺顺应性影响小，适用于老年人以及慢性肺病的患者。

2. 临床应用　氙气的麻醉效能显著强于 N_2O，诱导和苏醒迅速，具有较强的镇痛效应。对心功能无明显影响，血流动力学稳定，不影响肺顺应性，对呼吸道无刺激，是较理想的吸入麻醉药，尤其对心功能储备差的患者。但由于氙气提取困难，且不能人工合成，导致价格昂贵，输送困难，目前在临床不可能广泛应用，尚需进一步深入进行临床应用研究。

（杨晓晨）

第二节　吸入麻醉技术的设备

一、麻醉机简介

麻醉机是实施吸入麻醉技术不可缺少的设备，其发展过程为提供高质量吸入麻醉管理的关键，从简单的气动装置发展至晚近相当完善的麻醉工作站，从单一送气系统发展至复合型监控反馈系统，使吸入麻醉技术也因此向更加高效、安全、可控的方向发展。

（一）麻醉机基本组成部件

1. 气源　现代麻醉机一般都含有氧气、N_2O 的进气管道，甚至根据需要提供空气进气口。

（1）压缩气筒：压缩气筒是活动式的气体来源，一般医院均有氧气、N_2O、CO_2 以及空气等压缩气筒。压缩气筒要求有明确的完整标签说明所贮气体，应有不同的接头阀门，称为轴针系统，可防止在连接过程中出现错误；同时，在气筒出口应有压力调节器，以调整进出气筒的气体压力。

（2）中心供气系统：多数医院均已有中心供气系统，主要是氧气，目前国内亦有较多医院设 N_2O 中心供气系统。中心供气系统可提供连续、稳定的供气，但必须时刻保证其压力及流量充足、准确，以免造成意外。

（3）压力调节器：也称减压阀，通过减压阀可向通气回路提供低而稳定的压力，一般保证压力在 $0.3 \sim 0.4mPa$。

（4）压力表：是连接在气筒阀和减压阀之间的压力提示装置，所指示的是压缩气筒内压力。

2. 流量计装置　流量计可精确控制进入气体出口的气流。常用的流量计有悬浮转子式和串联型流量计。打开气源后，可调节旋钮，气体通过流量管，使活动的指示浮标显示，可得知通过流量控制阀门的流量，流量管上的刻度提示气流速度。

3. 流量控制阀门　由流量控制钮、针形阀、阀座和阀门挡块组成，处于麻醉机的中压系统与低压系统之间，调节流量控制阀门，可调节进入气道的气体流量，在含有两种气体流量计时，可通过配比方式，以机械或联动方式对氧气和 N_2O 流量进行自动调节，防止因气体流量过大而发生缺氧。

4. CO_2 吸收装置　为循环紧闭式麻醉必配装置，内装有碱石灰，可直接吸收气道回路中的 CO_2，在吸收时发生化学反应，同时使指示剂发生颜色变化。在麻醉通气过程中，若碱石灰过于干燥，可增加一氧化碳以及化合物 A 的生成，需予以注意。

5. 麻醉气体回收装置　麻醉气体排放可污染手术室内空气，对医护人员可产生不良影响。因此，在麻醉通气系统的末端，一般装有麻醉废气回收装置，并可通过管道排放至手术室外。

6. 麻醉蒸发器　麻醉机中蒸发器是实施吸入麻醉的主要部件，一般装有 2～3 种不同吸入麻醉药的专用蒸发器，并以串联形式相连，但中间装有可防止同时开启的连锁装置。现代麻醉机可排除温度、流量、压力等因素的影响，即所谓温度、流量、压力自动补偿，能精确的稀释和控制吸入麻醉药的蒸汽浓度。

（二）麻醉蒸发器的类型及使用

1. 常用类型

（1）可变旁路蒸发器：如 Datex - Ohmeda Tec 4、Tec 5 和 Tec 7，North American Drager Vapor 19. n 和 20. n 等，可变旁路是指调节输出药物浓度的方法，此类蒸发器通过浓度控制盘的设定决定进入旁路室和蒸发室的气流比例，从而决定输出饱和蒸气的浓度。适用气体为氟烷、恩氟烷、异氟烷和七氟烷。

（2）地氟烷蒸发器：如 Datex - Ohmeda Tec 6，为地氟烷的专用蒸发器。由于地氟烷的 MAC 是其他麻醉气体的 3～4 倍，沸点接近室温，因此需使用专用的抗高蒸发压、电加热蒸发器控制其蒸发。

（3）盒式蒸发器：如 Datex - Ohmeda Aladin，其属于电控蒸发器，可用于氟烷、异氟烷、恩氟烷、七氟烷和地氟烷等5种麻醉药，由于该蒸发器采取独特的蒸发器系统，可识别不同气体的药盒，采取不同的蒸发方式使输出浓度均达到要求。是目前较先进的麻醉蒸发器。

2. 影响蒸发器输出的因素

（1）气体流速：当气体流速过高（>15L/min）或者过低（<250ml/min）时，均将降低输出气体浓度。

（2）温度：温度可影响麻醉药物的挥发，目前麻醉蒸发器均有温度补偿系统，可保证蒸发器内温度时刻达到气体蒸发的条件。

（3）间歇性反压力：正压通气以及快速充气时可产生"泵吸效应"，称为间歇性反压力，最终可使麻醉气体的输出浓度高于浓度控制钮设定值。尤其在高频率通气、高吸气峰压、呼气相压力快速下降时，此种效应影响更大。

（4）载气成分：由于N_2O在含氟麻醉气体中的溶解度高于氧气，因此，在混合输送气体时，可相应产生浓度变化，在调整输出气体浓度刻度时，需考虑此影响。

3. 使用注意事项　专用蒸发器只可装专用药液；不可斜放；药液不可加入过多或过少，避免溢出或引起输出浓度过低；气流太大或者突然开启可导致药液进入呼吸环路；浓度转盘不能错位，否则可引起浓度不准确；使用前要进行漏气检查，以免泄漏，在进行漏气检查时，需打开蒸发器。

二、麻醉通气系统

麻醉通气系统亦即麻醉呼吸回路，提供麻醉混合气体输送给患者。同时，患者通过此系统进行呼吸，不同麻醉通气系统可产生不同麻醉效果以及呼吸类型。

（一）Mapleson 系统

（1）属于半紧闭麻醉系统，有 A~F 六个类型（图5-2），其系统及各部件简单。A~F 每个系统中多种因素可影响 CO_2 的重吸收：新鲜气流量、分钟通气量、通气模式（自主呼吸/控制呼吸）、潮气量、呼吸频率、吸/呼比、呼气末停顿时间、最大吸气流速、储气管容积、呼吸囊容积、面罩通气、气管插管通气、CO_2 采样管位置等。目前 Mapleson A、B、C 系统已经很少用，D 和 E、F 系统仍广泛应用，其中 D 系统最具代表性。

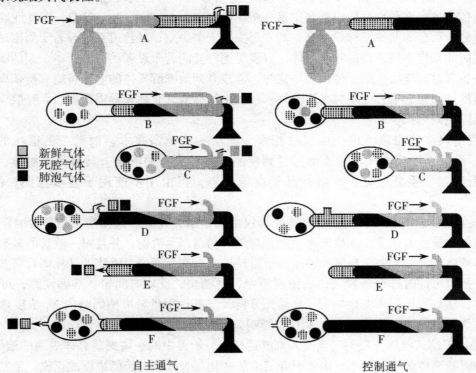

新鲜气体
死腔气体
肺泡气体

自主通气　　　　　　　　　　　　控制通气

图5-2　Mapleson 系统 A-F

（2）Bain 回路为 Mapleson D 的改良型，可用于自主呼吸及控制呼吸，具有轻便、可重复使用等优点，当新鲜气流量达到分钟通气量的 2.5 倍时可防止重复吸人。

（二）循环回路系统

1. 循环回路　循环回路为目前最常用的麻醉通气系统，具有贮气囊和呼出气的部分或全部重复吸人。重复吸人的程度依赖于回路的设计以及新鲜气流量大小，可分为半开放型，半紧闭型和紧闭型。在紧闭回路系统中，新鲜气流量等于患者气体的总消耗量，呼吸机的安全阀和减压阀处于关闭状态，所有 CO_2 被全部吸收。

2. 循环回路的优点　吸入气体浓度十分稳定，呼出气体中的水分和热量丢失少，减少了麻醉气体对手术室内的污染。

3. 循环回路的缺点　由于循环回路的构造比较复杂，各个接头处容易出现泄漏、错接、堵塞等意外。而一旦阀门发生故障，可带来相当大的危险，回路可能堵塞或重复吸入。因此在循环回路中，必须定时检查各种设置、接头以及患者通气情况。

三、吸入麻醉气体的浓度和深度监测技术

在进行吸入麻醉时，对吸入麻醉药与气体的浓度监测是保证以及提高吸入麻醉安全性的重要手段。

（一）吸入麻醉药以及相关气体的浓度监测

1. 红外线气体分析仪　红外线气体分析仪是临床中最为常用的吸入麻醉药监测设备，其以特定波长的红外线照射待测定气体，透过的红外光强度与被测物质浓度成反比，当其被红外光检测器检出并与已知参照气体比较后即可计算出被测物质的百分比浓度。可分为主流型和旁流型，主流型只能测定 CO_2 和 O_2 的浓度，而旁流型则可测定所有常用挥发性麻醉气体、O_2、N_2O 和 CO_2 浓度。加装滤光轮的分析仪每个呼吸周期可进行数百次测量，实现实时更新监测波形及读数。但此类分析仪受多种因素干扰，易发生误差，在分析数据时必须排除监测气体中其他气体成分及水蒸气等干扰，并由于其反应时间相对慢，当呼吸频率过快时可影响吸入与呼出的浓度检测值。

2. 质谱仪　质谱仪测量范围广，反应时间短，使用方便，为相当理想的气体浓度监测仪，其根据质谱图提供的信息进行多种物质的定性和定量分析，可测定 O_2、CO_2、N_2、N_2O、挥发性麻醉气体以及氙气等气体成分。可分为共享型和单一型，前者可安装于中央室，经管道系统与若干周围站相连，使用轮流阀在不同时间采集不同患者的呼吸气体，以满足同时监测若干患者的需要；单一型体积小，移动灵活，可对某一患者进行连续监测。使用质谱仪时，需注意其对麻醉气体的监测可能有所偏离；同时样气经测量后不再返回回路，需补充新鲜气体流量；在发生气栓或气管插管等需观测患者呼吸气体浓度的突然变化时，间隔时间过长。

3. 气相色谱仪　气相色谱仪利用以气相作为流动相的色谱技术，根据各色谱峰的出现位置、峰高、峰下面积及再经标准气样校正即可得到样品中各种成分的浓度。具有高灵敏度、高选择性、高效能，通用性强、重复性好、所需样品量少等优点，但由于不能用于连续监测，故临床应用较少。

4. 拉曼散射气体分析仪　拉曼散射气体分析仪由氦氖激光光源、检测室、光学检测系统和电子系统组成，待测气体被送入仪器，在检测室内激光与气体相遇产生散射，并且每一波长的散射光子数均与某一被测气体浓度相关，光电二极管探测出光子后转换成电流，通过对电流的计算则可得知各气体成分的浓度。该分析仪可同时进行多种气体的浓度测定，启动快，反应时间短，准确性高，可进行实时监测，使用简单。缺点为体积和重量均大于红外光分析仪，进行测量后可使回路内 N_2 浓度增高，并不能检测氦气、氩气和氙气，且气体中含有 N_2O 也影响其他气体的检测。

5. 压电晶体振荡式气体分析器　当吸入麻醉药被该分析器中的一块振荡晶体表面的液体层吸收后，其质量的增加改变晶体的振动频率，由此引起的电流变化与吸入麻醉药的浓度成正比，借此可得知麻醉药的浓度。其准确性高，N_2O、乙醇等对吸入麻醉药的浓度测定影响小，预热快。但不能测定 O_2、

CO_2、N_2 和 N_2O 浓度，也不能区别各种挥发性麻醉药，当吸入混合麻醉气体时，其读数接近各药物浓度之和。

（二）吸入麻醉深度的监测技术

麻醉深度监测复杂且难以统一标准，在临床麻醉中，对术中患者的意识、疼痛、体动以及自主反应的监测一直是麻醉科医生判断麻醉深度的指标。在长久的研究过程中，目前较公认的能切实反应麻醉深度的指标为脑电监测（包括双频谱指数、熵、Narcortrend）、诱发电位监测（包括脑干听觉诱发电位、中潜伏期听觉诱发电位、听觉诱发电位指数、事件相关电位）和脑成像技术（包括 PET 和功能磁共振成像）。

四、废气清除系统

施行吸入麻醉过程中会产生一定量的废气，包括麻醉气体的原形及其代谢产物，此类废气在手术室中达到一定浓度时，可对医护人员产生不利影响。目前虽尚无足够的数据证明麻醉废气影响生殖、促发肿瘤等，但清除废气仍是手术室中值得关注的重要问题。

（一）传统的废气清除系统的组成

1. 废气收集系统　麻醉废气从 APL 阀或呼吸机的排气孔排出，这些多余的废气通常由特定的装置集合后进入输送管道。

2. 输送管道　负责将废气输送至处理中心，输送管道的通畅是预防回路内压力增高的首要问题，一般要求管道尽量短，且具备一定硬度，防止扭曲。

3. 中间装置　中间装置的作用是防止系统中出现过度的负压或正压，必须具备正压及负压释放功能，根据负压与正压释放的方式，可分为开放式中间装置以及闭合式中间装置。开放式中间装置与大气相连，需要一个储气室，其压力释放孔处于储气室顶端，储气室及负压吸引的大小决定整个装置的排放效率。闭合式中间装置通过阀门与大气相通，必须具备正压排气通道，避免下游受压等情况时系统内出现过高压力，造成气压伤。闭合式装置中若采取主动式负压吸引，则尚需使用负压进气阀，避免系统内过度负压。

4. 废弃排放系统　负责将废气从中间装置输送至处理装置。

5. 废气处理装置　分为主动式和被动式，目前常使用负压吸引的主动式处理装置。如前所述，主动式系统的中间装置中，必须使用负压进气阀以及储气囊，并且需根据常用气流量的大小进行负压大小的调节。而被动式则依靠废气本身的压力将废气排出系统之外，必须具备正压排气阀。

（二）废气清除系统中存在的问题

（1）废气清除系统增加麻醉机的复杂性，对麻醉机的性能提出更高的要求。

（2）所增添的管道设计以及系统的运转增加麻醉管理中出错的概率。

（3）系统中管道的堵塞或扭曲可使回路内压力增高，气压伤的可能性提高。

（4）主动式排放装置使用的负压吸引可使回路中出现过度负压现象，影响通气。

（三）国内研制的改进式废气排除装置

1. 迷宫式麻醉废气吸附器　其专利号为 ZL98226685.5。主要由盒盖、分流罩、滤网和盒体组成的迷宫式通气容器和装在盒体内的活性炭组成，具有结构简单、体积小、活性炭用量少及吸附效率高等优点，装在麻醉呼吸机的废气排出口上，可使排出的麻醉废气含量减少 90% 以上，起到净化空气的作用，能有效保护医护人员身体健康。

2. 麻醉废气排除装置缓冲系统　其专利号为 ZL2004 20071427.2。包括上连接管、T 型管、调节阀门、下连接管、储气囊、透气管。其中上连接管的下端与 T 型管的上端相连接，T 型管的下端与调节阀门的上端相连接，调节阀门的下端与下连接管的上端相连接，而 T 型管的支路在中段位置连接储气囊，此支路在末端位置连接透气管。适用于各类麻醉机（紧闭式与半紧闭式）。

3. 尚在研制中的新型废气排除装置　包括四个组成部分：单向活瓣，储气囊，正压排气阀，负压调节器。其储气囊的设计在负压吸引条件下，能保证只清除已被排出麻醉机的废气，而不影响整个麻醉回路中的压力以及气体量。

（杨晓晨）

第三节　吸入麻醉方式及影响因素

一、吸入麻醉方式的分类

（一）按照流量分类

1. 低流量吸入麻醉　低流量麻醉是指新鲜气流量小于分钟通气量的一半，一般小于 2L/min。由于该法能减少麻醉药的用量并可得到较好的麻醉效果，故目前临床常用。但仅在半紧闭式和紧闭式两种方式下，且有 CO_2 吸收装置时方能应用低流量吸入麻醉。

2. 高流量吸入麻醉　新鲜气流量通常大于 4L/min，虽可保证吸入麻醉药浓度的稳定，但由于对环境污染重，耗费大，故目前少用。

（二）按照使用的回路分类

1. 开放式　开放式回路为最早、亦是最简单的麻醉回路。系统与患者之间无连接，不增加气道阻力，无效腔小，可适用于婴幼儿。但由于需要较大的新鲜气流，且无密闭性，对空气的污染严重，不能实行控制呼吸，现已不用。

2. 半开放式　半开放式为部分气体重复吸入，经典的回路为 Mapleson 系统。如前所述，以 Bain 回路应用最为广泛，新鲜气流量达到分钟通气量的 2 倍能完全避免 CO_2 重复吸入，行控制/辅助呼吸时，其效率在五个系统中为最高。

3. 紧闭式　紧闭回路中新鲜气体流量等于患者体内耗氧量，可视为一种定量麻醉，麻醉中可精确计算出所需补充的各种气体流量。呼出气体全部通过 CO_2 吸收罐，然后混合新鲜气流再全部重复吸入，但一般不宜用于婴幼儿。

4. 半紧闭式　本方式的特点是一部分呼出气体通过逸气阀排出回路，另一部分通过 CO_2 吸收罐后与新鲜气流混合被重复吸入。由于此方式浪费药物，并污染空气，如气流量过小及吸入氧浓度不高时可引起缺氧，现已少用。

二、影响因素

（一）CO_2 吸收

1. 回路的设置　麻醉回路的设置为 CO_2 重复吸入程度的关键性因素，在使用回路进行不同手术的麻醉时，尤其是各个不同年龄阶段，需首先考虑 CO_2 重复吸入程度对患者生理的影响。

2. CO_2 吸收罐　一般麻醉机中 CO_2 吸收罐内为碱石灰，分为钠、钙与钡石灰，在吸收 CO_2 过程中发生化学反应，以将其清除。吸收剂的湿度、效能、颗粒的大小、吸收罐的泄漏等因素均可影响 CO_2 的吸收。

（二）新鲜气流量

在各种通气方式中，对新鲜气流量大小的要求不一，欲达不同重复吸收程度，首先须调整新鲜气流量。同时，为按需调控诱导与苏醒速度，在通气过程中也可调整新鲜气流量。

（三）呼吸回路

1. 完整性　呼吸回路的完整性是防止出现意外的首要条件，由于系统中均存在多个接头以及控制装置，而接头的脱落常可造成严重的医疗意外，故一般麻醉机均配有监测回路是否完整的装置，但麻醉科医师的观测及检查更为重要，对呼吸次数与胸廓起伏度的观察最为直接，此外尚需结合其生命体征的实时监测结果。

2. 通畅性 回路中有多个活瓣，在其出现堵塞时，可出现张力性气胸、气压伤等严重情况，亦导致 CO_2 不断被重复吸入。

（杨晓晨）

第四节 吸入麻醉的实施

一、吸入麻醉的诱导

（一）良好的麻醉诱导要求

（1）用药简单无不良反应。

（2）生命体征平稳。

（3）具有良好的顺行性遗忘、止痛完全、肌肉松弛。

（4）内环境稳定、内分泌反应平稳。

（5）利于麻醉维持等。

（二）吸入麻醉的诱导方法

1. 慢诱导法 即递增吸入麻醉药浓度。具体实施：麻醉诱导前常规建立静脉通道；将面罩固定于患者的口鼻部，吸氧去氮后打开麻醉挥发罐，开始给予低浓度的吸入麻醉药，每隔一段时间缓慢增加全身麻醉药的浓度至所需麻醉深度 MAC，同时检测患者对外界刺激的反应。如果需要可插入口咽或鼻咽通气导管，以维持呼吸道通畅。浓度递增式慢诱导法可使麻醉诱导较平稳，但同时诱导时间延长，增加兴奋期出现意外的可能性。

2. 快诱导法 即吸入高浓度麻醉药。具体实施：建立静脉通道，使用面罩吸纯氧去氮，然后吸入高浓度气体麻醉药，在患者意识丧失后可用呼吸气囊加压吸入麻醉气体，但压力不宜过高，避免发生急性胃扩张引发呕吐甚至导致误吸。直至达到所需麻醉深度。快速诱导中若使用高浓度、具有刺激性（如异氟醚）吸入麻醉药，可出现呛咳、分泌物异常增加以及喉痉挛等反应，伴有脉搏血氧饱和度（SpO_2）一过性下降。

3. 诱导时间的长短 主要取决于新鲜气流的大小及不同个体对麻醉气体和氧的摄取率。起始阶段可因下列因素缩短。

（1）适当大的新鲜气流以加速去氮及麻醉药的吸入。

（2）选择合适的吸入麻醉药（对呼吸道刺激小、血/气分配系数低者）。

（3）快速增加吸入麻醉药浓度，以加速其达到预定浓度。

（4）逐步减少新鲜气流量。

4. 小儿吸入麻醉诱导 吸入麻醉药在小儿诱导中有避免肌肉及静脉注射时的哭闹，诱导平稳、迅速等优点；但在诱导过程中，由于小儿合作性差，故诱导时需特殊处理。

1）术前用药可使小儿较容易接受面罩诱导，可保持患儿在安静状态下自主呼吸吸入麻醉药。

2）药物选择：七氟烷血/气分配系数低，诱导迅速，且无明显气道刺激性，气味较易被小儿接受，麻醉诱导迅速，是目前进行小儿吸入全身麻醉诱导的较佳选择。地氟烷血/气分配系数较七氟烷低，但对呼吸道有刺激性，单独诱导时容易发生呛咳，屏气，甚至喉痉挛。异氟烷对呼吸道刺激性最大，同样可引起呛咳，屏气，喉或支气管痉挛，不宜用于小儿麻醉诱导。恩氟烷与异氟烷是同分异构体，其为强效吸入全身麻醉药，对呼吸道刺激性较小且能扩张支气管，哮喘患儿亦可选择。但恩氟烷对呼吸、循环抑制程度较重，且高浓度下可诱发脑电图棘波，故诱导时尽量避免。氟烷无刺激性，药效强，在早期常用于小儿诱导，但其血/气分配系数高，起效慢，且对器官存在毒性作用，故已少用。

3）注意事项

（1）小儿合作性差，对面罩扣压存在恐惧感，术前用药可使其较易接受；较大患儿则在实施过程中给予安慰以及提示。

（2）在患儿进入深度镇静状态下，可适当手控加压通气，使其迅速进入麻醉状态，避免兴奋期躁动及呕吐等不利因素加重诱导风险。

（3）小儿宜选择快诱导法，缩短诱导时间，减少诱导期间出现的各种并发症。

二、吸入麻醉的维持和苏醒

（一）吸入麻醉的维持

应注意吸入麻醉诱导与维持间的衔接，并力求平稳过渡。气管插管后立即给予肌松药，同时可吸入30%~50% N_2O 及 0.8~1.3MAC 挥发性麻醉药。吸入麻醉期间应保持患者充分镇静、无痛、良好的肌松，遏制应激反应，血流动力学平稳。吸入麻醉药本身虽具有肌松作用，但为满足重大或特殊手术所需的良好肌松，如单纯加深吸入麻醉深度以求达到所需的肌松程度，可能导致麻醉过深、循环过度抑制。此时需静脉定时注射肌松药以维持适当肌松。挥发性麻醉药与非去极化肌松药合用时可产生协同作用，明显强化非去极化肌松药的阻滞效应，故二者合用时应适当减少肌松药的用量。

（二）因人按需调控吸入麻醉深度

术中应根据术前用药剂量与种类及个体反应差异、患者基础情况、手术特点与术中对手术伤害性刺激的反应程度予以调控麻醉深度，维持平稳的麻醉需以熟练掌握麻醉药理学特性为基础，并充分了解手术操作步骤，能提前 3~5min 预测手术刺激强度，及时调整麻醉深度，满足手术要求。目前低流量吸入麻醉是维持麻醉的主要方法。在不改变患者分钟通气量时，深度麻醉的调控主要通过调节挥发罐浓度刻度和增加新鲜气流量。

（三）吸入麻醉后苏醒

术毕应尽快促使患者苏醒，恢复自主呼吸及对刺激的反应，尤其呼吸道保护性反射，以达到拔除气管导管的要求。麻醉后恢复速度主要取决于麻醉药的溶解度。在麻醉后恢复过程中，随着通气不断清除肺泡中的麻醉药，回到肺部的静脉血与肺泡之间可逐渐形成麻醉药分压梯度，此梯度驱使麻醉药进入肺泡，从而对抗通气使肺泡内麻醉药浓度降低的趋势。溶解度较低的吸入麻醉药如异氟烷，对抗通气清除麻醉药的作用比溶解度较高的氟烷更为有效，因为溶解度较高的氟烷在血液中的储存量更大，而在同一麻醉时间及分压下可有更多的异氟烷被转运回肺泡。肺泡内氟烷的分压下降速度较七氟烷慢，而后者又慢于地氟烷。吸入麻醉诱导及加深麻醉的速度亦受此特性的影响，其速度为地氟烷 > 七氟烷 > 异氟烷。吸入麻醉药的清除速度决定患者苏醒的快慢，因此目前常用吸入全身麻醉药在手术结束前大约 15min 关闭挥发罐，N_2O 可在手术结束前 5~10min 停用。但此（15min）仅为相对的时间概念，需根据手术时间长短、年龄、性别、体质状况等个体差异灵活调整。手术结束后，应用高流量纯氧迅速冲洗呼吸回路内残余的吸入麻醉药。当肺泡内吸入麻醉药浓度降至 0.4MAC（有报道为 0.5 或 0.58MAC）时，约95% 的患者可按医生指令睁眼，即 MAC awake$_{95}$。吸入麻醉药洗出越快越彻底越有利于患者平稳的苏醒，过多的残留不仅可导致患者烦躁、呕吐、误吸，且抑制呼吸。在洗出吸入性麻醉药时，静脉可辅助给予：①镇痛药（如氟比洛芬脂）等，以增加患者对气管导管的耐受性，有利于尽早排除吸入麻醉药，减轻拔管时的应激反应。②5-HT$_3$ 受体拮抗剂（如恩丹西酮和阿扎西琼），防止胃内容物反流。③肾上腺素能受体阻断剂和选择性 β$_2$ 受体拮抗剂（如美托洛尔、艾司洛尔），减轻应激反应所致的不良反应。④钙离子拮抗剂（如尼卡地平、硝苯地平、尼莫地平），改善冠脉循环、扩张支气管、抑制心动过速。力求全身麻醉患者苏醒过程安全、迅速、平稳、舒适，减少并发症及意外。

三、吸入麻醉深度的判断

麻醉深度是麻醉与伤害性刺激共同作用于机体而产生的一种受抑制状态的程度。术中应维持适度的麻醉深度，防止麻醉过深或过浅对患者造成不良影响，满足手术的需要，保证患者围手术期的安全，因此如何正确判断吸入麻醉的深度显得至关重要。

（一）麻醉深度临床判断

Plomley 于 1847 年首先明确提出"麻醉深度"的概念，并将其分为三期：陶醉（intoxication）期、兴奋（excitement）期和深麻醉（the deeper levels of narcosis）期。1937 年 Guedel 根据乙醚麻醉时患者的临床表现描述经典乙醚麻醉分期：痛觉消失期（analgesia）、兴奋谵妄期（delirium）、外科手术期（surgical stage）、呼吸麻痹期（respiratoryanalysis）。对于乙醚麻醉而言，Guedel 的麻醉分期临床实用，可明确地界定患者的麻醉深度。而随着现代新型吸入麻醉药、静脉全身麻醉药、镇痛药及肌松药的不断问世及广泛使用，Guedel 的麻醉深度分期便失去其临床意义，麻醉深度的概念及分期与临床中使用的不同麻醉药物密切相关。

（二）麻醉深度分期

现临床通常将麻醉深度分为浅麻醉期，手术麻醉期和深麻醉期，如表 5-3 所示，对于掌握临床麻醉深度有一定参考意义。术中密切观察患者，综合以上各项反应做出合理判断，并根据手术刺激的强弱及时调节麻醉深度，以适应手术需要。

表 5-3　临床麻醉深度判断标准

麻醉分期	呼吸	循环	眼征	其他
浅麻醉期	不规则	血压上升	睫毛反射（-）	吞咽反射（+）
	呛咳	脉搏↑	眼球运动（+）	出汗
	气管阻力↑		眼睑反射（+）	分泌物↑
	喉痉挛		流泪	刺激时体动
手术麻醉期	规律	血压稍低但稳定，	眼睑反射（-）	刺激时无体动
	气管阻力↓	手术刺激无改变	眼球固定中央	黏膜分泌物消失
深麻醉期	膈肌呼吸	血压、脉搏↓	对光反射（-）	
	呼吸浅快	循环衰竭	瞳孔散大	
	呼吸停止			

（三）麻醉深度的临床检测

麻醉中可应用脑电图分析麻醉深度，但因其临床实施中影响因素较多，并未推广应用，为克服其缺陷，近年发展形成的双频指数（bispectral index，BIS）脑电图分析，认为其对判断麻醉深度有较大实用价值。BIS 的范围为 0~100，数字大小表示大脑抑制程度深浅，脑电双频指数虽来自于大脑神经细胞的自发性电活动，但很多因素均可影响 BIS，所以用其判断麻醉深度并不十分可信。将体感诱发电位（somatosensory evoked potential，SEP）、脑干听觉诱发电位（brainstem auditory evoked potential，BAEP）用于麻醉深度监测亦为研究热点。利用中潜伏期脑干听觉诱发电位监测全身麻醉下的意识变化，以手术刺激下的内隐记忆消失作为合适麻醉深度的监测标准均正在研究中。人工神经网络（artificial neural networks，ANN）是近年发展起来的脑电分析技术，根据 EEG 4 个特征波形 α、β、γ、δ 的平均功率作为其频谱的特征参数，再加上血流动力学参数如血压、心率以及 MAC 等数据，利用 AR 模型、聚类分析和 Bayes 估计理论，最终形成 ANN 参数代表麻醉深度，其临床应用有待进一步探索。2003 年 Datex - Ohmeda 公司推出 S/5T MM - Entropy 模块，第一次将熵值数的概念作为监测麻醉深度的一种手段，并在临床麻醉中应用。其他如复杂度和小波分析法、患者状态指数（the patient status index，PSI）、功率谱分析（power spectral analyses，PSA）、唾液 cGMP 含量分析等方法，均处在临床研究阶段，可能具有良好的发展前景。

（四）麻醉深度的调控

在手术过程中随着麻醉与伤害性刺激强度各自消长变化，相对应即时麻醉深度处于动态变化之中。麻醉深度调控目的是使患者意识丧失，镇痛完全，无术中知晓，但也不能镇静过度；同时需保持血压、心率、酸碱、电解质、血糖、儿茶酚胺等内环境正常稳定；提供满足手术要求的条件。因此，临床麻醉中需及时、实时监测，依据个体差异，按需调控麻醉深度，达到相对"理想麻醉深度"。

四、吸入全身麻醉的优缺点

吸入全身麻醉具有作用全面、麻醉深度易于监控、保护重要生命器官等优点。但同时兼有污染环境、肝肾毒性、抑制缺氧性肺血管收缩、恶心、呕吐及恶性高热等缺点。静脉全身麻醉诱导迅速、患者舒适、对呼吸道无刺激、苏醒迅速、无污染、不燃不爆、操作方便及不需要特殊设备，但可控性不如吸入麻醉药。当药物过量时不能像吸入麻醉药那样通过增加通气予以"洗出"，而只能等待机体对药物的代谢和排除，对麻醉深度的估计往往依赖于患者的临床表现和麻醉医生的经验，而缺乏如监测体内吸入麻醉药浓度相类似的直观证据，二者优缺点对比如表5-4所示。

表5-4 吸入麻醉与静脉麻醉对比

吸入麻醉	静脉麻醉
起效慢、诱导过程有兴奋期	起效快、诱导迅速、无兴奋期
有镇痛效应	基本无镇痛作用
有肌松作用	无肌松作用
无知晓	术中可能知晓
术后恶心呕吐多见	术后呕吐、恶心发生率低
需要一定复杂的麻醉设备	设备简单
操作简单，可控性好	操作可控性差
有环境污染	无环境污染
基本不代谢	代谢物可能有药理活性
个体差异小	个体差异大
可用 MAC 代表麻醉深度	尚无明确的麻醉深度指标（最小滴注速率 MIR）

（杨晓晨）

第五节 紧闭回路吸入麻醉

一、紧闭回路吸入麻醉的技术设备要求

紧闭回路麻醉为在紧闭环路下达到所需的麻醉深度，严格按照患者实际消耗的麻醉气体量及代谢消耗的氧气量予以补充，并维持适度麻醉深度的麻醉方法。

麻醉过程中整个系统与外界隔绝，麻醉药物由新鲜气体及重复吸入气体带入呼吸道，呼出气中的CO_2被碱石灰吸收，剩余气体被重复吸入，对技术设备要求如下：

1. 专用挥发罐　挥发罐应能在小于 200ml/min 的流量下输出较精确的药物浓度，即便如此，麻醉诱导仍难以在短时间内达到所需肺泡浓度。因此诱导时采用回路内注射给药或大新鲜气流量，以期在短时间内达到所需的肺泡浓度。

2. 检测仪　配备必要的气体浓度监测仪，其采样量应小，且不破坏药物，并能将测量过的气样回输入回路。

3. 呼吸机　只能应用折叠囊直立式呼吸机，使用中注意保持折叠囊充气适中，不宜过满或不足，以此观察回路内每次呼吸的气体容量。

4. 流量计　流量计必须精确，以利于低流量输出。

5. CO_2 及麻醉气体吸收器　确保碱石灰间隙容量大于患者的潮气量；同时碱石灰应保持湿润，过干不仅吸收 CO_2 效率降低，且可吸收大量挥发性麻醉药，在紧闭回路中配备高效麻醉气体吸附器，可在麻醉清醒过程中快速吸附麻醉气体，缩短患者清醒时间。

6. 回路中避免使用橡胶制品 因橡胶能吸收挥发性麻醉药，可采用吸收较少的聚乙烯回路。回路及各连接处必须完全密闭。

如 Drager PhsioFlex 麻醉机，其为高智能、专用于紧闭吸入麻醉的新型麻醉机。机内回路完全紧闭，含有与传统麻醉机完全不同的配置，如膜室、鼓风轮、控制计算机、麻醉剂注入设备、麻醉气体吸附器、计算机控制的 O_2、N_2、N_2O 进气阀门等，以实现不同的自控工作方式。上述配置有机组合可自动监测各项参数，并通过计算机伺服反馈控制设备的工作状态。其特点如下：

（1）吸入麻醉药通过伺服反馈注入麻醉回路，而不是通过挥发罐输入。

（2）输入麻醉回路的新鲜气流量大小通过伺服反馈自动控制。

（3）自动控制取代手动调节。

（4）具有本身独特的操作流程，现有麻醉设备的许多操作理念和习惯在 Phsio Flex 麻醉机上均不适用。

计算机控制紧闭回路麻醉是在完全紧闭环路下以重要生命体征、挥发性麻醉药浓度及肌松程度为效应信息反馈控制麻醉药输入，以保证紧闭回路内一定的气体容积和挥发性麻醉药浓度，达到所需麻醉深度的一项技术，其出现代表吸入全身麻醉的发展方向。

二、紧闭回路麻醉的实施

紧闭回路麻醉通常需要补充三种气体，即 O_2、N_2O 和一种高效挥发性麻醉药，每种气体的补充均受不同因素影响。氧气的补充应保持稳定，但应除外刺激引起交感系统兴奋性反应、体温改变或寒战使代谢发生变化。N_2O 的补充相对可予以预测，部分原因是其吸入浓度一般不经常变动。溶解度很低（特别是在脂肪中）以及最易透皮丢失（丢失量稳定）的麻醉药在补充时同样可预测。

（一）麻醉前准确计算氧耗量及吸入麻醉药量

（1）机体对 O_2 的摄入为恒量，根据体重 $Kg^{3/4}$ 法则可计算每分钟耗氧量（VO_2，单位 ml/min）：$VO_2 = 10 \times BW (kg)^{3/4}$（Brody 公式），其中 BW 为体重（单位 kg）。$VT = VA/RR + VD + Vcomp$，其中 VT 为潮气量；VA 为分钟肺泡通气量；RR = 每分钟呼吸次数；VD = 解剖无效腔，气管插管时 = 1ml/kg；Vcomp = 回路的压缩容量。当 VO_2 确定后，在假设呼吸商正常（0.8）和大气压 101.3kPa 条件下，通过调节呼吸机的 VT 达到所要求的 $PaCO_2$ 水平。$PaCO_2$（kPa）= $[570 \times VO_2/RR \times (VT - VD - Vcomp)]/7.5$，570 = $[(760 - 47) \times 0.8]$。紧闭回路麻醉平稳后麻醉气体在麻醉系统中所占比例保持不变，麻醉气体摄取率符合 Lowe 公式：$QAN = f \times MAC \times \lambda B/G \times t^{-0.5}$（ml/min），其中 QAN = 麻醉气体摄取率（ml 蒸汽/min）；f = 1.3 - N_2O（%）/100；MAC = 最低肺泡有效浓度（ml 蒸气/dl）；$\lambda B/G$ = 血/气分配系数；t = 麻醉任意时间。麻醉气体的摄取率随时间推移成指数形式下降，即 QAN 与 $t^{-0.5}$ 成比例，此即为摄取率的时间平方根法则，其意为各时间平方根相同的间隔之间所吸收的麻醉药量相同。例如：0～1、1～4、4～9min 等之间的吸收麻醉药量相同，其剂量定义为单位量（unit dose）。蒸气单位量（ml）= $2 \times f \times MAC \times \lambda B/G \times Q$，f = 1.3 - N_2O（%）/100。液体单位量约为蒸气单位量的 1/200。由于 N_2O 的实际摄取量仅为预计量的 70%，因此 N_2O 的计算单位量应乘以 0.7。根据以上公式，即可计算各种吸入麻醉药的单位量和给药程序。

（2）为便于临床医师计算，可在表 5-5、表 5-6、表 5-7 中查找，如体重与表内数值不符，可取相邻的近似值。

表 5-5 体重与相应的生理量

体重（kg）	$kg^{3/4}$	VO_2（ml/min）	VCO_2（ml/min）	VA（dl/min）	Q（dl/min）
5	3.3	33	26.4	5.28	6.6
10	5.6	56	44.8	8.96	11.2
15	7.6	76	60.8	12.16	15.2
20	9.5	95	76.0	15.20	19.0

体重（kg）	kg$^{3/4}$	VO$_2$（ml/min）	VCO$_2$（ml/min）	VA（dl/min）	Q（dl/min）
25	11.2	112	89.6	17.92	22.4
30	12.8	128	102.4	20.48	25.6
35	14.4	144	115.2	23.04	28.8
40	15.9	159	127.2	25.44	31.8
45	17.4	174	139.2	27.84	34.8
50	18.8	188	150.4	30.08	37.6
55	20.2	202	161.6	32.32	40.4
60	21.6	216	172.8	34.56	43.2
65	22.9	229	183.2	36.64	45.8
70	24.2	242	193.6	38.72	48.4
75	25.5	255	204.0	40.80	51.0
80	26.8	268	214.4	42.88	53.6
85	28.0	280	224.4	44.80	56.0
90	29.2	292	233.6	46.72	58.4
95	30.4	304	243.2	48.64	60.8
100	31.6	316	252.8	50.56	63.2

表 5-6　吸入麻醉药的物理特性

麻醉药	MAC（%）	AB/G	蒸气压（20℃）kPa	37℃时液态蒸发后气压体积（ml）
氟烷	0.76	2.30	32.37	240
恩氟烷	1.70	1.90	24	210
异氟烷	1.30	1.48	33.33	206
N$_2$O	101.00	0.47	5 306.6	-

表 5-7　吸入麻醉药的单位量（ml）

体重（kg）	相	氟烷	恩氟烷	异氟烷	65% N$_2$O
10	气	50	92	55	475
	液	0.21	0.44	0.27	
20	气	86	160	95	813
	液	0.36	0.76	0.46	
30	气	116	215	128	1 095
	液	0.48	1.02	0.62	
40	气	145	269	160	1 368
	液	0.61	1.28	0.78	
50	气	172	319	190	1 625
	液	0.72	1.52	0.92	
60	气	195	361	215	1 839
	液	0.81	1.72	1.04	
70	气	218	403	240	2 053
	液	0.91	1.92	1.16	

续　表

体重（kg）	相	氟烷	恩氟烷	异氟烷	65% N₂O
80	气	241	445	265	2 267
	液	1.00	2.12	1.29	
90	气	264	487	290	2 481
	液	1.10	2.32	1.41	
100	气	286	529	315	2 694
	液	1.20	2.52	1.53	

注：表中剂量为不加 N_2O 的剂量，如加用 65% N_2O，则剂量应减半。

例如一患者体重为 50kg，术中用异氟烷维持麻醉 100min，其异氟烷用量计算如下：查表 5-7 得知 50kg 患者单纯异氟烷维持麻醉对应液体单位量为 0.92ml，维持麻醉 100min 异氟烷消耗量 = 1 000.5 × 0.92 = 9.2ml。

（二）紧闭回路麻醉的实施

紧闭回路麻醉前，对患者实施充分吸氧去氮。此后每隔 1~3h 采用高流量半紧闭回路方式通气 5min，以排除 N_2 及其他代谢废气，保持 N_2O 和 O_2 浓度的稳定。给药方法包括直接向呼吸回路注射液态挥发性麻醉药和依靠挥发罐蒸发两种。注射法给药可注射预充剂量，以便在较短的时间内使之达到诱导所需的麻醉药浓度，然后间隔补充单位剂量维持回路内麻醉药挥发气浓度。采用注射泵持续泵注液态挥发性麻醉药可避免间隔给药产生的浓度波动，使吸入麻醉如同持续静脉输注麻醉。以挥发罐方式给药仅适合于麻醉的维持阶段。而在诱导时应使用常规方法和气体流量，不仅有利于吸氧去氮，且加快麻醉药的摄取。

（三）紧闭回路麻醉应注意的问题

（1）在使用 N_2O 时，应监测 O_2 浓度、血氧饱和度、$P_{ET}CO_2$ 以及麻醉气体的吸入和呼出浓度，及时检查更换 CO_2 吸附剂，如发现缺氧和 CO_2 蓄积应及时纠正。

（2）确保气体回路无漏气。

（3）气体流量计要准确。

（4）密切注意观察呼吸囊的膨胀程度，调节气流量，使气囊膨胀程度保持基本不变，不必机械地按计算给药。

（5）如有意外立即转为半开放式麻醉。

（杨晓晨）

第六节　低流量吸入麻醉技术

一、低流量吸入麻醉的技术设备要求

（一）设备要求

施行低流量吸入麻醉必须使用满足相应技术条件的麻醉机，该麻醉机应具备下述配置。

（1）精密或电子气体流量计：麻醉机必须能进行精确的气体流量监测，一般要求流量的最低范围达 50~100ml/min，每一刻度为 50ml，并定期检测其准确性。

（2）高挥发性能和高精度的麻醉挥发器。

（3）能有效监测麻醉机内部循环气体总量并实行机械控制/辅助通气的呼吸回路目前常用的呼吸回路分为带有新鲜气体隔离阀的悬挂式风箱回路（代表机型为 Drager 系列麻醉机），以及不带新鲜气体隔

离阀的倒置式风箱回路（代表机型为 Ohmeda、Panlon 系列麻醉机及国内大多数麻醉机型）。

（二）密闭性要求

为保证低流量吸入麻醉的有效实施，麻醉前应进行麻醉机密闭性和机械顺应性的检测（目前部分国际先进机型具备自我检测能力）。多数麻醉机型要求内部压力达 30cmH_2O（2.94kPa）时，系统泄漏量小于100ml/min，若其超过200ml/min，则禁止使用该机施行低流量吸入麻醉。系统机械顺应性不做强制性检测要求。

（三）CO_2 吸收装置

由于低流量吸入麻醉中重复吸入的气体成分较大，因而可增加 CO_2 吸收剂的消耗量。在施行低流量吸入麻醉前，应及时更换 CO_2 吸收剂，采用较大容量的 CO_2 吸收装置和高效能的 CO_2 吸收剂。必要时监测呼气末二氧化碳（$P_{ET}CO_2$）浓度。

（四）气体监测

在施行低流量吸入麻醉并进行气体成分分析监测时，必须了解气体监测仪的工作方式为主流型或旁流型采样方式。主流型气体采样方式不影响麻醉机内部循环气体总量，对低流量吸入麻醉无不利影响；旁流型气体采样方式需由麻醉回路中抽取气样（50～300ml/min 不等），应在新鲜气体供给时适当增加此部分流量，以满足气体总量平衡的要求。

（五）废气排放问题

低流量吸入麻醉减少麻醉废气的排放较其他方法虽具有一定优势，但在使用过程中仍有麻醉废气自麻醉机中源源不断地排出，仍需使用废气清除系统，以保障手术室内部工作人员的身体健康。

二、低流量吸入麻醉的实施

低流量吸入麻醉是在使用重复吸入型麻醉装置系统、新鲜气流量小于分钟通气量的一半（通常少于 2L/min）的条件下所实施的全身麻醉方法。此法具有操作简单，费用低，增强湿化、减少热量丢失、减少麻醉药向环境中释放，并可更好评估通气量等优点。实施麻醉中应监测吸入 O_2、$P_{ET}CO_2$ 及挥发性麻醉气体浓度。

（一）低流量吸入麻醉的操作过程

（1）在低流量输送系统中，麻醉药的溶解度、新鲜气流量等可影响蒸发罐输出麻醉药（FD）与肺泡内麻醉药浓度（FA）之间的比值。同时为节省医疗花费，要求对麻醉实行相对精确地控制，麻醉医师可根据气流量、麻醉时间和所选的麻醉药估计各种麻醉在费用上的差别。

（2）根据上述各因素可采取以下麻醉方案：在麻醉初期给予高流量，而后采取低流量；在麻醉早期（摄取量最多的时间段）给予较高的气流量（4～6L/min），继而随着摄取量的减少逐渐降低气流量；麻醉诱导后 5～15min 内给予 2～4L 的气流量，随后气流量设定在 1L/min。如果平均气流量为 1L/min，用表 5-8 中的 4 种麻醉药实施麻醉达 1h 需要的液体麻醉药量为 6.5ml（氟烷）至 26ml（地氟烷）。此类麻醉药的需要量相差 4 倍，而效能却相差 8 倍，其原因为输送的麻醉药量要超出达到麻醉效能的需要量，输送的麻醉药量尚需补充机体摄取量以及通过溢流阀的损失量。难溶性麻醉药如地氟烷和七氟烷的摄取和损失相对较少，此为效能弱 8 倍，而需要量仅多 4 倍的原因，当气流量更低时差距可更小。此阶段除应根据麻醉深度调节挥发器输出浓度外，尚应密切观察麻醉机内部的循环气体总量和 $P_{ET}CO_2$ 浓度，使用 N_2O-O_2 吸入麻醉时，应连续监测吸入氧浓度，必要时进行多种气体成分的连续监测。

表 5-8　在不同气流量下维持肺泡气浓度等于 1MAC 所需液体麻醉药 ml 数

麻醉时间 (min)	麻醉药 (ml)	气流量 L/min（不包括麻醉药）				
		0.2	1.0	2.0	4.0	6.0
30	氟烷	3.0	4.1	5.4	8.0	10.5
60		4.6	6.5	9.0	13.9	18.8
30	异氟烷	4.0	5.8	8.0	12.3	16.7
60		6.3	9.6	13.9	22.3	30.7
30	七氟烷	3.3	6.3	10.1	17.6	25.2
60		4.9	10.9	18.2	33.0	47.8
30	地氟烷	6.7	14.8	25.0	45.2	65.4
60		10.1	26.1	46.0	85.8	126.0

（二）麻醉深度的调控

在低流量吸入麻醉过程中，当新鲜气流量下降后，新鲜气体中和麻醉回路内吸入麻醉药浓度之差增加。回路内与新鲜气流中麻醉气体浓度平衡有一定的时间滞后，可用时间常数 T 表示，如表 5-9 所示。新鲜气流量越小，时间常数越大。回路内麻醉气体的成分比例发生变化达到稳定越滞后，此时应采取措施及时调控麻醉深度，如静脉注射镇静、镇痛药及增加新鲜气流量等。在麻醉过程中呼吸回路内 O_2 的浓度可下降，其原因有：①新鲜气体成分不变而流量减少时。②新鲜气体流量不变而 N_2O 浓度增加时。③成分和流量不变而麻醉时间延长时。因而在麻醉中必须提高新鲜气流中的氧浓度并予以连续检测。为保证吸入气中的氧浓度至少达到 30%，采取：①设定低流量：50vol.% O_2（0.5L/min），最低流量：60vol.% O_2（0.3L/min）。②快速调整氧浓度至最低报警限以上：将新鲜气流中的氧浓度提高 10vol.% 及 N_2O 浓度降低 10vol.%。

表 5-9　时间系数 T 与新鲜气流量的关系

新鲜气流量（L/min）	0.5	1	2	4	8
时间常数（min）	50	11.5	4.5	2.0	1.0

（三）苏醒

低流量吸入麻醉时间较长，在手术即将结束时，关闭挥发器和其他麻醉气体的输入，同时将新鲜气体流量加大（4L/min 以上，纯氧），便于能迅速以高流量的纯氧对回路系统进行冲洗，降低麻醉气体浓度，尽早让患者恢复自主呼吸，必要时采用 SIMV 模式以避免通气不足或低氧血症，促使患者尽快苏醒。

三、实施低流量吸入麻醉的并发症

1. 缺氧　低流量麻醉时，如果吸入混合气体，吸入气中新鲜气流越少，气体重复吸入的比例越高，而实际吸入氧浓度降低。因此为确保吸入气中氧浓度在安全范围内，新鲜气体流速降低时，新鲜气中的氧浓度应相应提高。机体对 N_2O 的摄取随时间的延长而减少，N_2O：O_2 为 1：1，麻醉 60min 后，N_2O 的摄取量为 130ml/min，而氧摄取量保持稳定，为 200~250ml/min。在麻醉过程中，血液中释放出的氮气因麻醉时间的延长亦可导致蓄积，从而降低氧浓度。

2. CO_2 蓄积　进行低流量麻醉时，回路中应有效清除 CO_2，此为必不可少的条件。钠石灰应用时间长短主要取决于重复吸入程度和吸收罐容积。因此在实施低流量麻醉时应先观察吸收罐中钠石灰的应用情况，及时更换，以避免 CO_2 蓄积，同时应连续监测 $P_{ET}CO_2$ 浓度，及时发现并纠正 CO_2 蓄积。

3. 吸入麻醉药的过量和不足　挥发性麻醉药的计算与新鲜气体容量有关，现已很少将挥发罐置于环路系统内。因其在低新鲜气流时，较短时间内可使吸入麻醉药浓度上升至挥发罐设定浓度的数倍，易导致吸入麻醉气体的蓄积。同时如果新鲜气体的成分不变，由于 N_2O 的摄取呈指数性下降，吸入气体的 N_2O 和 O_2 的浓度可持续性变化，此时若 N_2O 的摄取处于高水平，其浓度则下降；如摄取减少，则浓度升高；若新鲜气流提早减少，同时氧浓度提高不当，则可能出现 N_2O 不足。挥发罐设置于环路外时，挥发气与吸入气中吸入麻醉药的浓度有一定梯度，后者取决于新鲜气体的流速。如使用低流量新鲜气流，以恒定的速度维持麻醉 30min 后，肺泡中氟烷的浓度仅为挥发罐设定浓度的 1/4。因而必须向通气系统供应大量的麻醉气体以满足需要。在麻醉早期，用低流量新鲜气流无法达到此目的，可应用去氮方法清除潴留的氮，因此在麻醉的初始阶段 15～20min 内，应使用 3～4L/min 以上的新鲜气流，此后在气体监测下可将新鲜气流调控至 0.5～1.0L/min，以策安全。当新鲜气流量少于 1L/min 时，应常规连续监测药物浓度，应用多种气体监测仪对麻醉气体成分进行监测，可增加低流量吸入麻醉的安全性，便于该技术的掌握和推广。

4. 微量气体蓄积

（1）存在于人体和肺部的氮气约为 2.7L。以高流量新鲜气体吸氧去氮，在 15～20min 内可排出氮气 2L，剩余量则只能从灌注少的组织中缓慢释放。在有效去氮后麻醉系统与外界隔离（即紧闭循环式），1h 后氮气浓度大于 3%～10%。长时间低流量麻醉，系统内氮气可达 15%。甲烷浓度的大量升高可影响红外分光监测氟烷浓度。但只要不存在缺氧，N_2 与甲烷的蓄积可不损害机体或器官功能。

（2）具有血液高溶解度或高亲和力的微量气体，如丙酮、乙烯醇、一氧化碳等，此类气体不宜用高流量新鲜气流短时间冲洗清除。为保证围手术期安全，在失代偿的糖尿病患者、吸烟者、溶血、贫血、紫质症以及输血的患者中进行低流量麻醉时，新鲜气流量不得低于 1L/min。

（3）吸入性麻醉药的降解产物在长时间低流量麻醉时，如七氟烷的降解复合物 $CF_2[=C(CF_3)OCH_2F]$ 估计可达 60ppm，其最大值易导致肾小管组织的损害。七氟烷是否引起潜在性的肾损害尚需进一步研究，目前建议吸入七氟烷或氟烷时流速不应低于 2L/min，以确保可持续缓慢冲洗潜在的毒性降解产物。

（王少超）

第六章

静脉麻醉技术

第一节　静脉全身麻醉技术的分类

1. 单次输注　单次输注指一次注入较大剂量的静脉麻醉药，以迅速达到适宜的麻醉深度，多用于麻醉诱导和短小手术。此方法操作简单方便，但容易用药过量而产生循环、呼吸抑制等不良反应。

2. 分次输注　先静脉注入较大量的静脉麻醉药，达到适宜的麻醉深度后，再根据患者的反应和手术的需要分次追加麻醉药，以维持一定的麻醉深度，具有起效快、作用迅速及给药方便等特点。静脉麻醉发展的 100 多年来，分次注入给药一直是静脉麻醉给药的主流技术，至今广泛应用于临床。但是易导致血药浓度波动，从而可影响患者的麻醉深浅的变化，并且可能因体内药物蓄积而导致不同程度的循环、呼吸功能抑制。

3. 连续输注　连续注入包括连续滴入或泵入，是指患者在麻醉诱导后，采用不同速度连续滴入或泵入静脉麻醉药的方法来维持麻醉深度。本方法避免了分次给药后血药浓度高峰和低谷的跌宕波动，不仅减少了麻醉药效的周期性的波动，也有利于减少麻醉药的用量。滴速或泵速的调整能满足不同的手术刺激需要。然而单纯的连续注入的直接缺点是达到稳态血药浓度的时间较长，因此在临床上可以将单次注入和连续注入结合起来使用，以尽快地达到所需要的血药浓度，并以连续输注来维持该浓度。

4. 靶控输注（target controlled infusion，TCI）　靶控输注是指在输注静脉麻醉药时，以药代动力学和药效动力学原理为基础，通过计算机技术调节目标或靶位（血浆或效应室）的药物浓度来控制或维持适当的麻醉深度，以满足临床麻醉的一种静脉给药方法。

TCI 可以为患者快速建立所需要的稳定血药浓度，而麻醉医生也可以因此估计药物对患者产生的效果，这一点尤其见于 $t_{1/2}$ ke0 较小的药物浓度。在临床麻醉中，TCI 技术也可以用于巴比妥类、阿片类、丙泊酚、咪达唑仑等药物的诱导和麻醉维持。复合双泵给予丙泊酚与短效镇痛药，可满意地进行全凭静脉麻醉。TCI 迅速实现稳定血药浓度的特点，将有利于进行药效学、药物相互作用的实验研究。将 TCI 系统输注阿芬太尼应用于术后镇痛，与 PCA 技术相比，该系统不但同样可以由患者反馈控制，而且提供更为稳定的血药浓度。这对于治疗指数较小的阿片类药物无疑提供了更为安全的使用途径。此外还有 TCI 系统也可用于患者自控的镇痛和镇静。总之，TCI 技术为麻醉医师应用静脉麻醉药的可控性增强且操作简单。

（王少超）

第二节　静脉全身麻醉的实施

一、静脉全身麻醉前的准备和诱导

（一）静脉全身麻醉前的准备

静脉全身麻醉与其他全身麻醉相同，主要包括患者身体与心理的准备、麻醉前的评估、麻醉方法的选择、相应麻醉设备的准备和检查以及合理的麻醉前用药。而麻醉诱导前期，是麻醉全过程中极重要的环节。应于此期间要做好全面的准备工作，包括复习麻醉方案、手术方案及麻醉器械、监测设备等准备情况，应完成表6-1中的项目，对急症、小儿、老年人或门诊患者尤其重要。

表6-1　麻醉前即刻应考虑的项目

患者方面	健康情况，精神状态，特殊病情，治疗史，患者主诉要求
麻醉方面	麻醉实施方案及预案，静脉输液途径，中心静脉压监测途径等
麻醉器械	氧源，麻醉机，监护、除颤仪，气管插管、喉罩用具，一般器械用具
药品	麻醉药品，辅助药品，肌松药，急救药品
手术方面	手术方案，手术部位与切口，手术需时，手术对麻醉特殊要求，手术体位，预防手术体位损伤的措施，术后止痛要求等
术中处理	预计可能的意外并发症，应急措施与处理方案，手术安危估计

（二）静脉全身麻醉的诱导

1. 静脉麻醉诱导剂量的计算　静脉麻醉诱导剂量或称负荷剂量（loading dose）计算公式：

$$dose = C_T \times V_{peak\ effect}$$

其中 C_T 是效应部位的靶浓度，具体由麻醉医生根据临床经验在一定范围内选定。$V_{peak\ effect}$ 为峰效应时的分布容积，其计算公式为：

$$V_{peak\ effect}/V_1 = C_{p,\ initial}/C_{p,\ peak\ effect}$$

V_1 为中央室分布容积；$C_{p,initial}$ 为最初血浆药物浓度；$C_{p,peak\ effect}$ 为峰效应时血浆药物浓度。

计算静脉诱导剂量的公式中之所以选用 $V_{peak\ effect}$（峰效应时的分布容积）。是因为从三室模型出发，如果选用 V_1（中央室分布容积），在药物达到效应室之前已发生再分布和排除，以致计算出的药物剂量偏低。图6-1显示再次注射芬太尼，阿芬太尼，舒芬太尼后，达峰效应时血浆药物浓度与最初血浆药物浓度的关系。前者分别为后者的17%、37%、20%。

由于在临床浓度范围内，这一比率是恒定的，因此根据上述公式很容易计算出 $V_{peak\ effect}$（表6-2）。

根据表6-5芬太尼的 $V_{peak\ effect}$ 是75L，假如要达到 $4.0ng/ml \times 75L = 300\mu g$，而达峰效应时间为3.6min。如果要达到 $5\mu g/ml$ 的丙泊酚效应浓度，计算出的丙泊酚剂量 $=5\mu g/ml \times 24L = 120mg$，达峰效应时间为2min。

表6-2　单次给药后药物的峰效应分布容积和达峰时间

药物	峰效应分布容积 $V_{peak\ effect}$（L）	达峰效应时间（min）
丙泊酚	24	2.0
芬太尼	75	3.6
阿芬太尼	5.9	1.4
舒芬太尼	89	5.6
瑞芬太尼	17	1.6

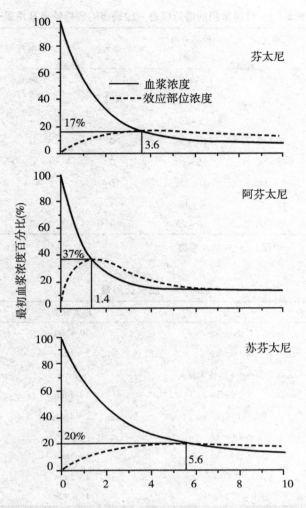

图6-1 芬太尼、阿芬太尼和舒芬太尼注射后血浆浓度与效应部位浓度的关系

2. 诱导的步骤 如下所述：

麻醉前：

（1）检查麻醉机、监护仪、吸引器、通气设备及维持呼吸道通畅用具、各类常规和急救药物。

（2）面罩给100% O₂ 1～3min。

（3）给予镇静、止痛剂和抗胆碱药物：鲁米那钠、咪达唑仑、吗啡、地西泮、阿托品、东莨菪碱等。

诱导药物：硫喷妥钠 3～5mg/kg，iv。

丙泊酚 1.5～2.5mg/kg，iv。

依托咪脂 0.2～0.4mg/kg，iv。

芬太尼、肌松药等详见表6-3，6-4，6-5。

表6-3 阿片类用于全身静脉麻醉的使用方案

药物	负荷剂量（μg/kg）	维持输注速率	单次剂量
芬太尼	4～20	2～10μg/（kg·h）	25～100μg
舒芬太尼	0.25～2.00	0.25～1.50μg/（kg·h）	2.5～10.0μg
阿芬太尼	25～100	1～3μg/（kg·min）	5～10μg/kg
瑞芬太尼	0.5～1.0	0.25～2.00μg/（kg·min）	0.25～1.00μg/kg

表6-4 目前常用的静脉镇静-催眠药的诱导特点及用量

药名	诱导剂量（mg/kg）	起效时间（s）	作用时间（min）	兴奋作用	注射痛	心率	血压
硫喷妥钠	3~6	<30	5~10	+	0~+	↑	↓
米索比妥	1~3	<30	5~10	++	+	↑↑	↓
丙泊酚	1.5~2.5	15~45	5~10	+	+	0~↓	↓
咪哒唑仑	0.2~0.4	30~90	10~30	0	0	0	0/↓
地西泮	0.3~0.6	45~90	15~30	0	+/+++	0	0/↓
劳拉西泮	0.03~0.06	60~120	60~120	0	++	0	0/↓
依托咪酯	0.2~0.3	15~45	3~12	+++	+++	0	0
氯胺酮	1~2	45~60	10~20	+	0	↑↑	↑↑

注：0＝无；+＝轻度；++＝中度；+++＝重度。
　　↑：增加；↓：降低。

表6-5 肌松药用量

药物	剂量	起效时间	持续时间
琥珀胆碱	1.0mg/kg	30~60s	4~6min
维库溴铵	0.1mg/kg	2~3min	24~30min
	0.2mg/kg（迅速起效）	<2min	45~90min
泮库溴铵	0.1mg/kg	3~4min	40~65min
米库氯铵	0.1~0.2mg/kg	1~2min	6~10min
阿曲库铵	0.2mg/kg	2min	40~80min
筒箭毒碱	0.5mg/kg	3~5min	30min
哌库溴铵	0.07~0.09mg/kg	2~3min	45~120min
罗库溴铵	0.6~1.2mg/kg	45~90s	30~120min

3. 静脉麻醉联合诱导　联合诱导是指采用两种或多种不同麻醉药物联合应用于诱导期，以达到速效、强效、不良反应小、对患者生理干扰小等优点。如咪唑达仑0.02mg/kg与丙泊酚联合诱导，此量仅相当于咪唑达仑产生意识消失时ED_{50}的1/10，二者具有协同作用。而用阿芬太尼0.02mg/kg与丙泊酚联合诱导，虽也减少丙泊酚的用量，但两药呈相加作用，如将咪唑达仑0.02mg/kg、阿芬太尼0.02mg/kg与丙泊酚联合诱导，可将丙泊酚诱导意识消失的用量平均减少86%。

4. 诱导期非麻醉性药物应用　为了减少麻醉诱导时麻醉诱导药物对机体各器官的影响以及气管插管、喉罩插入等操作刺激，常常采用一些预防和维持机体生理稳定的一些药物，尤其对患有心肌缺血、高血压、脑血管意外或梗塞病史者、房室传导阻滞等患者尤为重要。常采用的药物有β-受体抑制药物，如短效、速效的艾司洛尔，对心率较快者在诱导前1~5min内，静脉注射艾司洛尔30~80mg，可显著减慢心率、缓解插管刺激诱发的血压增高。还有较为经典的可乐定，也可达到同样的效果，而且经循证医学得知其可以减少诱导期的心律失常、高血压等，对麻醉诱导可更加平稳。再有在患者鼻咽部、口腔内、会厌处喷洒少许1%利多卡因或采用利多卡因凝胶涂抹管道等均可减少操作的刺激，减少并发症，以保证麻醉诱导的平顺。

5. 诱导期的注意事项　静脉麻醉的过程中由于麻醉药物、患者的生理病理状况以及麻醉操作等因素的影响，患者易出现各种并发症，如低血压、心律失常、呼吸道梗阻。呕吐物反流误吸、气管内插管困难、高血压、甚至心脏骤停等。静脉麻醉的诱导过程时间短、病情变化快、并发症多，如处理不当易引起严重后果。因此，必须谨慎行事，尽力预防可能发生的各种并发症。应注意以下事项：

（1）做好麻醉前的访视和评估：这是预防并发症的前提和基础，必须做好麻醉前患者耐受能力的评估。

（2）做好麻醉前的准备工作（表6-1）。

（3）静脉麻醉诱导过程中按操作程序进行。

（4）静脉麻醉诱导用药应强调个体化用药，按需给药。药量应以达到诱导需要为标准，根据患者的耐受能力调整全身麻醉用药的种类、药量和给药速度。对循环影响大的药物，应分次给药，注药过程中观察患者的反应。

（5）保持呼吸道通畅，维持有效通气。全身麻醉诱导期易出现呼吸道梗阻和呼吸抑制，应采用托下颌、口咽或鼻咽通气管、喉罩或气管内插管等方法保持呼吸道通畅，并用辅助或控制呼吸维持有效通气。

预防和及时处理诱导期的并发症。诱导期低血压是常见的并发症，应用快速输液扩容，必要时给予血管活性药能有效预防和治疗低血压。气管插管时易引起心血管反应如血压升高、心率增快等，诱导时给予芬太尼2~4μg/kg，或插管前给予短效降压药如硝酸甘油、乌拉地尔，或喉气管内表面麻醉等均能预防和减轻此时的心血管反应。

静脉麻醉诱导适合多数常规麻醉情况（包括吸入性全身麻醉），特别适合需要快速诱导的患者。可以利用单次静脉注射麻醉药物来实现，也可利用TCI技术来完成静脉麻醉的诱导。

二、静脉全身麻醉的维持和恢复

（一）静脉全身麻醉的维持

1. 静脉麻醉维持期间给药速率的计算　理论上静脉麻醉维持给药速率应等于药物从体内的总清除率（CLs）乘以血浆浓度。为了维持一个稳定的靶浓度（C_T），给药速率应与药物从体内排除的速率相等：

静脉麻醉维持的给药速率 = $C_T \times CLs$

此计算公式概念浅显易懂，但它不适用于多室模型的静脉麻醉药长时间持续输注时的药代动力学特征。药物的吸收和消除在以血液为代表的中央室，而药物的分布在一个或多个假定的周边室，消除和分布是同时进行的，且随着给药时间的延长，药物从中央室分布到周边室的量逐渐减少，其给药量也应随之减少，即以指数衰减形式输注给药：

维持给药速率 = $C_T \times V_1 \times (K_{10} + K_{12} e^{-K_{21} t} + K_{13} e^{-K_{13} t})$

临床医师显然不会用此公式去计算给药速度，但有依据公式提供的计算好的给药模式，例如维持1.5ng/ml芬太尼血药浓度，给药速率可按下列步骤：最初15min速率为4.5μg/（kg·h）；15~30min速率为3.6μg/（kg·h）；30~60min速率为2.7μg/（kg·h）；60~120min速率为2.1μg/（kg·h）。尽管此模型也可提供较精确的血药浓度，但显然不如TCI系统计算机控制给药速率来得更为方便。

2. 静脉全身麻醉的维持及注意事项　连续输注（包括连续静滴或泵入）是临床上应用最广泛的方法。是临床上应用最广泛的方法。靶控输注（TCI）可以快速建立所需的稳定的血药浓度，而麻醉医生也可据此估计药物对患者产生的效果，尤见于$t_{1/2}$ ke0较小的药物；而且可控性好，操作简单，逐渐应用于临床。

全身麻醉维持方法的选择取决于麻醉医生所具有的设备条件和手术时间长短。全身麻醉维持是在确保患者安全的前提下维持满足手术需要的麻醉水平，同时密切观察病情变化和及时处理术中各种情况。应注意以下事项：

（1）确保麻醉过程平稳：应根据具体情况（手术的大小、刺激的程度及患者的反应等）选择合适的靶浓度，使全身麻醉深度在确保患者安全的前提下维持在满足手术需要的水平。预先的主动调节靶浓度以适应即将出现的强刺激比等到出现伤害性刺激后才去被动调节其效果要好得多。

（2）做好呼吸管理：全身麻醉过程中应保持呼吸道通畅，按照脉搏氧饱和度、呼气末二氧化碳或血气分析结果调节通气参数。通气参数调节还应考虑患者的病情，如颅内手术患者，动脉血二氧化碳分压Pa（CO_2）应在正常低限或略低于正常值，有利于降低或控制颅内压力；冠心病患者的Pa（CO_2）应在正常高限或略高于正常值，以避免呼吸性碱血症可能导致的冠状动脉收缩或痉挛而加重心肌缺血。

（3）密切观察病情变化：并及时处理术中出现的各种情况全身麻醉维持中，患者的情况由于麻醉、手术操作、输液输血等因素的影响，易发生变化，如出现高血压、低血压、失血性休克、心律失常、过敏性休克、呼吸道梗阻、呼吸抑制等，应及时发现和处理，尽可能地保持内环境的稳定和器官功能正常。

（4）麻醉药的合理应用：TIVA 的维持强调联合用药。完善的麻醉在确保患者生命体征稳定的前提下，至少应做到意识消失、镇痛完全、肌肉松弛以及自主神经反射的抑制。为了实现这四个目标，单一药物是不可能的，这就需要麻醉药的联合。联合用药不仅可以最大限度地体现各类药的药理作用，而且还可以减少各药物的用量和不良反应。完善的静脉全身麻醉主要涉及三大类药物：静脉麻醉药、麻醉性镇痛药（表 6-3）、肌松药。麻醉药的用量在诱导和维持的开始要大，维持中间适中，结束前适当减量，即在保证麻醉深度平稳的同时兼顾麻醉苏醒。

（二）静脉全身麻醉的恢复

全身麻醉后患者及早的苏醒有利于患者器官功能自主调节能力的恢复，有利于病情的观察（特别是神经外科患者）和术后护理。全身麻醉苏醒一般为 30~60min，超过 3h 则为苏醒延迟。全身麻醉苏醒期间易于发生心律失常、高血压、低血压、心肌缺血、呼吸功能不全、烦躁、疼痛等并发症。苏醒期应注意以下问题：

1. 加强呼吸管理　判断自主呼吸功能是否恢复到能满足肺的有效通气和换气的指标，是指安静状态下脱氧 15min 以上，患者的脉搏氧饱和度大于 95%（老年或特殊患者达到麻醉前水平）。气管插管患者应在自主呼吸恢复满意时拔管，过早易出现呼吸抑制和呼吸道梗阻，过晚患者难以耐受，易发生意外。

2. 及早处理各种并发症　患者恢复期烦躁应首先排除缺氧、CO_2 蓄积、伤口疼痛及肌松药残余。根据具体情况，合理应用镇痛药、镇静药、非去极化肌松药拮抗剂等，对中老年男性要考虑前列腺肥大者尿管刺激、长时间体位性不适等因素引起的烦躁。

3. 麻醉催醒药的应用　一般尽量不用麻醉催醒药，如果需要使用，应从小剂量开始。

4. 患者恢复期间　有条件的地方应将患者放入麻醉后恢复室，进行严格监护和治疗，待患者麻醉恢复完全后离室。

三、静脉全身麻醉深度的监测技术

在现代麻醉方法下，麻醉深度的定义非常复杂，难以统一，但临床麻醉中有已达成共识的临床麻醉目标（goals），即无意识、无痛、无体动和自主反射等。

（一）基本概念

1. 记忆（memory）　记忆是把过去体验过的或学习过的事物铭记脑内保持认识，以便能够回忆、推理和反映再现。又分为清楚记忆和模糊记忆。

（1）清楚记忆（implicit memory）或称有意识记忆（conscious memory）：是指经回忆和识别试验评定的有意识的对以往经历的清楚回忆。

（2）无意识记忆（unconscious memory）：是指经测试由以往经历产生的行为或表现的改变。无需任何有意识地对以往经历的回忆，但要用催眠术才能回忆。

2. 知晓（awareness）　知晓的生理学和心理学基础是大脑的记忆（贮存）和回忆（提取）的全过程。相当于回忆或清楚记忆，亦有人认为其包括清楚记忆和模糊记忆。

3. 回忆（recall）　是对麻醉中发生的事情保持记忆，相当于清楚记忆。

4. 觉醒状态（wakefullness）或称听觉输入的反应　是对术中和术后患者对言语指令的反应，但对刺激没有记忆。有时看来麻醉很充分，可能患者不能明确地回忆某一件事或一项刺激，但听觉输入可能在脑中记录下来，不过输入的听觉和语言必须是对患者有意义的才能记录下来，且可能要用催眠术才能回忆，相当于模糊记忆。

（二）临床症状和体征

患者的临床症状和体征的变化是判断麻醉深度最常用的有效方法，但是不精确。

1. 意识状态　在全身麻醉中，意识状态分为清醒和麻醉（睡眠）状态。在全身麻醉状态下应达到对手术或其他刺激无体动反应，无流泪、出汗等表现。

2. 循环系统　血压和心率是反应全身麻醉深度常用的指标，血压和心率稳定常表示麻醉深度适中。但血压和心率易受血容量的影响，脑干和心脏的手术也使血压和心率波动较大。在排除影响因素后，根据血压和心率的变化可以对麻醉深度做出较准确的判断。

3. 呼吸反应　在保留自主呼吸的全身麻醉患者中，呼吸频率、节律和潮气量的变化也能反应麻醉深度。但易受麻醉药、呼吸道梗阻、缺 O_2 和 CO_2 蓄积的影响。

4. 其他　瞳孔的大小、出汗、体动、尿量等也能反应麻醉的深度，但易受麻醉药及其他药物的影响。

（三）静脉全身麻醉麻醉深度监测技术

理想的麻醉深度监测技术应具有以下几点：①能灵敏而特异性的反应记忆存在或缺失、意识存在或缺失。②无创，性能稳定。③监测实时数据。④使用方便。⑤受外界环境影响小。

在临床麻醉和实验研究中发现了一些新的监测技术，包括双频谱指数、熵、听觉诱发电位指数、Narcortrend 和脑成像技术（包括 PET 和功能磁共振成像）。

1. 双频谱指数（bispectral index，BIS）监测　BIS 是近年发展起来的利用功率谱分析和双频分析对脑电图进行分析处理的技术。1996 年美国 FDA 批准将其应用于临床麻醉深度监测。BIS 是一个复合指数，范围从 0～100。BIS 可以较好地反映患者的镇静和意识状态。但是不同的药物或者不同的药物配伍均会对利用 BIS 值判断镇静程度和意识状态带来影响。一般来讲，BIS 值在 90～100 时，患者清醒，60～90 则处于不同程度的镇静和意识抑制状态，40～60 处于意识消失的麻醉状态，40 以下则为抑制过深。

2. 脑电熵（entropy of the EEG）的监测　Datex - Ohmeda 熵模块（M - Entropy）是很有前途的监测麻醉深度的新工具，在欧洲已有应用。该模块可以计算近似熵（estimate of the entropy of the EEG，EE）。已经证实 EE 至少可以和 BIS 一样有效地预测麻醉意识成分的变化。还需要进一步的研究来了解 EE 能否像 BIS 一样有效地用于指导麻醉给药以及 EE 所提供的评价麻醉深度的信息和成分。

3. 听觉诱发电位（auditory evoked potential，AEP）的监测　中潜伏期听觉诱发电位（MLAEP）在清醒状态下个体间及个体本身差异较小，且与大多数麻醉药作用剂量相关的变化。因此，中潜伏期听觉诱发电位较 AEP 中其他成分更适于判断麻醉深度的。Mantzaridis 等提出听觉诱发电位指数（AEP index）的概念，它使 AEP 波形的形态得以数量化一般 AEP index 在 60～100 为清醒状 40～60 为睡眠状态，30～40 为浅麻醉状态，30 以下为临床麻醉状态。许多学者已将 AEP index 应用于临床知道麻醉用药。

4. 脑电 Narcotrend 分级监测　Narcotrend 是由德国 Hannover 大学医学院的一个研究组发展的脑电监测系统。Narcotrend 能将麻醉下的脑电图进行自动分析并分级，从而显示麻醉深度。最新的 Narcotrend 软件（4.0 版本）已经将 Narcotrend 脑电自动分级系统转化为类似 BIS 的一个无量纲的值，称为 Narcotrend 指数，范围为 0～100，临床应用更加方便。Schmidt 等的研究表明 Narcotrend 分级和 BIS 可作为丙泊酚、瑞芬太尼麻醉期间评价麻醉状态的可靠指标，但 Narcotrend 分级和 BIS 不能反映麻醉深度中的镇痛成分。

5. 研究全身麻醉效应成分的新手段——正电子发射断层扫描（PET）、功能磁共振成像（fMRI）PET 和 fMRI 能将脑功能成像，为全身麻醉药物效应的研究提供了新的手段。与脑电图相比，它们可以提供药物效应的解剖定位和通路信息。近年来，PET 和 fMRI 的研究已经确定了在全身麻醉效应（意识、遗忘、无体动等）中起重要作用的关键脑结构。现代 PET 配体技术还为我们提供了一个了解麻醉药调制脑内不同受体功能的途径。可以预见脑功能成像技术将在全身麻醉机理及麻醉深度监测的研究中发挥重要作用。

四、静脉全身麻醉优缺点

静脉全身麻醉是临床常用的麻醉方法，与吸入麻醉相比，静脉麻醉药物种类繁多，可根据不同病情特点选择使用。静脉麻醉具有以下特点。

（一）静脉麻醉的优点

（1）静脉全身麻醉起效迅速，麻醉效能强。多数静脉全身麻醉药经过一次臂脑循环时间即可发挥麻醉效应。采用不同静脉麻醉药物的相互配伍，有利于获得良好的麻醉效果。静脉麻醉的麻醉深度与给药的剂量有很好的相关性，给予适当剂量的麻醉药物可以很快达到气管插管和外科操作所要求的麻醉深度。

（2）患者依从性好：静脉全身麻醉不刺激呼吸道，虽然部分静脉麻醉药静脉注射时会引起一定程度的不适感，但大多持续时间短暂且程度轻微。

（3）麻醉实施相对简单，对药物输注设备的要求不高。

（4）药物种类齐全，可以根据不同的病情和患者的身体状况选择合适的药物搭配。

（5）无手术室污染和燃烧爆炸的潜在危险，有利于保证工作人员和患者的生命安全。

（6）麻醉效应可以逆转：现代新型静脉全身麻醉药的突出特点是有特异性拮抗剂。如氟马西尼可以特异性拮抗苯二氮䓬类的全部效应，纳洛酮可以拮抗阿片类药物的全部效应，非去极化肌松药可用新斯的明拮抗。

（二）静脉麻醉的缺点

（1）静脉全身麻醉最大的缺点是可控性较差：静脉输注后其麻醉效应的消除严重依赖患者的肝肾功能状态及内环境稳定，如果由于药物相对或绝对过量，则术后苏醒延迟等麻醉并发症难以避免。

（2）静脉全身麻醉主要采用复合给药方法，单种药物无法达到理想的麻醉状态，一般要复合使用镇痛药和肌松药。药物之间的相互作用有可能引起药动学和药效学发生变化，导致对其麻醉效应预测难度增大，或出现意外效应。

（3）静脉全身麻醉过程中，随着用药速度及剂量的增加以及复合用药，对循环和呼吸系统均有一定程度的抑制作用，临床应用应高度重视。

（4）需要有专门的静脉通道，一些静脉麻醉药对血管及皮下组织有刺激性而引起注射时疼痛。

（王少超）

第三节　靶控输注技术

静脉麻醉有悠久的历史，但其相对于吸入麻醉一直处于配角地位。因为静脉麻醉的可控性较差，反复使用静脉麻醉药物会蓄积在体内，难以迅速消除。而且使用全凭静脉麻醉的深度难以判断，无法预知有无术中知晓。而全凭静脉麻醉的成熟得益于静脉超短效药物的开发和基于药代动力学和药效学研究而开展的静脉给药技术。近年来人们将输注泵、计算机和现代临床药理学结合起来，根据药代学模型参数控制药物输注，且正在努力将输注技术进一步扩展到药效学，按照药代－药效（PK－PD）模型，根据药物实时效应改变药物输注速度，利用药物效应和药代－药效模型间的反馈，麻醉医生可以维持药物效应，以达到理想麻醉状态。

一、静脉麻醉药的药代动力学基础

1. 房室模型与效应室　概念见本章第一节所述。这里强调血浆浓度和效应室浓度之间有不平衡现象，这种不平衡与药物在血浆和效应室之间转运速率及给药速度有关，单次注射时，效应室延迟现象明显，而持续输注时血浆浓度和效应室浓度几乎同时达到峰值。表 6 - 6 是国内常用的几种麻醉药物靶控输注时血浆浓度和效应室浓度的平衡时间。

表6-6　常用静脉麻醉药血浆浓度和效应室浓度的关系

| 药物 | Ke0 （min^{-1}） | 单次注射 | | 靶控血浆浓度 | | 参数来源 |
| | | 血浆/峰效应时血浆浓度 | 达峰时间 （min） | 平衡时间（min）* | | |
				95%	99%	
丙泊酚	0.291	38.9%	3.7	10	14.5	Marsh
	0.291	50.0%	4.8	10	14.5	Shafer
	0.291	42.3%	4.5	10	14.5	Tackley
	0.250	30.3%	3.5	11.7	16.8	Coetzee
咪达唑仑	0.124	64.9%	15.8	23.5	34	Greenblatt
	0.124	24.6%	7	23.5	34	Avram
硫喷妥钠	0.460	33.5%	2.2	6.3	9.2	Stanksi& Maitre
	0.460	59.6%	4	6.3	9.2	Ghonheim
氯胺酮	-	-	-	-	-	Domino
依托米脂	0.480	30.5%	1.8	6.2	8.8	Arden
芬太尼	0.147	13.7%	3.2	19.8	28.7	Shafer
	0.149	16.7%	3.7	19.5	28.3	Scott
	0.227	25.2%	3.7	12.8	18.7	Bovill
舒芬太尼	0.227	28.9%	3.7	12.8	18.7	Hudson
	0.227	40.4%	4.8	12.8	18.7	Gepts
阿芬太尼	0.770	66.0%	2.7	3.8	5.5	Maitre
	0.770	24.8%	1.3	3.8	5.5	Scott
瑞芬太尼	0.530	32.5%	1.8	5.5	8.0	Glass
	0.516	29.3%	1.5	5.7	8.2	Minto

注：*：效应室浓度达血浆浓度的95%和99%时间。

2. 群体动力学模型　由于个体间的药代动力学参数存在一定的差异性，为使药代动力学参数更适合于每一个体，采取经典药代动力学与群体统计学模型相结合的方式，推算群体药代动力学参数，再利用群体参数推断个体药代动力学参数，从而知道临床用药并实现给药个体化。

尽管群体与个体之间的药代动力学参数仍存在一定的差异，以群体参数估计的预期血药浓度与个体的实际值会有所差异，但只要根据临床需要调整目标值，实际值即可按此调整比例达到合适的水平。

3. 药代动力学-药效动力学模型　静脉全身麻醉药在体内产生的麻醉效应与血药浓度密切相关，但其效应部位并不在血液。药物效应往往滞后于药物的血浆浓度，此现象称为药效动力学-药代动力学分离。为了在临床麻醉中更为合理地用药，提出了一些描述药代动力学-药效动力学模型（PK-PD模型），目前此模型已广泛应用于静脉全身麻醉的研究。

4. 靶控输注（TCI）　TCI是微机控制的静脉输注系统，是利用智能化药物输注设备，快速达到医师设定的目标药物浓度（血药浓度或效应室药物浓度），并根据临床需要进行调节。

5. 目标药物浓度　目标药物浓度是指根据临床麻醉需要而预设并由计算机控制实施给药后，在预定的组织中达到的药物浓度，目标药物浓度，可以是血液，也可是效应部位。

6. 预期药物浓度　预期药物浓度是指计算机根据药代动力学模型，通过模拟计算得出的即时血药浓度或效应部位药物浓度。计算机程序实质上就是通过控制药物的静脉输注速率，使预期药物浓度尽快达到目标药物浓度。

7. 实测药物浓度　实测药物浓度是指通过采血检测而得到的血药浓度。实测血药浓度数据数量有限，而且是分散不连续的；而有计算机模拟的预期药物浓度可以近似的认为是连续的。

8. 效应部位药物浓度　检测困难更大，通常是根据药物效应由血药浓度推算而得出。

二、TCI 输注方法

（一）TCI 系统组成及作用原理

1. TCI 系统组成　完整的 TCI 系统主要有以下几个组成部分：药代动力学参数；计算药物输注速度（包括控制输注泵的软件）的控制单元；控制单位和输注泵的连接的设备；用于患者数据和靶控浓度输入的用户界面。尽管目前可见到多种不同输液泵，但他们都包含有同一个 Diprifusor 模型，且产生同样的临床结果。其不同之处主要体现在用户界面，单、双通道以及开关控制旋钮或键盘上等。

2. TCI 系统的作用原理　1983 年 Schwilden 首次报告用计算机辅助输注依托咪酯和阿芬太尼，采用二室线性药代动力学模型。其原理主要是根据 Krupger－Thiemer 提出的 BET（bolus elimination transfer）方案，即为达到既定的目标血药浓度，首次给予负荷剂量（bolus，B），使中央室血药浓度迅速达到靶浓度，其后维持稳态血药浓度，必须补充因药物的消除（elimination，E）和药物向外周固定转运（transfer，T）所引起的血药浓度的下降。在输注过程中，如需更高的靶浓度，则追加一次新的负荷量，然后以合适的速率输注，如需降低原靶浓度，则停止药物输注直至衰减到所需的靶浓度，再以一定的输注速度维持其浓度。理想的静脉给药系统应具备：①安全用电。②有报警装置，如电源中断，管道空气和输注中断（如管道打折、针头阻塞等）。③流速准确性在 5% 的范围内。④可防止失控输注。⑤可调性大，如任意选择单次或持续输注方式；输注速率范围为 0～1 500，以 1ml/h 设置，则调速范围为 100～1 500ml/h；输注径路可分别由 1～4 根管道给药，以免药物反流混合。⑥能用药动学模型进行静脉给药，有自动识别不同药物的注射器，适用于选择全部麻醉药物。⑦可自动充盈输注系统各部件以排除空气。⑧各项指标显示清楚，如输注速率所用药物浓度和剂量等。⑨重量轻，便于携带；附有数字接口便于记录，资料储存和遥控；各项功能不受交流电（高频电刀等）电磁场干扰，并可查询各种药物剂量和方法等。

（二）TCI 技术分类

根据靶控目标的不同，TCI 可分为：①血浆靶控输注（bTCI）：控制的目标为血药浓度，$t_{1/2}\text{ke0}$ 小的药物宜选用 bTCI。②效应室靶控输注（eTCI）：控制的目标是效应部位的药物浓度，$t_{1/2}\text{ke0}$ 大的药物宜选用 eTCI。以效应室浓度为靶浓度，起效快，但是血药浓度的高峰可能会影响血流动力学。

与 bTCI 相比，eTCI 的主要特点有：①麻醉诱导更迅速，因为计算机会直接将效应室浓度提高到相应水平。②麻醉深度调节更灵敏，eTCI 直接以效应室浓度为控制目标，减少了药物效应滞后于血药浓度的不利影响。③血药浓度波动较大，因为达到血液循环内药物与效应部位的平衡需要时间，实施 eTCI 时为保持效应室浓度的稳定，必然会出现血药浓度波动的现象，尤其在麻醉诱导时更容易出现血药浓度过高。因此，并不是所有的情况都可运用 eTCI，比如说对于一般状况较差的患者，或使用对循环系统抑制性较强的药物时，就应该优先考虑 bTCI。

根据靶控环路的不同，TCI 可分为：①开放环路（open－loop）靶控是无反馈装置的靶控，仅由麻醉医师根据临床需要和患者生命体征的变化来设定和调节靶浓度，以达到一个比较满意的麻醉深度。目前临床上使用的 TCI 大多数为该系统。②闭合环路（closed－loop）靶控（CL－TCL）通过采集患者的某些检测指标或生理参数作为反馈信号（如 BP、HR、BIS）对给药系统进行自动调节，但必要时仍需医师及时进行调控用药，这样可以减少用药误差，增加对麻醉深度调控的精确性。CL－TCI 是最理想的靶控系统，它克服了个体间在药代和药效学上的差异，可以提供个体化的麻醉深度，靶控目标是患者的反应而不是确定的浓度，按患者的个体需要改变给药速度，避免了药物过量或不足，也避免了观察者的偏倚。

（三）影响 TCI 系统的因素

TCI 系统控制程序的主要功能是通过控制输注泵的给药速率，是计算机模拟的预期药物浓度接近实测药物浓度。由于许多因素可对 TCI 系统的性能产生影响，并导致系统出现偏离或波动。这些因素包括药代动力学参数、个体的生理差异与病理生理变化，以及麻醉和手术中的各种干扰因素等。

1. 药代动力学参数对 TCI 系统性能的影响　目前的 TCI 系统大多采用群体药代动力学参数作为控制静脉输注方案的基础。因此模型参数的选择及其与具体个体的药代动力学特征的符合程度对 TCI 系统的性能具有决定性作用。

（1）在药代动力学研究中，不同作者对同一药物研究得出的参数可有很大差别（图 6 - 2）。如在丙泊酚的参数研究中，7 位作者得出 7 种不同的结果，采用 Marsh 得出的参数较其他作者得出的参数能更好地模拟实际结果，TCI 系统的性能最好。

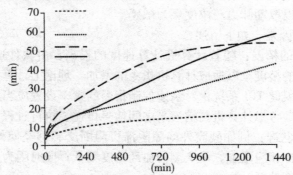

图 6 - 2　不同作者（模式）对丙泊酚 TCI 时 CSHT 的影响

（2）给药剂量、给药速度、药物的不良反应以及药物间的相互作用影响药动学参数的估计。给药剂量过小，血药浓度过早地下降到药物检测灵敏度之下，得到的分布半衰期过短，清除率偏大；而长时间持续应用丙泊酚进行镇静处理时，药物的分布容积偏大、消除特性参数偏小。高浓度丙泊酚可明显降低心排出量，导致肝脏血流减少以及肝脏对丙泊酚的摄取和清除速率降低，药物向外周室分布的速度下降。目前已知丙泊酚与阿片类药物的药代学有相互抑制作用。

（3）个体的生理状况、体重和组织成分对药动学参数亦有明显影响（图 6 - 3，图 6 - 4）。例如，丙泊酚的分布容积和系统清除率，小儿高于成人，女性高于男性；老年人药物清除率较低；与西方人相比，相同体重中国人的中央室分布容积较小，而药物从中央室向外周室的转运或清除较快。

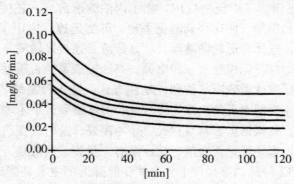

图 6 - 3　年龄和体重对丙泊酚药动学参数的影响

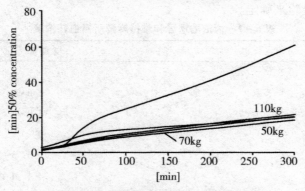

图 6 - 4　年龄和体重对药物 CSHT 的影响

2. 血药浓度检测对 TCI 系统性能的影响　如下所述：

（1）血药浓度检测方法的精度和准确性是 TCI 系统获得高性能的前提。在检测丙泊酚血药浓度时，高效液相色谱法的精度和准确性明显优于荧光分光光度法。

（2）标本采集的时间、部位以及采样时程长短对估算药动学参数产生影响。例如单次静脉注射给药后血药浓度迅速下降，如采样时间点间隔过长，所得出的参数欠佳；而间隔过短将得到较小的中央室容积和较长的快速分布半衰期；静脉血丙泊酚的浓度较动脉血低 0.6μg/ml，其差值与时间呈负相关，与动脉血浓度呈正相关，所以取动脉血药浓度更为敏感。

3. 影响 TCI 性能的其他因素　如下所述：

（1）控制程序和输注泵的精度：随着计算机计算速度的提高，由软件造成的误差已极为微小。而因固有的机械惯性，输注泵的精度难以适应计算机指令的增加。理论上计算机发出改变泵速的指令频率越快，输注泵的误差越大。因此 TCI 系统中对泵速控制指令的频率设置应当充分考虑输注泵的反应速度和精度。此外，控制程序必须考虑计算机与输液泵之间信号传递、执行过程中的延迟等。

（2）机体的血流动力学状况：例如硬膜外间隙阻滞可阻断交感神经使外周血管扩张和组织血流量增加，所以对丙泊酚的摄取也相应增加，使实测的血药浓度偏低；同时因为血管扩张导致中央室分布容积增大，导致实测的血药浓度偏低。

（3）血药浓度本身：高浓度丙泊酚对肝脏血流的抑制作用较大，药物摄取和代谢降低，TCI 系统的实测的药物浓度可高于预测的药物浓度；相反，低浓度丙泊酚，可使 TCI 系统实测的药物浓度低于预期的药物浓度。

（4）术中大量失血或快速大量输液：可引起丢失或稀释而使丙泊酚的血药浓度出现意想不到的降低。

三、靶控输注技术的临床应用

（一）静脉麻醉诱导与维持

TCI 技术在临床麻醉中已得到了广泛的应用。除了丙泊酚麻醉外，还用于巴比妥类药物、阿片类、咪达唑仑和氯胺酮等的麻醉和诱导，使这些麻醉更平稳，苏醒迅速。应用 TCI 系统的步骤及注意事项：①首先要将输注泵连接电源，选择合适的输液器，配好药液，连接好输液导管，要对输液导管进行预充和排气，正确放置输液器。②打开靶控输液泵的电源，判断输液泵能否通过自检。③打开输入界面，输入注射器的型号，选择血浆靶控或者效应部位靶控输注方式，输入药物的名称、浓度等，患者的性别、年龄、身高、体重等资料。④根据患者的病理生理状况，麻醉需要，手术需要，输入合适的诱导浓度和诱导时间。⑤开始输注药物，要根据患者自身状况，手术需要，及时改变药物浓度，以维持合适的麻醉深度。⑥输注过程中要经常检查导管是否脱落，输注泵有无报警，药液是否充足。

1. TCI 静脉麻醉诱导　TCI 静脉诱导操作十分简便，麻醉医师主要是确定一个适宜患者个体的靶浓度。表 6-7 和表 6-8 提供了丙泊酚和芬太尼类药物的麻醉诱导靶浓度的参考数据。但实际应用时主要还是依靠麻醉医生的临床经验来确定。

表 6-7　丙泊酚诱导和维持麻醉所需血药浓度

	浓度窗（μg/ml）
诱导和插管	
未有麻醉前药	6~9
用麻醉前药	3.0~4.5
维持	
合用 N_2O	2~5, 3~7
合用阿片类药	2~4, 4~7
合用 O_2	6~9, 8~16

续 表

	浓度窗（μg/ml）
恢复满意通气	1～2
镇静	0.1～1.5, 1～2

表6-8 芬太尼类药诱导和维持麻醉所需血药浓度（ng/ml）

	芬太尼	阿芬太尼	舒芬太尼
诱导和插管			
合用硫喷妥钠	3～5	250～400	0.4～0.6
合用 N_2O	8～10	400～750	0.8～1.2
维持			
合用 N_2O 和挥发性麻醉药	1.5～4.0	100～300	0.25～0.50
合用 N_2O	1.5～10.0	100～750	1.25～10.0
合用 O_2	15～60	1 000～4 000	2～8, 10～60
恢复满意通气	1.5	125	0.25

　　许多因素都能影响到诱导时所需要的靶浓度：①联合诱导：联合诱导时，两种或多种不同麻醉药物联合应用，以达到作用相加或协同的目的，从而可以减少麻醉药各自的用量，减轻可能产生的不良反应。输注丙泊酚前5min给予咪达唑仑0.03mg/kg能够使患者意识消失所需靶浓度降低55%。辅以阿片类药也可以降低诱导时所需丙泊酚靶浓度。丙泊酚输注前5min给予芬太尼2μg/kg，能够降低患者意识消失所需丙泊酚效应室靶浓度的19%。而血浆浓度为3ng/ml的芬太尼可以降低近40%丙泊酚 CP_{50} 值。因此在应用联合诱导时，TCI丙泊酚的靶浓度应适度降低。②年龄是另一个重要的影响因素。比较意识消失所需的丙泊酚靶浓度，在50%患者中40岁较20岁患者降低约为40%。从20岁以后，意识消失所需的效应室丙泊酚靶浓度每10年下降0.24μg/ml。③患者麻醉前ASA分级不同明显影响TCI靶浓度。

　　在麻醉诱导时，达到设定靶浓度所需要的时间也相当重要。早先报道的靶浓度是由TCI 1 200ml/h的输注速率（Flash模式）决定的。但是，来自手控操作方面的资料显示：丙泊酚用量以及呼吸和循环抑制发生率与输注速度成正比，尤见于老年患者。一些Diprifusor系统允许调节诱导时间（Gradual模式），更有利于老年或体弱患者。

　　丙泊酚TCI静脉诱导意识消失所需的时间长短与所选的靶浓度有关。来自国内的经验，将丙泊酚诱导靶浓度分别设置为4μg/ml、5μg/ml、6μg/ml三组，在与咪达唑仑（0.02mg/kg）和芬太尼（2μg/kg）联合诱导下，意识消失所需时间随所设靶浓度的增高而减少。意识消失时三组患者的效应室浓度都尚未达到预定靶浓度，均小于3μg/ml而丙泊酚的用量三组大体相近，BIS也均降至60左右。3min后行气管插管，此时三组效应室浓度已接近该组的预设靶浓度，BIS也降至45左右。尽管三组效应室浓度不同，但是三组均无气管插管的心血管反应（血压、心率）。

　　2. TCI静脉麻醉维持　以双泵控制给药的方法复合应用丙泊酚和短效麻醉性镇痛药，可以满意的进行全凭静脉复合麻醉。Vuyk根据药效学之间的相互作用，研究了既维持合适的麻醉深度又保持良好的苏醒过程的丙泊酚与阿片类药物手工输注的最佳浓度组合。

　　在麻醉过程中，手术的伤害性刺激程度在手术中并非一成不变的，不同程度的伤害性刺激，如气管插管、切皮等，所需的血浆靶浓度也不同。TCI系统只能帮助你计算和快速达到你所选定的靶浓度，术中伤害性刺激的变化，患者的反应性变化，都要麻醉师随时观察，及时调整靶浓度。表6-9列出手术中不同条件下常用静脉麻醉药所需的血浆浓度范围。应该注意的是，提前预防性改变靶浓度来对抗伤害性刺激，比伤害性刺激后机体出现反应才处理要平稳得多，对机体的干扰和影响也小的多。

表 6-9 外科手术时所需的麻醉药血浆浓度

药物	切皮	大手术	小手术	自主呼吸	清醒	镇痛或镇静
阿芬太尼 (ng/ml)	200~300	250~450	100~300	<200~250	—	50~100
芬太尼 (ng/ml)	3~6	4~8	2~5	<1~2	—	1~2
舒芬太尼 (ng/ml)	1~3	2~5	1~3	<0.2	—	0.02~0.2
瑞芬太尼 (ng/ml)	4~8	4~8	2~4	<1~3	—	1~2
丙泊酚 (μg/ml)	2~6	2.5~7.5	2~6		0.8~1.8	1.0~3.0
依托咪酯 (ng/ml)	400~600	500~1 000	300~600		200~350	100~300
氯胺酮 (μg/ml)	—	—	1~2		—	0.1~1.0
咪达唑仑 (ng/ml)	—	50~250 (与阿片类合用)	50~250 (与阿片类合用)		150~200, 20~70 (与阿片类合用)	40~100

（二）术后镇痛与镇静

TCI 技术已广泛应用于镇静和术后镇痛，例如门诊手术、局部麻醉和神经阻滞、椎管内麻醉、介入手术、内镜检查和治疗、无痛人流等的镇静，以及术后疼痛、癌痛、顽固性疼痛（如带状疱疹）等的镇痛。

1. 无痛人流手术 TCI 技术在无痛人流手术中得到了广泛应用。丙泊酚血浆靶浓度 6μg/ml，或者丙泊酚血浆靶浓度为 3.5~4.0μg/ml 复合瑞芬太尼血浆靶浓度为 1.8~2.0ng/ml，都可以使患者生命体征平稳，抑制了机体应激反应等不良反射，手术中平静无体动，而药量及呼吸抑制并没有明显增加，苏醒最快，术中无知晓，术后平卧 30min 后均可自行穿衣及行走。

2. 内镜检查及治疗 余淑珍等报道，在 BIS 监测指导下丙泊酚 TCI 用于无痛胃镜检查，麻醉效果好、苏醒快、血流动力学稳定，减少丙泊酚用量、无不良反应，具有安全性、有效性和可行性。丙泊酚和瑞芬太尼的初始血浆靶浓度分别为 4~6μg/ml 和 1.2~2.0ng/ml。在 BIS 监测指导下调整血浆靶浓度。BIS 值降至 65~50 时开始置镜，并维持到十二指肠降部；血压波动范围小于 10%，无低血压，说明对血流动力学有一定的抑制作用。麻醉不宜过深，年轻体壮者选 BIS 55~50 为佳，年老体弱者选 BIS 65~60 即可，中年、体质中等者可选 BIS 60~55。此外，检查中呼吸变慢变浅，提示对呼吸的抑制须引起足够的重视，持续面罩吸氧、托起下颌，可防止短时间内 SpO₂ 下降。

3. ICU 患者的镇静 在外科 ICU 机械通气患者中进行镇静，丙泊酚起始目标血药浓度 0.5μg/ml，以 0.5~2.0μg/ml 为目标血药浓度维持目标镇静深度（Ramsay 镇静评分 2~5 分），辅以舒芬太尼 2~5μg/h 的输注速率镇痛，不但容易控制镇静和维持适度镇静深度，而且可以减少恶心、呕吐的发生。将咪哒唑仑 TCI 镇静系统应用于需机械通气的 ICU 老年患者亦取得较好的效果。咪哒唑仑初始靶血药浓度设定为 60ng/ml。每隔 30min 用 Ramsay 镇静评分（4~5 分）评估镇静深度，如达不到或超过镇静深度，则每次增加或减少 20ng/ml 的靶血药浓度速度，直至达到理想的镇静深度。匀速输入芬太尼镇痛，负荷量 0.4μg/kg，维持速度为 0.8μg/（kg·h）。

4. 介入诊疗的镇静 越来越多的情况需要麻醉医生在手术室以外对介入性检查或治疗提供支持，例如对患者提供合适且安全的镇静。Irwin 将 TCI 技术和患者自控镇静技术结合起来研究。在该项试验中丙泊酚的起始靶浓度为 1μg/ml，患者通过一次按压可增加 0.2μg/ml，锁定时间为 2min，最大允许靶浓度为 3μg/ml，如果患者在 6min 内没有按压，系统自动将靶浓度减少 0.2μg/ml。研究结果表明，最适合镇静的丙泊酚平均靶浓度为 0.8~0.9μg/ml。该技术起效和恢复迅速、安全可靠。但是个体差异很大，并不能保证对所有患者只提供镇静，因此麻醉医生仍然有必要进行仔细的临床观察以确保患者的安全。

5. TCI 和镇痛　术后利用 TCI 技术输注镇痛药为患者提供了一个合理的方法来延续术中的镇痛效应。第一个将 TCI 技术用于术后镇痛的报到是对 14 例接受主动脉手术的患者输注阿芬太尼。阿芬太尼的浓度以提供满意的镇痛为标准，同时又不抑制呼吸。浓度的调节由护士来完成，每次根据患者的需要及实际情况来增加或减少 5ng/ml。用于镇痛的 TCI 系统平均使用时间为 39h，患者在 96% 的时间内感觉无痛或轻微疼痛。阿芬太尼的平均血药浓度为：71ng/ml（34～150ng/ml）。Schraag 等研究了瑞芬太尼用于术后患者 TCI – PCA（按压 PCA 键，增加瑞芬太尼血浆靶控浓度 0.2ng/ml）镇痛的临床效果，结果显示瑞芬太尼的平均有效镇痛浓度为 2.02ng/ml，患者对镇痛效果满意，副反应主要为恶心（26.6%）、呕吐（10%），无呼吸抑制和低氧血症发生。由于不同病理生理状况、不同种族和不同地区人群的药代动力学和药效学差异较大，各种药动学参数和应用软件都存在不同的执行误差，故临床应用尚不成熟。

（三）在老人和儿童患者中的应用

整合到 Diprifusor 中的参数主要是源于并适合年轻成年人。药代学随年龄的增长出现以下变化：中央室容积、体重指数以及代谢清除率降低。输注速率应随着年龄而降低。年龄对 ke0 值影响不大。但是有些文献对年龄在多大程度上影响效应浓度还存在争议。就阿片类药物而言。人体对阿片药物的敏感性随年龄的增加而增强，但是这是源于药代学及药效学两方面的影响。

Diprifusor 并没有将年龄作为一个考虑因素，因此老年人在使用 Diprifusor 时，诱导、维持及苏醒所需的靶浓度应予以减少。在这类患者，Diprifusor 最为突出的优势是减慢诱导速度和易于控制。

目前已有将 TCI 技术用于儿童的报道；可用的药代模型主要是针对丙泊酚和阿芬太尼。儿童的丙泊酚药代学有一定改动，主要是增加了体重相关的分布容积和药物的清除率。药代参数的执行性能与成人类似，而所需的输注速率和靶浓度要高于成人。Diprifusor 不能用于 15 岁以下的儿童。

四、TCI 技术的优缺点

TCI 技术的优点：

（1）可以快速而平稳地达到要求的麻醉深度（血浆靶浓度或效应室靶浓度），并能恒定地维持或根据需要调整这个浓度，因此在麻醉诱导时血液动力学平稳、术中麻醉深度易于调节、手术结束停药后可以预测患者的苏醒和恢复时间。

（2）可以选择以血浆浓度或效应室浓度为目标进行靶控，临床效果相似，但后者的诱导和清醒速度应快于前者。

（3）靶控输注方法使用简便精确、可控性好。只要确定了使用药物、所需靶控浓度、输入患者的年龄、性别、体重后，一切都由电脑泵完成，只需根据患者的反应调整靶浓度即可。

（4）因群体参数用在个体，靶控浓度与血浆实际浓度存在个体偏差，但这个偏差比个体的药效学反应差异要小的多，因此不会明显影响使用。而且靶浓度与血浆实际浓度成正比关系，这非常有利于指导控制麻醉深度。

TCI 技术的缺点：

（1）实施 TCI 技术需要专门的输注泵以及掌握相关技术的从业人员，因此限制了 TCI 技术的推广。

（2）TCI 技术是建立在群体药代动力学参数，群体与个体之间的药代动力学参数仍存在一定的差异，因此不同药物的药理学以及不同患者的不同病理生理状态的个体化管理做的尚不够完善。

（3）由于同时监测镇静、镇痛和肌松、应激反应的设备缺乏，监测麻醉深度的指标还不完善，闭环系统用于麻醉给药控制仍受限制。

（4）目前的 TCI 系统多是采用国外的药代动力学参数，由于人种的差异，对于国人来说并不完全适用，有待于建立在国人药代动力学参数基础上的 TCI 输注系统的开发。

（王少超）

第七章

复合麻醉技术

第一节　复合麻醉技术的分类

狭义的复合麻醉（combined anesthesia）曾经又被称为平衡麻醉（balanced anesthesia），是指在同一麻醉过程中为了达到理想的麻醉状态而同时或先后使用两种或两种以上的麻醉药物。复合麻醉与联合麻醉（associated anesthesia）不同，后者是指在同一麻醉过程中同时或先后采用两种或两种以上的麻醉技术。广义的复合麻醉包括狭义的复合麻醉和联合麻醉的定义，即在同一麻醉过程中，为了达到满意的麻醉效果而同时或先后使用两种或两种以上的麻醉药物或（和）麻醉技术，最常见的有吸入与静脉复合全身麻醉、局部麻醉复合全身麻醉以及不同局部麻醉的复合。

一、复合局部麻醉技术

利用不同局部麻醉技术的优点，可形成多种不同的复合方式，临床常见的不同局部麻醉技术的复合包括：①蛛网膜下隙联合硬脊膜外腔麻醉（combined spinal and epidural anesthesia，CSEA）：主要用于膈肌平面以下部位的手术，其中以下腹部、下肢、盆腔、会阴部手术为主。②硬脊膜外腔复合区域神经阻滞麻醉：多用于手术引起内脏牵拉反射或硬脊膜外腔麻醉效果不佳时的辅助方法。例如硬膜外阻滞下行胆囊切除术，出现严重的胆心反射时，联合胆囊颈部的局部浸润麻醉；硬膜外麻醉下，妇科子宫颈操作时出现迷走反射时，联合阴部神经阻滞等。③硬脊膜外腔复合局部浸润麻醉：多用于硬脊膜外腔阻滞麻醉不够完善或尚未完全显效时，或患者病情危重而又不宜在硬膜外腔内注入足够剂量的局部麻醉药时使用。④神经阻滞麻醉复合表面麻醉：常见于眼科麻醉。⑤神经阻滞复合区域阻滞麻醉：例如上肢手术行臂丛阻滞效果欠佳时，可联合区域阻滞。

二、局部麻醉复合全身麻醉技术

局部麻醉根据局部麻醉药作用的周围神经范围，分为表面麻醉、局部浸润麻醉、区域阻滞、椎管内阻滞，根据需要，静脉或吸入全身麻醉可以单独或联合与这些非全身麻醉方法复合，形成连续硬膜外麻醉与静吸复合麻醉复合、连续硬膜外麻醉与静脉全身麻醉复合、连续硬膜外麻醉与吸入全身麻醉复合、神经阻滞与吸入全身麻醉复合、神经阻滞与静脉全身麻醉复合等多种麻醉方法，临床上最常见的是硬膜外麻醉与全身麻醉复合。

三、静吸复合全身麻醉技术

根据诱导和维持时使用的麻醉方法，可分为静脉麻醉诱导、吸入麻醉维持，吸入麻醉诱导、静脉麻醉维持，静脉麻醉诱导、静吸复合麻醉维持；静吸复合诱导、静吸复合维持等多种方法。临床上常用静脉麻醉诱导、静吸复合麻醉或吸入麻醉维持。随着吸入麻醉药物的进步，吸入麻醉诱导或复合麻醉诱导的使用也在日益增多。

（李德占）

— 124 —

第二节 复合麻醉的特点

一、复合麻醉的优缺点

复合麻醉不仅可避免单一麻醉方法所致的用药量大、麻醉效果不满意、不良反应多、肌肉松弛作用难以达到满意暴露术野等问题，使麻醉过程达到镇痛、遗忘、肌肉松弛、自主反射抑制、生理功能稳定的满意水平，还充分利用各种麻醉药物和技术的优点，避免或减轻各自的缺点和不足，从而大大提高围手术期的安全性。

（一）复合麻醉的优点

复合麻醉的主要目的在于充分利用不同麻醉方法和药物的优点，避免各自的缺点，以维持手术过程中患者的生理功能的稳定，因此具体不同麻醉方法或药物的复合又各自具有其优点，但总的说来复合麻醉具有以下优势：

（1）镇痛、镇静、催眠、遗忘等麻醉效果更完善。

（2）更有效地控制疾病、手术、心理等因素造成的应激反应，维持术中稳定的生理功能，以提高患者围手术期的安全性。

（3）麻醉诱导过程更加平稳、安全、可控。

（4）减少各种麻醉药物的用量，从而减少其不良反应。

（5）更好地满足不同手术的要求。

（6）术后苏醒更加平稳、迅速、完全。

（7）其他麻醉与硬膜外麻醉复合，可术后保留硬膜外导管进行术后镇痛。

（8）减少一定的麻醉费用。

（二）复合麻醉的缺点

虽然复合麻醉有以上众多优点，临床应用也十分广泛，但在临床应用中也发现其不少的不足与局限，甚至于使用不当时同样会导致严重后果。

（1）不同麻醉药物复合时，一些无益的药理效应也可能出现协同作用，例如阿片类与苯二氮䓬类、阿片类与丙泊酚复合应用，呼吸和循环抑制更加明显。

（2）不同麻醉方法可能引起的并发症在复合应用时都可能出现，例如所有静脉麻醉和吸入麻醉可能出现的并发症，都可能出现于静吸复合麻醉中。

（3）由于复合用药，复合麻醉的深度判断缺乏肯定性标志，掌握不当可能导致患者术中知晓或延迟苏醒。局部麻醉与全身麻醉复合时，早期局部麻醉药中毒不易被发现。

（4）虽然全身麻醉的复合能使大多数患者的苏醒过程更加平稳和安全，但药物的相互复杂作用可能使苏醒期的临床表现也更趋复杂，比如静脉复合麻醉、静吸复合麻醉时，多种药物阈下剂量的残留作用相互叠加而出现"再抑制"现象。

（5）复合麻醉由于涉及多种麻醉药物、麻醉方法的复合，而不同麻醉药物、麻醉技术和方法对机体内环境有不同的扰乱，因此在选用复合麻醉药物和剂量、麻醉管理等方面对麻醉医师有较高的要求。

（6）基于上述原因，复合麻醉时要求麻醉医师更全面监控患者的生命体征和麻醉深度，因此对麻醉硬件设施要求较一般麻醉方法高。

二、复合麻醉的应用原则

复合麻醉的优点突出，其发展是现代麻醉向理想麻醉迈进的重要方式。但如前所述，各种麻醉药物、麻醉方法的复合也使麻醉本身更趋复杂化，应用不当将会导致严重后果，因此，在实施过程中应遵循一定的原则。

（一）优化复合麻醉方法

不同的麻醉方法具有各自的优缺点，不同麻醉方法复合目的就是使之相互补充，弥补各自的不足，从而使麻醉效果更加完善。手术部位、手术创伤大小、患者全身情况、外科方面的要求、患者的要求等是不同麻醉方法以何种方法为主进行复合的选择依据。

（二）合理选用麻醉药物和剂量

复合麻醉常常涉及多种麻醉药物，而各种药物具有不同的药代动力学和药效动力学，药物之间又存在比较复杂的相互作用关系。在选用复合麻醉药物时，首先要深刻了解每一种药物的药理学特点，并充分考虑到药物间的协同、相加、拮抗作用以及配伍禁忌，根据患者的病理生理情况和手术的要求选择麻醉药物的种类和剂量。

（三）优化复合用药

复合药物的种数越多，药物之间的相互作用越复杂，对机体的影响就越难以预料，不良反应的可能性也越高，并且在这种情况下，临床表现不典型，将增加判断和处理的困难，影响复合麻醉的安全性和可控性，相对增加患者围手术期间的危险性。在满足手术需要的前提下，原则上应尽量减少用药的种类，避免用药杂乱无章。

（四）准确判断麻醉深度

麻醉深度的分期由于复合用药而缺乏肯定的标志，特别是在复合全身麻醉需要肌松药物作用的情况下更难以判断。因此应根据药物的药动学、药物之间的影响规律，以及循环、脑电的变化情况判断麻醉深度，合理使用麻醉药物，尽可能避免麻醉过深或过浅和由此对患者造成的不利影响。有条件的可以进行药物浓度监测。

（五）加强麻醉管理

复合麻醉可充分利用不同麻醉方法和药物的优点，减少药物的用量，减少不良反应，但复合麻醉时，不同的麻醉方法会引起不同的生理改变，多种麻醉药物的使用更增加了药物代谢的复杂性，药物间的相互作用和影响，可能使药物代谢规律发生改变，甚至出现意外的药物不良反应或累加不良反应。因此应做好麻醉前准备，注重麻醉期间的监护和管理，及时发现问题并予以适当处理，否则可能导致严重后果。

（六）坚持个体化原则

复合麻醉用药复杂，同时可能使用多种麻醉方法，而每位患者的具体情况又不同，所以在实际应用中必须坚持个体化原则，应根据手术部位、创伤大小、患者精神状况、全身一般情况、外科方面的要求等合理选用复合麻醉方式。

（李德占）

第三节　局部麻醉方法的复合

腰硬联合麻醉（CSEA）具有蛛网膜下隙阻滞和硬膜外间隙阻滞的双重特点，既有蛛网膜下隙阻滞起效快、阻滞效果好的优点，也可通过硬膜外置管提供长时间手术麻醉及术后镇痛。

CSEA适用于下腹部的普外科和泌尿外科手术、髋关节手术、下肢手术、妇产科手术、肛门会阴部手术和术后镇痛。硬膜外间隙穿刺部位感染，或全身严重感染的患者不能应用CSEA。活动性凝血障碍不能使用CSEA。高血压、低血容量和心血管疾病患者应该避免应用CSEA。脊髓损伤、缺血或炎症的患者不宜使用CSEA。

CSEA有单点穿刺法和两点穿刺法。单点穿刺法多选择在$L_{2\sim3}$或$L_{3\sim4}$间隙穿刺，先用硬膜外间隙穿刺针进行硬膜外间隙穿刺，进入硬膜外间隙后，使用专用的蛛网膜下隙穿刺针通过硬膜外间隙穿刺针，刺破硬脊膜进入蛛网膜下隙，并注入局部麻醉药物，退出蛛网膜下隙穿刺针后经硬膜外穿刺针进行硬膜外置管。两点穿刺法则是根据手术部位不同来选择某一间隙实施硬膜外间隙穿刺置管，然后再选择 $L_{2\sim3}$ 或 $L_{3\sim4}$ 间隙穿刺实施 CSEA，方法与单点法相同。

（李德占）

第四节　局部麻醉复合全身麻醉

是近年来开展的一类新的麻醉方法，其充分保留了局部和全身麻醉各自的优点，可以在较浅的全身麻醉状态下保持较好的麻醉效果。

一、硬膜外麻醉复合全身麻醉

1. 优点　①硬膜外阻滞可有效地阻断手术伤害性刺激和减缓应急反应，但又是一种不完善的麻醉，常发生迷走神经反射或手术牵拉反射，平面过高可抑制呼吸，肌松效果不理想。静脉或静吸复合全身麻醉可使患者意识消失、顺行性遗忘，能保证有效通气和肌肉松弛效果，全身麻醉达到一定的深度还能有效阻断伤害性刺激引起的不良躯体反应。两者麻醉方法复合，可减少应激反应，提高麻醉质量。②明显减少硬膜外和全身麻醉用药量，减少不良反应。③苏醒快、拔管早，术后躁动发生率低。④方便术后镇痛，避免剧痛对康复的不利影响。⑤有利于术后呼吸功能的维护。⑥术中维持心肌氧供需平衡，对冠心病患者有利。

2. 缺点　①操作较复杂费时。②增加创伤和发生硬膜外阻滞并发症的可能。③麻醉深度掌握不好反而易造成生命体征波动，出现低血压等心血管抑制作用，尤其在全身麻醉诱导前硬膜外局部麻醉药用量掌握不好时。④过度追求"浅麻醉"，有可能造成术中知晓。⑤麻醉期间体液用量增加，可能造成水钠潴留。

3. 适应证　凡是在单纯硬膜外麻醉下能够完成的手术，即颈以下部位的手术均为其适应证，尤其是胸腰段的手术，不仅能保证患者的安全、满足手术的需要，而且取得了良好的临床效果。

4. 禁忌证　绝对禁忌证同硬膜外阻滞。相对禁忌证则包括各种短小手术，不必采用复杂的硬膜外麻醉复合全身麻醉。

5. 操作方法　一般根据手术部位选择相应的脊髓节段进行硬膜外间隙穿刺置管，待穿刺成功或硬膜外间隙注药出现阻滞平面后，再进行全身麻醉的诱导。具体操作方法与单纯硬膜外穿刺、全身麻醉诱导过程相同。

6. 药物的使用

1）局部麻醉药的使用：硬膜外局部麻醉药种类和浓度应根据手术的部位、患者情况、手术对麻醉的要求以及硬膜外麻醉在麻醉维持中的作用而进行选择。如胸外科的肺叶切除、纵隔手术和食管手术等，硬膜外麻醉居次要地位，复合麻醉的主要目的是减少全身麻醉药可能给机体带来的不利影响，同时也有利于术后镇痛，因此可选用肌肉松弛作用相对较弱而时间维持相对较长的局部麻醉药，如较低浓度丁哌卡因（0.250%～0.375%）、罗哌卡因单独或与低浓度利多卡因混合使用。而在硬膜外麻醉起主导作用的中上腹手术，如胃、肝、胆、脾、胰等，复合麻醉的主要目的是利用全身麻醉来消除患者心理精神因素对患者和手术的影响，可按单纯硬膜外麻醉来选用局部麻醉药的种类及浓度。而全身麻醉的维持则只需要满足镇静和耐受气管插管的麻醉深度。

2）全身麻醉药的使用

（1）硬膜外麻醉与静吸全身麻醉复合：按照全身麻醉的要求给予足量的术前抗胆碱药及镇静药。诱导一般采用静脉麻醉药、麻醉性镇痛药和肌肉松弛药，其中麻醉性镇痛药可酌情减少。气管插管后，维持阶段可用吸入复合静脉麻醉药，其吸入麻醉药的浓度和静脉麻醉药的用量可根据心率、血压的情况进行调节。可采用间断吸入或连续低流量吸入方式，复合持续输注、靶控输注或间断输注静脉麻醉药。由于硬膜外麻醉已具有较好的镇痛和肌肉松弛作用，在麻醉维持过程中，镇痛药和肌肉松弛药用量要减少一半以上。对创伤不太大的手术，甚至不追加麻醉性镇痛药。在主要手术步骤完成后，就可以考虑停止全身麻醉药，一般手术结束患者可及时苏醒，此时可安全拔管。

（2）硬膜外麻醉与静脉全身麻醉复合：其基本使用范围与上述方法相同。这种复合麻醉方法可分为气管插管和非气管插管两种情况。气管插管的方法是在麻醉诱导和维持阶段全部使用静脉麻醉药，而不使用吸入麻醉药。非气管插管的方法包括硬膜外麻醉复合神经安定镇痛药和基础麻醉复合硬膜外麻醉。前者一般用于中、下腹部手术，如阑尾炎切除术、肠梗阻肠端切除术或下肢手术等。后者适用于不能配合手术和麻醉的小儿患者，一般先行氯胺酮基础麻醉，再进行硬膜外麻醉，主要用于婴幼儿手术，但目前应用此方法有减少趋势，大多在此基础上置入喉罩。

7. 注意事项

（1）避免全身麻醉诱导与硬膜外麻醉峰效应重叠，以减少对循环功能的抑制，但有时也利用这一点来减轻插管时的心血管反应。在时间较充裕的情况下，应先给予硬膜外试验量，确定有麻醉平面后再实施全身麻醉为佳。

（2）应避免同时追加全身和硬膜外麻醉药，从而避免由此引起的生命体征的波动。

（3）手术过程中应根据病情变化、手术需要等相应调节全身和硬膜外麻醉各自在麻醉过程中的地位。

（4）全身和硬膜外麻醉用药量均相应减少，避免麻醉过深引起苏醒延迟，但同时也要避免麻醉过浅、术中知晓的发生。有研究表明，椎管内神经阻滞也显示有直接镇静效应，能够显著降低同等镇静所需的药量，在保证足够的麻醉深度下，利多卡因椎管内麻醉可降低七氟醚用量的34%；行硬膜外阻滞抑制伤害性刺激所引起的运动反应时所用的利多卡因的量可使七氟醚的 MAC 减少50%。有条件的可运用脑电双频指数（BIS）、脑电非线性指数（ENI）等手段进行麻醉深度监测，从而在保证麻醉需要的前提下减少麻醉药用量。

（5）麻醉诱导和维持方法以及用药不应千篇一律，应根据手术的需要、患者的病理生理特点及变化等灵活使用。

二、其他局部麻醉复合全身麻醉

如臂丛和颈丛神经阻滞等与吸入或静脉全身麻醉复合。常用于局部麻醉效果不佳、患者过度紧张、小儿等患者不能配合时。当给予足够量的静脉或吸入麻醉药后，应注意保持呼吸道通畅，必要时仍应进行气管插管或置入喉罩，以策安全。

（李德占）

第五节　吸入与静脉复合全身麻醉

吸入与静脉复合全身麻醉又称为静吸复合麻醉，如前所述，具体方法有多种。由于静脉麻醉起效快、维持时间短、对呼吸道无刺激性、患者舒适易接受，而吸入麻醉的深度易于控制和管理，故临床上常采用静脉麻醉诱导，吸入麻醉或静吸复合麻醉维持，术前准备与一般的全身麻醉相同。随着七氟醚等新型吸入麻醉药的出现，吸入麻醉诱导或静吸复合诱导在临床上的应用也逐渐增多。

一、麻醉诱导

1. 静脉诱导　一般采用静脉全身麻醉药、麻醉性镇痛药和肌肉松弛药复合，静脉全身麻醉药多为丙泊酚1.5～2.5mg/kg或咪达唑仑0.02～0.05mg/kg。麻醉性镇痛药以芬太尼为主，诱导剂量一般为2～4μg/kg，也可用舒芬太尼、瑞芬太尼、阿芬太尼以及依诺伐等。肌肉松弛药除经典的琥珀胆碱外，维库溴铵、泮库溴铵、罗库溴铵、阿曲库铵等用于静脉麻醉诱导也逐渐增多。这些新型的非去极化肌肉松弛药不仅起效快、效果好、没有去极化肌肉松弛药引起的一系列不良反应，还具有中时效的肌肉松弛效果，因此在临床应用逐渐广泛。

2. 吸入、静吸复合诱导　由于经济费用、操作复杂、患者不易接受等原因，这两种方法在临床应用相对有限，前者主要用于小儿麻醉，后者用于气管插管困难的患者。有研究者观测意识消失时间、诱导期间呼吸暂停发生率、诱导并发症、第一次喉罩插入成功率、患者满意度等指标七氟醚和丙泊酚的诱导效果进行比较，经 Meta 分析后表明，七氟醚和丙泊酚具有相似的诱导效应，但由于七氟醚术后恶心呕吐发生较频繁、患者不满意倾向稍多，丙泊酚作为理想的麻醉诱导药仍然更具优势。

二、麻醉维持

1. 吸入麻醉维持　气管插管后，用吸入麻醉药维持麻醉。一般吸入 1～2MAC 的挥发性麻醉药，常用恩氟烷和异氟烷，吸入浓度为 2%～3%，可同时吸入 50%～66% 的氧化亚氮，麻醉效果更好。目前已有麻醉效能更强、不良反应更小的挥发性麻醉药七氟烷和地氟烷用于临床。

2. 静脉麻醉维持　在麻醉诱导成功后主要依靠静脉麻醉药、麻醉性镇痛药、肌肉松弛药维持麻醉。如吗啡或芬太尼复合麻醉、氯胺酮静脉复合麻醉以及神经安定镇痛麻醉等。目前临床上常用的丙泊酚复合瑞芬太尼进行靶控输注是较为理想的静脉麻醉维持方式。

3. 静吸复合麻醉维持　为目前国内常用的方法之一。此法或以吸入麻醉为主，辅以静脉麻醉或静脉复合麻醉；或以静脉麻醉或静脉复合麻醉为主，辅以吸入麻醉。例如，临床上常用的异氟醚丙泊酚（或咪达唑仑）-芬太尼（或瑞芬太尼）-维库溴铵复合模式中，异氟醚 1%～2% 吸入，丙泊酚 2～4mg/（kg·h）或咪达唑仑，维库溴铵间断静脉注射以维持麻醉。其中异氟醚和丙泊酚使患者意识消失，芬太尼提供镇痛，咪达唑仑可保证患者术中无记忆，维库溴铵使手术区域及呼吸肌肉松弛，从而便于手术和人工呼吸，同时还可通过调节吸入麻醉药的浓度维持适宜的麻醉深度。

三、注意事项

（1）实施静脉复合麻醉，应充分掌握各种麻醉药的药动学、药效学及不良反应，同时还应掌握药物之间的相互作用，根据需要有时避免药物的协同效应，有时利用药物间的拮抗作用，或反之。根据患者的病情及手术要求合理选用不同静吸麻醉的复合方式，尽可能以最少的麻醉药用量达到最完善的麻醉效果，并将各种麻醉药的不良反应控制在最小范围，不能盲目扩大药物的适应证，做到合理、安全用药。

（2）为了确保患者安全，除短小手术、不用肌肉松弛药的手术外，实施静吸复合麻醉时均应进行气管内插管。

（3）静吸复合麻醉时，经典的乙醚麻醉分期已不适用，必须结合多种征象进行综合判断，有条件可应用麻醉深度监测仪，如 BIS、ENI 等。必须确保一定的麻醉深度下使用肌松药，以避免术中知晓的发生。

（4）所有静脉和吸入麻醉可能出现的并发症都可能出现于静吸复合麻醉，因此，应高度警惕各种相关并发症的发生。

（5）静吸复合麻醉时药物的相互作用可能使苏醒期的临床表现更为复杂，应严格把握气管内导管的拔管指征，警惕多种药物残留作用叠加而至"再抑制"现象。

（6）为了使麻醉维持和苏醒衔接紧密，应根据各种药物的药效学特点及时停用长效的药物，而改用七氟烷、地氟烷、氧化亚氮、丙泊酚、瑞芬太尼等苏醒迅速的麻醉药，手术结束时再停用这些短效药物，使患者迅速而平稳地苏醒。

（李德占）

第八章

局部麻醉与神经阻滞

第一节　概述

局部麻醉也称部位麻醉（regional anesthesia），是指在患者神志清醒状态下，局部麻醉药应用于身体局部，使机体某一部分的感觉神经传导功能暂时被阻断，运动神经传导保持完好或同时有程度不等的被阻滞状态。这种阻滞应完全可逆，不产生明显的组织损害。局部麻醉优点在于简便易行、安全性大、患者清醒、并发症少和对患者生理功能影响小。

成功地完成一项局部麻醉，要求麻醉医师掌握局部解剖结构及局部麻醉药药理学知识，并能熟练进行各项局部麻醉操作，另一方面，麻醉医师应加强与患者的沟通，在麻醉前给患者介绍此类麻醉的优缺点，选用的原因及操作步骤，使患者有充分思想准备，从而能够更好配合。

一、局部麻醉分类

常见的局部麻醉有表面麻醉（topical anesthesia）、局部浸润麻醉（infiltration anesthesia）、区域阻滞（field block）、神经阻滞（nerve blockade）四类。后者又可分为神经干阻滞、硬膜外阻滞及蛛网膜下隙神经阻滞。静脉局部麻醉（intravenous regional anesthesia）是局部麻醉另一种形式。整形科医师在吸脂术中应用的肿胀麻醉（tumescent anesthesia）实际上也是一种局部麻醉技术。

二、局部麻醉的特征

局部麻醉与全身麻醉相比，局部麻醉在某些方面具有其独特的优越性。首先，局部麻醉对神志没有影响；其次，局部麻醉还可起到一定程度的术后镇痛的作用；此外，局部麻醉还有操作简便、安全、并发症少、对患者生理功能影响小、可阻断各种不良神经反应、减轻手术创伤所致的应激反应及恢复快等优点。

但是临床上局部麻醉与全身麻醉往往相互补充，我们不能把这两种麻醉方式完全隔离开来，而应该视之为针对不同患者所采取的具有个性化麻醉方案的一部分。如对于小儿、精神病或神志不清患者，不宜单独使用局部麻醉完成手术，必须辅以基础麻醉或全身麻醉；而局部麻醉也可作为全身麻醉的辅助手段，增强麻醉效果，减少全身麻醉药用量。

三、术前用药及监测

（一）术前用药

局部麻醉前用药主要包括镇静催眠药、镇痛药，抗组胺药及抗胆碱能药等。其主要目的在于消除患者紧张情绪；减轻操作时的不适感，尤其在置入穿刺针、寻找异感或使用神经刺激仪时；镇静催眠使患者遗忘掉围手术期经历；并可提高局部麻醉药惊厥阈值。

常规镇静剂量的苯二氮䓬类药物及巴比妥类药物并不能达到提高惊厥阈的效果，只有当其剂量足以使神志丧失时方能达到此目的，但此时常出现呼吸、循环抑制，并可能掩盖局部麻醉药试验剂量反应及局部麻醉药（如丁哌卡因）心脏毒性的早期症状。

（二）监测

局部麻醉下患者需要与全身麻醉相同的监测手段，诸如 ECG、无创血压计及脉搏氧饱和度仪。更重要的是注意观察潜在局部麻醉药中毒症状，麻醉医师在用药后应经常与患者交谈以判断患者精神状态，并始终保持高度警觉。同时也应监测阻滞范围，尤其是椎管内注射神经毁损性药物时。

四、设备

局部麻醉需要准备好穿刺用品及抢救用品。穿刺用品主要包括消毒液、敷料、穿刺针、注射器、局部麻醉药液、神经刺激仪及连接穿刺针与注射器的无菌连接导管。若须连续阻滞，尚需准备专用穿刺针及其相配的留置导管。抢救用品包括简易呼吸器、面罩、吸引器、通气道、气管导管、喉镜及抢救药品。

（一）穿刺针（图 8 - 1）

穿刺针长度与阻滞部位深度有关，穿刺针粗细则与穿刺时疼痛和组织损伤等有关，为减轻穿刺时疼痛，尽量选用细的穿刺针，同时短斜面穿刺针较长斜面穿刺针损伤神经概率小。尚有一种绝缘鞘穿刺针在神经刺激仪定位时使用。

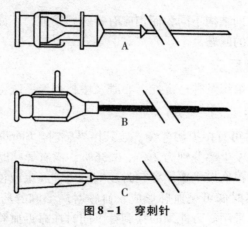

图 8 - 1　穿刺针

（二）神经刺激仪

1. 机制　神经刺激仪是利用电刺激器产生脉冲电流传送至穿刺针，当穿刺针接近混合神经时，就会引起混合神经去极化，而其中运动神经较易去极化出现所支配肌肉颤搐，这样就可以通过肌颤搐反应来定位，不必通过穿刺针接触神经产生异感来判断。

2. 组成　包括电刺激器、穿刺针、电极及连接导线（图 8 - 2）。

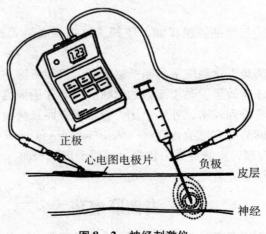

图 8 - 2　神经刺激仪

（1）电刺激器：电刺激器要求电压安全、电流稳定、性能可靠。理想的电刺激器采用直流电，输出电流在0.1～10.0mA间，能随意调节并能精确显示数值，频率为0.5～1.0Hz。

（2）两个电极：负极通常由鳄鱼夹连接穿刺针，使用前须消毒，正极可与心电图电极片连接，粘贴于肩或臀部。

（3）穿刺针：最好选用带绝缘鞘穿刺针，以增强神经定位的准确性，一般穿刺针亦可应用。

3. 定位方法　神经刺激仪用于神经定位时和常规神经阻滞一样须摆放体位、定位、消毒铺巾，进针后接刺激器。开始以1mA电流以确定是否接近神经，1mA电流可使距离1cm范围内的运动神经去极化，然后调节穿刺针方向、深度及刺激器电流，直至以最小电流（0.3～0.5mA）产生最大肌颤搐反应，说明穿刺针已接近神经，此时停针，回抽注射器无血和液体后注入2ml局部麻醉药，若肌颤搐反应减弱或消失，即得到进一步证实。如果注药时伴有剧烈疼痛提示有可能为神经内注射，此时应退针并调整方向。

4. 适用范围　神经刺激器多用于混合神经干定位，除可用于一般患者外，更适用于那些不能合作及反应迟钝的患者，但操作者仍须掌握局部解剖及操作技巧，以确定穿刺部位及穿刺方向，只有在穿刺针接近神经时神经刺激仪才能帮助定位。

五、局部麻醉并发症

每一种局部麻醉方法因其解剖结构不同，而相应有特殊并发症，下面主要介绍使用穿刺针穿刺及注射局部麻醉药而引起的具有共性的问题。

（一）局部麻醉药的不良反应

主要涉及局部麻醉药过敏、组织及神经毒性、心脏及中枢神经系统毒性反应。

（二）穿刺引起的并发症

1. 神经损伤　在进行穿刺时可直接损伤神经，尤其伴异感时。Slender（1979）及Winchell（1985）报道经腋路臂丛阻滞时神经损伤发生率分别为2%和0.36%，而有异感时发生率更高。使用短斜面穿刺针及神经刺激仪定位可减少神经损伤发生率。穿刺时还应避免神经束或神经鞘内注射。

2. 血肿形成　周围神经阻滞时偶可见血肿形成，血肿对局部麻醉药扩散及穿刺定位均有影响，因而在穿刺操作前应询问出血史，采用尽可能细的穿刺针，同时在靠近血管丰富部位操作时应细心。

3. 感染　操作时无菌原则不严格或穿刺经过感染组织可将感染进一步扩散，因此有局部感染应视为局部麻醉禁忌证。

（王言武）

第二节　表面麻醉

将渗透作用强的局部麻醉药与局部黏膜接触，使其透过黏膜而阻滞浅表神经末梢所产生的无痛状态，称为表面麻醉。

表面麻醉使用的局部麻醉药难以达到皮下的痛觉感受器，仅能解除黏膜产生的不适，因此表面麻醉只能在刺激来源于上皮组织时才有效果。黏膜细胞的指状突起与邻近细胞交错形成功能性表面，局部麻醉药容易经黏膜吸收；皮肤细胞排列较密，外层角化，吸收缓慢而且吸收量少，故表面麻醉通常只能在黏膜上进行。但一种复合表面麻醉配方恩纳软膏（eutectic mixture of local anesthetics，EMLA）为5%利多卡因和5%丙胺卡因盐基混合剂，皮肤穿透力较强，可用于皮肤表面，可以减轻经皮肤静脉穿刺和置管的疼痛，也可用于植皮，但镇痛完善需45～60min。

一、表面麻醉药

目前应用于表面麻醉的局部麻醉药分两类：羟基化合物和胺类。

临床上应用的羟基化合物类表面麻醉药是芳香族和酯类环族醇，如苯甲醇、苯酚、间苯二酚和薄荷醇等，制成洗剂、含漱液、乳剂、软膏和铵剂，与其他药物配伍用于皮肤病、口腔、肛管等治疗，与本章表面麻醉用于手术、检查和治疗性操作镇痛的目的并不一致。

本章讨论的胺类表面麻醉药，分为酯类和酰胺类。酯类中有可卡因、盐酸己卡因（cyclaine）、苯佐卡因（benzocaine）、对氨基苯甲酸酯（butamben）和高水溶性的丁卡因（tetracaine）。酰胺类包括地布卡因（dibucaine）和利多卡因（lidocaine）。另外尚有既不含酯亦不含酰胺的达克罗宁（dyclonine）和盐酸丙吗卡因（pramoxine）。达克罗宁为安全的可溶性表面麻醉药，刺激性很强，注射后可引起组织坏死，只能作表面麻醉用。

混合制剂 TAC（tetracaine，adrenaline，cocaine）可通过划伤的皮肤而发挥作用，由 0.5% 丁卡因，10.0%~11.8% 可卡因，加入含 1：200 000 肾上腺素组成，在美国广泛用于儿童皮肤划伤须缝合时的表面麻醉，成人最大使用安全剂量为 3~4ml/kg，儿童为 0.05ml/kg。TAC 不能透过完整皮肤，但能迅速被黏膜所吸收而出现毒性反应。为避免毒性反应及成瘾性，研究不含可卡因的替代表面麻醉剂，发现丁卡因－去氧肾上腺素的制剂与 TAC 一样可有效用于皮肤划伤。

表面麻醉用的局部麻醉药较多，但常见表面麻醉药主要有以下几种（表 8-1）。

表 8-1　常见的表面麻醉药

局部麻醉药	浓度	剂型	使用部位
利多卡因	2%~4%	溶液	口咽、鼻、气管及支气管
	2%	凝胶	尿道
	2.5%~5.0%	软膏	皮肤、黏膜、直肠
	10%	栓剂	直肠
	10%	气雾剂	牙龈黏膜
丁卡因	0.5%	软膏	鼻、气管、支气管
	0.25%~1.00%	溶液	眼
	0.25%	溶液	
EMLA	2.5%	乳剂	皮肤
TAC	0.5% 丁卡因，11.8% 可卡因及 1：200 000 肾上腺素	溶液	皮肤

二、操作方法

（一）眼科手术

角膜的末梢神经接近表面，结合膜囊可存局部麻醉药 1~2 滴，为理想的给药途径。具体方法为患者平卧，滴入 0.25% 丁卡因 2 滴，嘱患者闭眼，每 2min 重复滴药 1 次，3~5 次即可。麻醉作用持续 30min，可重复应用。

（二）鼻腔手术

鼻腔感觉神经来自三叉神经的眼支，它分出鼻睫状神经支配鼻中隔前 1/3；筛前神经到鼻侧壁；蝶腭神经节分出后鼻神经和鼻腭神经到鼻腔后 1/3 的黏膜。筛前神经及鼻神经进入鼻腔后部位于黏膜之下，可被表面麻醉所阻滞。

方法：用小块棉布先浸入 1：1 000 肾上腺素中，挤干后再浸入 2%~4% 利多卡因或 0.5%~1.0% 丁卡因中，挤去多余局部麻醉药，然后将棉片填贴于鼻甲与鼻中隔之间约 3min。在上鼻甲前庭与鼻中隔之间再填贴第二块局部麻醉药棉片，待 10min 后取出，即可行鼻息肉摘除，鼻甲及鼻中隔手术。

（三）咽喉、气管及支气管表面麻醉

声襞上方的喉部黏膜、喉后方黏膜及会厌下部的黏膜，最易诱发强烈的咳嗽反射。喉上神经侧支穿

过甲状舌骨膜，先进入梨状隐窝外侧壁，最后分布于梨状隐窝前壁内侧黏膜上，故梨状隐窝处施用表面麻醉即可使喉反射迟钝。

软腭、腭扁桃体及舌后部易引起呕吐反射，此处可以使用喷雾表面麻醉，但应控制局部麻醉药用量，还应告诫患者不要吞下局部麻醉药，以免吸收后发生毒性反应。咽喉及声带处手术，施行喉上神经内侧支阻滞的方法是：用弯喉钳夹浸入局部麻醉药的棉片，慢慢伸入喉侧壁，将棉片按入扁桃体后梨状隐窝的侧壁及前壁 1min，恶心反射即可减轻，可行食管镜或胃镜检查。

咽喉及气管内喷雾法是施行气管镜、支气管镜检查，或施行气管及支气管插管术的表面麻醉方法。先令患者张口，对咽部喷雾 3 ~ 4 下，2 ~ 3min 后患者咽部出现麻木感，将患者舌体拉出，向咽喉部黏膜喷雾 3 ~ 4 下，间隔 2 ~ 3min，重复 2 ~ 3 次。最后用喉镜显露声门，于患者吸气时对准声门喷雾，每次 3 ~ 4 下，间隔 3 ~ 4min，重复 2 ~ 3 次，即可行气管镜检或插管。

另一简单方法是在患者平卧头后仰时，在环状软骨与甲状软骨间的环甲膜做标记。用 22G 3.5cm 针垂直刺入环甲膜，注入 2% 利多卡因 2 ~ 3ml 或 0.5% 丁卡因 2 ~ 4ml。穿刺及注射局部麻醉药时嘱患者屏气、不咳嗽、吞咽或讲话，注射完毕鼓励患者咳嗽，使药液分布均匀。2 ~ 5min 后，气管上部、咽及喉下部便出现局部麻醉作用。

（四）注意事项

（1）浸渍局部麻醉药的棉片填敷于黏膜表面之前，应先挤去多余的药液，以防吸收过多产生毒性反应。填敷棉片应在头灯或喉镜下进行，以利于正确放置。

（2）不同部位的黏膜吸收局部麻醉药的速度不同：一般说来在大片黏膜上应用高浓度及大剂量局部麻醉药易出现毒性反应，重者足以致命。根据 Adriani 及 Campbell 的研究，黏膜吸收局部麻醉药的速度与静脉注射相等，尤以气管及支气管喷雾法局部麻醉药吸收最快，故应严格控制剂量，否则大量局部麻醉药吸收后可抑制心肌，患者迅速虚脱，因此事先应备妥复苏用具及药品。

（3）表面麻醉前可注射阿托品，使黏膜干燥，避免唾液或分泌物妨碍局部麻醉药与黏膜的接触。

（4）涂抹于气管导管外壁的局部麻醉药软膏最好用水溶性的，应注意其麻醉起效时间至少需 1min，所以不能期望气管导管一经插入便能防止呛咳，于清醒插管前，仍须先行咽、喉及气管黏膜的喷雾表面麻醉。

（王言武）

第三节　局部浸润麻醉

沿手术切口线分层注射局部麻醉药，阻滞组织中的神经末梢，称为局部浸润麻醉。

一、常用局部麻醉药

根据手术时间长短，选择应用于局部浸润麻醉的局部麻醉药，可采用短时效（普鲁卡因或氯普鲁卡因）、中等时效（利多卡因、甲哌卡因或丙胺卡因）或长时效局部麻醉药（丁哌卡因或依替卡因）。表 8 - 2 简介了各时效局部麻醉药使用的浓度、最大剂量和作用持续时间。

表 8 - 2　局部浸润麻醉常用局部麻醉药

	普通溶液			含肾上腺素溶液	
	浓度（%）	最大剂量（mg）	作用时效（min）	最大剂量（mg）	作用时效（min）
短时效：					
普鲁卡因	1.0 ~ 2.0	500	20 ~ 30	600	30 ~ 45
氯普鲁卡因	1.0 ~ 2.0	800	15 ~ 30	1 000	30
中时效：					
利多卡因	0.5 ~ 1.0	300	30 ~ 60	500	120

续 表

	普通溶液			含肾上腺素溶液	
	浓度（%）	最大剂量（mg）	作用时效（min）	最大剂量（mg）	作用时效（min）
甲哌卡因	0.5~1.0	300	45~90	500	120
丙胺卡因	0.5~1.0	350	30~90	550	120
长时效：					
丁哌卡因	0.25~0.50	175	120~240	225	180~240
罗哌卡因	0.2~0.5	200	120~240	250	180~240
依替卡因	0.5~1.0	300	120~180	400	180~410

二、操作方法

取24~25G皮内注射针，针头斜面紧贴皮肤，进入皮内以后推注局部麻醉药液，造成白色的橘皮样皮丘，然后取22G长10cm穿刺针经皮丘刺入，分层注药，若需浸润远方组织，穿刺针应由上次已浸润过的部位刺入，以减轻穿刺疼痛。注射局部麻醉药液时应加压，使其在组织内形成张力性浸润，与神经末梢广泛接触，以增强麻醉效果（图8-3）。

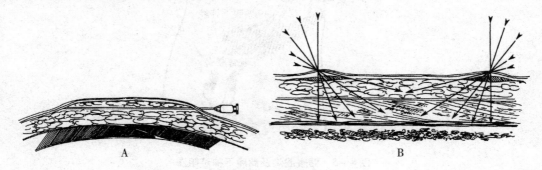

A B

图8-3 局部浸润麻醉

三、注意事项

（1）注入局部麻醉药要深入至下层组织，逐层浸润，膜面、肌膜下和骨膜等处神经末梢分布最多，且常有粗大神经通过，局部麻醉药液量应加大，必要时可提高浓度。肌纤维痛觉神经末梢少，只要少量局部麻醉药便可产生一定的肌肉松弛作用。

（2）穿刺针进针应缓慢，改变穿刺针方向时，应先退针至皮下，避免针干弯曲或折断。

（3）每次注药前应抽吸，以防局部麻醉药液注入血管内。局部麻醉药液注毕后须等待4~5min，使局部麻醉药作用完善，不应随即切开组织致使药液外溢而影响效果。

（4）每次注药量不要超过极量，以防局部麻醉药毒性反应。

（5）感染及癌肿部位不宜用局部浸润麻醉。

（王言武）

第四节 区域阻滞

围绕手术区，在其四周和底部注射局部麻醉药，以阻滞进入手术区的神经干和神经末梢，称为区域阻滞麻醉。可通过环绕被切除的组织（如小囊肿、肿块活组织等）做包围注射，或在悬雍垂等组织（舌、阴茎或有蒂的肿瘤）环绕其基底部注射。区域阻滞的操作要点与局部浸润法相同。主要优点在于能避免穿刺病理组织，适用于门诊小手术，也适于健康情况差的虚弱患者或高龄患者（图8-4，图

8 -5）。

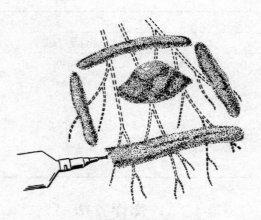

图 8 -4　小肿瘤的区域阻滞

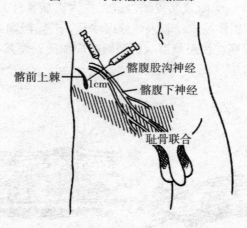

髂前上棘　　　髂腹股沟神经
　　　1cm　　　髂腹下神经
　　　　　　　耻骨联合

图 8 -5　髂腹股沟及髂腹下神经阻滞

（王言武）

第五节　静脉局部麻醉

　　肢体近端上止血带，由远端静脉注入局部麻醉药以阻滞止血带以下部位肢体的麻醉方法称静脉局部麻醉。静脉局部麻醉首次由 August Bier 于 1908 年介绍，故又称 Bier 阻滞，主要应用于成人四肢手术。

一、作用机制

　　肢体的周围神经均有伴行血管提供营养。若以一定容量局部麻醉药充盈与神经伴行的静脉血管，局部麻醉药可透过血管而扩散至伴行神经发挥作用。在肢体远端缚止血带以阻断静脉回流，然后通过远端建立的静脉通道注入一定容量局部麻醉药以充盈肢体静脉系统即可发挥作用，通过这种方法局部麻醉药主要作用于周围小神经及神经末梢，而对神经干的阻滞作用较小。

二、适应证

　　适用于能安全放置止血带的远端肢体手术，受止血带安全时限的限制，手术时间一般在 1～2h 内为宜，如神经探查、清创及异物清除等。如果并发有严重的肢体缺血性血管疾患则不宜选用此法。下肢主要用于足及小腿手术，采用小腿止血带，应放置于腓骨颈以下，避免压迫腓浅神经。

三、操作方法

　　（1）在肢体近端缚两套止血带。

（2）肢体远端静脉穿刺置管：据 Sorbie 统计，选择静脉部位与麻醉失败率之间关系为肘前＞前臂中部、小腿＞手、腕、足。

（3）抬高肢体 2～3min，用弹力绷带自肢体远端紧绕至近端以驱除肢体血液（图 8－6）。

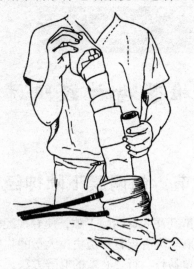

图 8－6　局部静脉麻醉

（4）先将肢体近端止血带充气至压力超过该侧肢体收缩压 100mmHg（13.3kPa），然后放平肢体，解除弹力绷带。充气后严密观察压力表，谨防漏气使局部麻醉药进入全身循环而导致局部麻醉药中毒反应。

（5）经已建立的静脉通道注入稀释局部麻醉药，缓慢注射（90s 以上）以减轻注射时疼痛，一般在 3～10min 后产生麻醉作用。

（6）多数患者在止血带充气 30～45min 以后出现止血带部位疼痛。此时可将远端止血带（所缚皮肤已被麻醉）充气至压力达前述标准，然后将近端止血带（所缚皮肤未被麻醉）放松。无论在何情况下，注药后 20min 内不可放松止血带。整个止血带充气时间不宜超过 1.0～1.5h。

若手术在 60～90min 内尚未完成，而麻醉已消退，此时须暂时放松止血带，最好采用间歇放气，以提高安全性。恢复肢体循环 1min 后，再次充气并注射 1/2 首次量的局部麻醉药。

四、局部麻醉药的选用与剂量

利多卡因为最常用的局部麻醉药，为避免药物达到极量又能使静脉系统充盈，可采用大容量稀释的局部麻醉药。以 70kg 患者为例，上肢手术可用 0.5% 利多卡因 60ml，下肢手术可用 0.25% 利多卡因 60～80ml，一般总剂量不要超过 3mg/kg。丙胺卡因和丁哌卡因也成功用于静脉局部麻醉。0.25% 丁哌卡因用于 Bier 阻滞，松止血带后常可维持一定程度镇痛，但有报道因心脏毒性而致死亡的病例。丙胺卡因结构与利多卡因相似，且入血后易分解，故其 0.5% 溶液亦为合理的选择。氯普鲁卡因效果亦好，且松止血带后氯普鲁卡因可被迅速水解而失活，但约 10% 患者可出现静脉炎。

五、并发症

静脉局部麻醉主要并发症是放松止血带后或漏气致大量局部麻醉药进入全身循环所产生的毒性反应。所以应注意：①在操作前仔细检查止血带及充气装置，并校准压力计。②充气时压力至少超过该侧收缩压 100mmHg（13.3kPa）以上，并严密监测压力计。③注药后 20min 以内不应放松止血带，放止血带时最好采取间歇放气法，并观察患者神志状态。

（王言武）

第九章

椎管内神经阻滞

第一节　蛛网膜下隙神经阻滞

蛛网膜下隙神经阻滞系把局部麻醉药注入蛛网膜下隙，使脊神经根、背根神经节及脊髓表面部分产生不同程度的阻滞，常简称为脊麻。脊麻至今有近百年历史，大量的临床实践证明，只要病例选择得当，用药合理，操作准确，脊麻不失为一简单易行、行之有效的麻醉方法，对于下肢及下腹部手术尤为可取。

一、适应证和禁忌证

一种麻醉方法的适应证和禁忌证都存在相对性，蛛网膜下隙神经阻滞也不例外。在选用时，除参考其固有的适应证与禁忌证外，还应根据麻醉医师自己的技术水平、患者的全身情况及手术要求等条件来决定。

（一）适应证

1. 下腹部手术　如阑尾切除术、疝修补术。

2. 肛门及会阴部手术　如痔切除术、肛瘘切除术、直肠息肉摘除术、前庭大腺囊肿摘除术、阴茎及睾丸切除术等。

3. 盆腔手术　包括一些妇产科及泌尿外科手术，如子宫及附件切除术、膀胱手术、下尿道手术及开放性前列腺切除术等。

4. 下肢手术　包括下肢骨、血管、截肢及皮肤移植手术，止痛效果可比硬膜外神经阻滞更完全，且可避免止血带不适。

（二）禁忌证

（1）精神病、严重神经官能症以及小儿等不能合作的患者。

（2）严重低血容量的患者：此类患者在脊麻发生作用后，可能发生血压骤降甚至心搏骤停，故术前访视患者时，应切实重视失血、脱水及营养不良等有关情况，特别应衡量血容量状态，并仔细检查，以防意外。

（3）止血功能异常的患者：止血功能异常者包括血小板数量与质量异常以及凝血功能异常等，穿刺部位易出血，可导致血肿形成及蛛网膜下隙出血，重者可致截瘫。

（4）穿刺部位有感染的患者：穿刺部位有炎症或感染者，脊麻有可能将致病菌带入蛛网膜下隙引起急性脑脊膜炎的危险。

（5）中枢神经系统疾病，特别是脊髓或脊神经根病变者，麻醉后有可能后遗长期麻痹，疑有颅内高压患者也应列为禁忌。

（6）脊椎外伤或有严重腰背痛病史以及不明原因脊神经压迫症状者，禁用脊麻。脊椎畸形者，解剖结构异常，也应慎用脊麻。

（7）全身感染的患者慎用脊麻。

二、蛛网膜下隙神经阻滞穿刺技术

（一）穿刺前准备

1. 急救准备　在穿刺前备好急救设备和物品（麻醉机和氧气、气管插管用品等），以及药物（如麻黄碱和阿托品等）。

2. 麻醉前用药　用量不宜过大，应让患者保持清醒状态，以利于进行阻滞平面的调节。可于麻醉前 1h 肌内注射苯巴比妥钠 0.1g（成人量），阿托品或东莨菪碱可不用或少用。除非患者术前疼痛难忍，麻醉前不必使用吗啡或哌替啶等镇痛药。氯丙嗪或氟哌利多等药不宜应用，以免导致患者意识模糊和血压剧降。

3. 无菌　蛛网膜下隙穿刺必须执行严格的无菌原则。所有的物品在使用前必须进行检查。

4. 穿刺点选择　为避免损伤脊髓，成人穿刺点应选择不高于 $L_{2\sim3}$，小儿应选择在 $L_{4\sim5}$。

5. 麻醉用具　穿刺针主要有两类：一类是尖端呈斜口状，可切断硬膜进入蛛网膜下隙，如 Quincke 针；另一类尖端呈笔尖式，可推开硬膜进入蛛网膜下隙，如 Sprotte 针和 Whitacre 针。应选择尽可能细的穿刺针，24～25G 较为理想，可减少穿刺后头痛的发生率。笔尖式细穿刺针已在临床上广泛应用，使腰麻后头痛的发生率大大降低。

（二）穿刺体位

蛛网膜下隙穿刺体位，一般可取侧卧位或坐位，以前者最常用（图 9-1）。

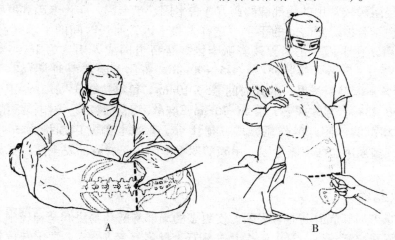

图 9-1　脊麻穿刺体位
A. 侧卧位；B. 坐位

1. 侧卧位　侧卧位时应注意脊柱的轴线是否水平。女性的髋部常比双肩宽，侧卧位时脊柱水平常倾向于头低位。男性相反。因此应该通过调节手术床使脊柱保持水平。取左侧或右侧卧位，两手抱膝，大腿贴近腹壁。头尽量向胸部屈曲，使腰背部向舌弓成弧形，以使棘突间隙张开，便于穿刺。背部与床面垂直，平齐手术台边沿。采用重比重液时，手术侧置于下方；采用轻比重液时，手术侧置于上方。

2. 坐位　臀部与手术台边沿相齐，两足踏于凳上，两手置膝，头下垂，使腰背部向后弓出。这种体位需有助手协助，以扶持患者保持体位不变。如果患者于坐位下出现头晕或血压变化等症状，应立即改为平卧，经处理后改用侧卧位穿刺。鞍区麻醉一般需要取坐位。

（三）穿刺部位和消毒范围

成人蛛网膜下隙常选用腰$_{2\sim3}$或腰$_{3\sim4}$棘突间隙，此处的蛛网膜下隙较宽，脊髓于此也已形成终丝，故无伤及脊髓之虞。确定穿刺点的方法是：取两侧髂嵴的最高点做连线，与脊柱相交处，即为第4腰椎或腰$_{3\sim4}$棘突间隙。如果该间隙较窄，可上移或下移一个间隙做穿刺点。穿刺前须严格消毒皮肤，消毒范围应上至肩胛下角，下至尾椎，两侧至腋后线。消毒后穿刺点处需铺孔巾或无菌单。

（四）穿刺方法

穿刺点可用 1%～2% 利多卡因做皮内、皮下和棘间韧带逐层浸润。常用的蛛网膜下隙穿刺术有以下两种。

1. 直入法 用左手拇、示两指固定穿刺点皮肤。将穿刺针在棘突间隙中点，与患者背部垂直，针尖稍向头侧做缓慢刺入，并仔细体会针尖处的阻力变化。当针穿过黄韧带时，有阻力突然消失"落空"感觉，继续推进常有第二个"落空"感觉，提示已穿破硬膜与蛛网膜而进入蛛网膜下隙。如果进针较快，常将黄韧带和硬膜一并刺穿，则往往只有一次"落空"感觉。这种"落空感"在老年患者常不明显。

2. 旁入法 于棘突间隙中点旁开 1.5cm 处做局部浸润。穿刺针与皮肤约成 75° 对准棘突间孔刺入，经黄韧带及硬脊膜而达蛛网膜下隙。本法可避开棘上及棘间韧带，特别适用于韧带钙化的老年患者或脊椎畸形或棘突间隙不清楚的肥胖患者。

针尖进入蛛网膜下隙后，拔出针芯即有脑脊液流出，如未见流出可旋转针干 180° 或用注射器缓慢抽吸。经上述处理仍无脑脊液流出者，应重新穿刺。穿刺时如遇骨质，应改变进针方向，避免损伤骨质。经 3～5 次穿刺而仍未能成功者，应改换间隙另行穿刺。

三、常用药物

（一）局部麻醉药

蛛网膜下隙神经阻滞较常用的局部麻醉药有普鲁卡因、丁卡因、布比卡因和罗哌卡因。其作用时间取决于脂溶性及蛋白结合力。短时间的手术可选择普鲁卡因，而长时间的手术（膝或髋关节置换术及下肢血管手术）可用布比卡因、丁卡因及罗哌卡因。普鲁卡因成人用量为 100～150mg，常用浓度为 5%，麻醉起效时间为 1～5min，维持时间仅 45～90min。布比卡因常用剂量为 8～12mg，最多不超过 20mg，一般用 0.50%～0.75% 浓度，起效时间需 5～10min，可维持 2.0～2.5h。丁卡因常用剂量为 10～15mg，常用浓度为 0.33%，起效缓慢，需 5～20min，麻醉平面有时不易控制，维持时间 2～3 小时，丁卡因容易被弱碱中和沉淀，使麻醉作用减弱，须注意。罗哌卡因常用剂量为 5～10mg，常用浓度为 0.375%～0.500%，多采用盐酸罗哌卡因，甲磺酸罗哌卡因用于脊麻的安全性尚有待进一步证实，故而不推荐使用。

（二）血管收缩药

血管收缩药可减少局部麻醉药血管吸收，使更多的局部麻醉药物浸润至神经中，从而使麻醉时间延长。常用的血管收缩药有麻黄碱、肾上腺素及去氧肾上腺素（新福林）。常用麻黄碱（1：1 000）200～500μg（0.2～0.5ml）或新福林（1：100）2～5mg（0.2～0.5ml）加入局部麻醉药中。但目前认为，血管收缩药能否延长局部麻醉药的作用时间与局部麻醉药的种类有关。丁卡因可使脊髓及硬膜外血管扩张、血流增加，将血管收缩药加入至丁卡因中，可使已经扩张的血管收缩，因而能延长作用时间；而布比卡因和罗哌卡因使脊髓及硬膜外血管收缩，药液中加入血管收缩药并不能延长其作用时间。麻黄碱、新福林作用于脊髓背根神经元 α 受体，也有一定的镇痛作用，与其延长麻醉作用时间也有关。因为剂量小，不会引起脊髓缺血，故血管收缩药被常规推荐加入局部麻醉药中。

（三）药物的配制

除了血管收缩药外，尚可加入一些溶剂，以配成重比重液、等比重液或轻比重液以利药物的弥散和分布。重比重液其比重大于脑脊液，容易下沉，向尾侧扩散，常通过加 5% 葡萄糖溶液实现，重比重液是临床上常用的脊麻液。轻比重液其比重小于脑脊液，但由于轻比重液可能导致阻滞平面过高，目前已很少采用。5% 普鲁卡因重比重液配制方法为：普鲁卡因 150mg 溶解于 5% 葡萄糖液 2.7ml，再加 0.1% 肾上腺素 0.3ml。丁卡因重比重液常用 1% 丁卡因、10% 葡萄糖液及 3% 麻黄碱各 1ml 配制而成。布比卡因重比重液取 0.5% 布比卡因 2ml 或 0.75% 布比卡因 2ml，加 10% 葡萄糖 0.8ml 及 0.1% 肾上腺素 0.2ml 配制而成。

四、影响阻滞平面的因素

阻滞平面是指皮肤感觉消失的界限。麻醉药注入蛛网膜下隙后，须在短时间内主动调节和控制麻醉平面达到手术所需的范围，且又要避免平面过高。这不仅关系到麻醉成败，且与患者安危有密切关系，是蛛网膜下隙神经阻滞操作技术中最重要的环节。

许多因素影响蛛网膜下隙神经阻滞平面（表9-1），其中最重要的因素是局部麻醉药的剂量及比重、椎管的形状以及注药时患者的体位。患者体位和局部麻醉药的比重是调节麻醉平面的两个主要因素，局部麻醉药注入脑脊液中后，重比重液向低处移动，轻比重液向高处移动，等比重液即停留在注药点附近。所以坐位注药时，轻比重液易向头侧扩散，使阻滞平面过高；而侧卧位手术时（如全髋置换术），选用轻比重液可为非下垂侧提供良好的麻醉。但是体位的影响主要在5~10min内起作用，超过此时限，药物已与脊神经充分结合，体位调节的作用就会消失。脊椎的四个生理弯曲在仰卧位时，腰$_3$最高，胸$_6$最低（图9-2），如果经腰$_{2~3}$间隙穿刺注药，患者转为仰卧后，药物将沿着脊柱的坡度向胸段移动，使麻醉平面偏高；如果在腰$_{3~4}$或腰$_{4~5}$间隙穿刺，患者仰卧后，大部药液向骶段方向移动，骶部及下肢麻醉较好，麻醉平面偏低。因此腹部手术时，穿刺点宜选用腰$_{2~3}$间隙；下肢或会阴肛门手术时，穿刺点不宜超过腰$_{3~4}$间隙。一般而言，注药的速度越快，麻醉范围愈广；相反，注药速度越慢，药物越集中，麻醉范围越小（尤其是低比重液）。一般以每5s注入1ml药物为适宜。穿刺针斜口方向（Whitacre针）对麻醉药的扩散和平面的调节有一定影响，斜口方向向头侧，麻醉平面易升高；反之，麻醉平面不易过多上升。局部麻醉药的剂量对阻滞平面影响不大，Lambert（1989）观察仰卧位时应用不同剂量的局部麻醉药，由于重比重液的下沉作用，均能达到相同的阻滞平面，但低剂量的阻滞强度和作用时间都低于高剂量组。

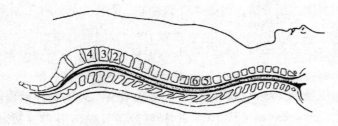

图9-2 脊柱的生理弯曲与药物移动的关系

表9-1 影响蛛网膜下隙神经阻滞平面的因素

一、患者情况	抽液加药注射
年龄	三、脑脊液因素
身高	脑脊液组成
体重	循环
性别	容量
腹内压	压力
脊柱的解剖结构	密度
体位	四、局部麻醉药因素
二、穿刺技术	局部麻醉药比重
穿刺点	局部麻醉药体积
针头方向	局部麻醉药浓度
斜面方向	局部麻醉药注入量
注射速度	辅助用的血管收缩药

具体实际操作中，有人建议以腰$_1$阻滞平面为界：阻滞平面在腰$_1$以上，应选择重比重液，因这些

患者转为水平仰卧位时，由于重力作用局部麻醉药下沉到较低的胸段（胸$_6$），可达满意的阻滞效果；而需阻滞腰$_1$以下平面，可选用等比重液，因局部麻醉药停留在注药部位，使阻滞平面不致过高。在确定阻滞平面时，除了阻滞支配手术部位的皮区神经外，尚需阻滞支配手术的内脏器官的神经，如全子宫切除术，阻滞手术部位皮区的神经达胸$_{12}$即可，但阻滞支配子宫的神经需达胸$_{11}$、胸$_{10}$，而且术中常发生牵拉反射，要阻滞该反射，阻滞平面需达胸$_6$，所以术中阻滞平面达胸$_6$，方能减轻患者的不适反应。

五、麻醉中的管理

蛛网膜下隙神经阻滞后，可能引起一系列生理扰乱，其程度与阻滞平面有密切关系。平面越高，扰乱越明显。因此，需切实注意平面的调节，密切观察病情变化，并及时处理。

（一）血压下降和心率缓慢

蛛网膜下隙神经阻滞平面超过胸$_4$后，常出现血压下降，多数于注药后15～30min发生，同时伴心率缓慢，严重者可因脑供血不足而出现恶心呕吐、面色苍白、躁动不安等症状。这类血压下降主要是由于交感神经节前神经纤维被阻滞，使小动脉扩张，周围阻力下降，加之血液淤积于周围血管系，静脉回心血量减少，心排血量下降而造成。心率缓慢是由于交感神经部分被阻滞，迷走神经呈相对亢进所致。血压下降的程度，主要取决于阻滞平面的高低，但与患者心血管功能代偿状态以及是否伴有高血压、血容量不足或酸中毒等情况有密切关系。处理上应首先考虑补充血容量，如果无效可给予适量血管活性药物（苯肾上腺素、去甲肾上腺素或麻黄碱等），直到血压回升为止。对心率缓慢者可考虑静脉注射阿托品0.25～0.30mg以降低迷走神经张力。

（二）呼吸抑制

因胸段脊神经阻滞引起肋间肌麻痹，可出现呼吸抑制，表现为胸式呼吸微弱，腹式呼吸增强，严重时患者潮气量减少，咳嗽无力，不能发声，甚至发绀，应迅速有效吸氧。如果发生全脊麻而引起呼吸停止、血压骤降或心搏骤停，应立即施行气管内插管人工呼吸、维持循环等措施进行抢救。

（三）恶心呕吐

主要诱因包括：①血压骤降，脑供血骤减，兴奋呕吐中枢。②迷走神经功能亢进，胃肠蠕动增加；③手术牵引内脏。一旦出现恶心呕吐，应检查是否有麻醉平面过高及血压下降，并采取相应措施；或暂停手术以减少迷走刺激；或施行内脏神经阻滞，一般多能收到良好效果。若仍不能制止呕吐，可考虑使用异丙嗪或氟哌利多等药物镇吐。

六、连续蛛网膜下隙神经阻滞

连续蛛网膜下隙神经阻滞现已少有。美国食品品监督管理局（FDA）于1992年停止了连续硬膜外导管在蛛网膜下隙神经阻滞中的临床应用。

（黄连花）

第二节　硬膜外间隙神经阻滞

将局部麻醉药注入硬脊膜外间隙，阻滞脊神经根，使其支配的区域产生暂时性麻痹，称为硬膜外间隙神经阻滞，简称为硬膜外神经阻滞。

硬膜外神经阻滞有单次法和连续法两种。单次法系穿刺后将预定的局部麻醉药全部陆续注入硬膜外间隙以产生麻醉作用。此法缺乏可控性，易发生严重并发症，故已罕用。连续法是在单次法基础上发展而来，通过穿刺针，在硬膜外间隙留置一导管，根据病情、手术范围和时间，分次给药，使麻醉时间得以延长，并发症明显减少。连续硬膜外神经阻滞已成为临床上常用的麻醉方法之一。

根据脊神经阻滞部位不同，可将硬膜外神经阻滞分为高位、中位、低位及骶管阻滞。

一、适应证及禁忌证

（一）适应证

1. 外科手术　因硬膜外穿刺上至颈段、下至腰段，通过给药可阻滞这些脊神经所支配的相应区域，所以理论上讲，硬膜外神经阻滞可用于除头部以外的任何手术。但从安全角度考虑，硬膜外神经阻滞主要用于腹部及其以下部位的手术，包括泌尿、妇产及下肢手术。颈部、上肢及胸部虽可应用，但管理困难。此外，凡适用于蛛网膜下隙神经阻滞的手术，同样可采用硬膜外神经阻滞麻醉。

2. 镇痛　包括产科镇痛、术后镇痛及一些慢性疼痛的镇痛常用硬膜外阻滞。硬膜外神经阻滞是分娩镇痛最有效的方法，通过腰部硬膜外神经阻滞，可阻滞支配子宫的交感神经，从而减轻宫缩疼痛；通过调节局部麻醉药浓度或加入阿片类药物，可调控阻滞强度（尤其是运动神经）；而且不影响产程的进行；即便要行剖宫产或行产钳辅助分娩，也可通过调节局部麻醉药的剂量和容量来达到所需的阻滞平面；对于有妊娠高血压的患者，硬膜外神经阻滞尚可帮助调控血压。硬膜外联合应用局部麻醉药和阿片药，可产生最好的镇痛作用及最少的并发症，是术后镇痛的常用方法。硬膜外给予破坏神经药物，可有效缓解癌症疼痛。硬膜外应用局部麻醉药及激素，可治疗慢性背痛，但其长远的效果尚不确切。

（二）禁忌证

蛛网膜下隙神经阻滞的禁忌证适用于硬膜外腔神经阻滞。

二、穿刺技术

（一）穿刺前准备

硬膜外神经阻滞的局部麻醉药用量较大，为预防中毒反应，麻醉前可给予巴比妥类或苯二氮䓬类药物；对阻滞平面高、范围大或迷走神经兴奋型患者，可同时加用阿托品，以防心率减慢，术前有剧烈疼痛者可适量使用镇痛药。

硬膜外穿刺用具包括：连续硬膜外穿刺针（一般为 Tuohy 针）及硬膜外导管各一根，15G 粗注射针头一枚（供穿刺皮肤用）、内径小的玻璃接管一个以观察硬膜外负压、5ml 和 20ml 注射器各一副、50ml 的药杯两只以盛局部麻醉药和无菌注射用水、无菌单两块、纱布钳一把、纱布及棉球数个，以上物品用包扎布包好，进行高压蒸气灭菌。目前，硬膜外穿刺包多为一次性使用。此外，为了防治全脊麻，须备好气管插管设备，给氧设备及其他急救用品。

（二）穿刺体位及穿刺部位

穿刺体位有侧卧位及坐位两种，临床上主要采用侧卧位，具体要求与蛛网膜阻滞法相同。穿刺点应根据手术部位选定，一般取支配手术范围中央的相应棘突间隙。通常上肢穿刺点在胸$_{3\sim4}$棘突间隙，上腹部手术在胸$_{8\sim10}$棘突间隙，中腹部手术在胸$_{9\sim11}$棘突间隙，下腹部手术在胸$_{12}$至腰$_2$棘突间隙，下肢手术在腰$_{3\sim4}$棘突间隙，会阴部手术在腰$_{4\sim5}$间隙，也可用骶管麻醉。确定棘突间隙，一般参考体表解剖标志。如颈部明显突出的棘突为颈棘突；两侧肩胛岗联线交于胸$_3$棘突；两侧肩胛下角联线交于胸$_7$棘突；两侧髂嵴最高点联线交于腰$_4$棘突或腰$_{3\sim4}$棘突间隙。

（三）穿刺方法及置管

硬膜外间隙穿刺术有直入法和旁入法两种。颈椎、胸椎上段及腰椎的棘突相互平行，多主张用直入法；胸椎的中下段棘突呈叠瓦状，间隙狭窄，穿刺困难时可用旁入法。老年人棘上韧带钙化、脊柱弯曲受限制者，一般宜用旁入法。直入法、旁入法的穿刺手法同蛛网膜下隙神经阻滞的穿刺手法，针尖所经的组织层次也与脊麻时相同，如穿透黄韧带有阻力骤失感，即提示已进入硬膜外间隙。

穿刺针穿透黄韧带后，根据阻力的突然消失、推注无菌注射用水或盐水无阻力、负压的出现以及无脑脊液流出等现象，即可判断穿刺针已进入硬膜外间隙。临床上一般穿刺到黄韧带时，阻力增大有韧感，此时可将针芯取下，用一内含约 2ml 无菌注射用水或盐水和一个小气泡（约 0.25ml）的 3～5ml 玻璃注射器与穿刺针衔接，当推动注射器芯时即感到有弹回的阻力感（图9-3）且小气泡受压缩小，此后边进针边推动注射器芯试探阻力，一旦突破黄韧带则阻力消失，犹如"落空感"，同时注液毫无阻力，表示针尖已进入硬膜外间隙。临床上也可用负压法来判断硬膜外间隙，即抵达黄韧带后，拔出针芯，于针尾置一滴液体（悬滴法）或于针尾置一盛有液体的玻璃接管（玻管法），当针尖穿透黄韧带而进入硬膜外间隙时，悬滴（或管内液体）被吸入，这种负压现象于颈胸段穿刺时比腰段更为明显。除上述两项指标外，临床上还有多种辅助试验方法用以确定硬膜外间隙，包括抽吸试验（硬膜外间隙抽吸无脑脊液）、正压气囊试验（正压气囊进入硬膜外间隙而塌陷）及置管试验（在硬膜外间隙置管无阻力）。试验用药也可初步判断是否在硬膜外间隙。

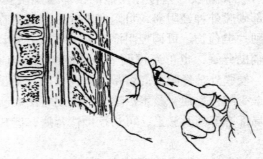

图9-3 用注射器试探阻力

确定针尖已进入硬膜外间隙后，即可经针蒂插入硬膜外导管。插管前应先测量皮肤至硬膜外间隙的距离，然后即行置管，导管再进入硬膜外腔4~6cm，然后边拔针边固定导管，直至将针退出皮肤，在拔针过程中不要随意改变针尖的斜口方向，并切忌后退导管以防斜口割断导管。针拔出后，调整导管在硬膜外的长度，使保留在硬膜外的导管长度在2~3cm；如需要术后镇痛或产科镇痛时，该硬膜外导管长度可为4~6cm。然后在导管尾端接上注射器，注入少许生理盐水，如无阻力，并回吸无血或脑脊液，即可固定导管。置管过程中如患者出现肢体异感或弹跳，提示导管已偏于一侧而刺激脊神经根，为避免脊神经损害，应将穿刺针与导管一并拔出，重新穿刺置管。如需将导管退出重插时，须将导管与穿刺针一并拔出。如导管内有全血流出，经冲洗无效后，应考虑另换间隙穿刺。

（四）硬膜外腔用药

用于硬膜外神经阻滞的局部麻醉药应该具备弥散性强、穿透性强、毒性小，且起效时间短、维持时间长等特点。目前常用的局部麻醉药有利多卡因、丁卡因、布比卡因和罗哌卡因等。利多卡因起效快，5~10min即可发挥作用，在组织内浸透扩散能力强，所以阻滞完善，效果好，常用1%~2%浓度，作用持续时间为1.5h，成年人一次最大用量为400mg。丁卡因常用浓度为0.25%~0.33%，10~15min起效，维持时间达3~4h，一次最大用量为60mg。布比卡因常用浓度为0.50%~0.75%，4~10min起效，可维持4~6h，但肌肉松弛效果只有0.75%溶液才满意。

罗哌卡因是第一个纯镜像体长效酰胺类局部麻醉药。等浓度的罗哌卡因和布比卡因用于硬膜外神经阻滞所产生的感觉神经阻滞近似，而对运动神经的阻滞前者则不仅起效慢、强度差且有效时间也短。所以在外科手术时为了增强对运动神经的阻滞作用，可将其浓度提高到1%，总剂量可用至150~200mg，10~20min起效，持续时间为4~6h。鉴于罗哌卡因的这种明显的感觉-运动阻滞分离特点，临床上常用罗哌卡因硬膜外神经阻滞作术后镇痛及无痛分娩。常用浓度为0.2%，总剂量可用至12~28mg/h。

氯普鲁卡因属于酯类局部麻醉药，是一种相对较安全的局部麻醉药，应用于硬膜外腔阻滞常用浓度为2%~3%。其最大剂量在不加入肾上腺素时为11mg/kg，总剂量不超过800mg；加入肾上腺素时为14mg/kg，总剂量不超过1 000mg。

左旋布比卡因属于酰胺类局部麻醉药，作用时间长。应用于硬膜外的浓度为0.50%~0.75%，最大剂量为150mg。

局部麻醉药中可加用肾上腺素，以减慢其吸收，延长作用时间。肾上腺素的浓度，应以达到局部轻度血管收缩而无明显全身反应为原则。一般浓度为 1 : （200 000 ~ 400 000），如 20ml 药液中可加 0.1% 肾上腺素 0.1ml，高血压患者应酌减。

决定硬膜外神经阻滞范围的最主要因素是药物的容量，而决定阻滞强度及作用持续时间的主要因素则是药物的浓度。根据穿刺部位和手术要求的不同，应对局部麻醉药的浓度做不同的选择。以布比卡因为例，用于颈胸部手术，以 0.25% 为宜，浓度过高可引起膈肌麻痹；用于腹部手术，为达到腹肌松弛要求，常需用 0.75% 浓度。此外，浓度的选择与患者全身情况有关，健壮患者所需的浓度宜偏高，虚弱或年老患者，浓度要偏低。

为了取长补短，临床上常将长效和短效局部麻醉配成混合液，以达到起效快而维持时间长的目的，常用的配伍是 1% 利多卡因和 0.15% 丁卡因混合液，可加肾上腺素 1 : 200 000。

穿刺置管成功后，即应注入试验剂量如利多卡因 40 ~ 60mg，或布比卡因或罗哌卡因 8 ~ 10mg，目的在于排除误入蛛网膜下隙的可能；此外，从试验剂量所出现的阻滞范围及血压波动幅度，可了解患者对药物的耐受性以指导继续用药的剂量。观察 5 ~ 10min 后，如无蛛网膜下隙神经阻滞征象，可每隔 5min 注入 3 ~ 5ml 局部麻醉药，直至阻滞范围满足手术要求为止；此时的用药总和即首次总量，也称初量，一般成年患者需 15 ~ 20ml。最后一次注药后 10 ~ 15min，可追求初量的 20% ~ 25%，以达到感觉阻滞平面不增加而阻滞效果加强的效果。之后每 40 ~ 60min 给予 5 ~ 10ml 或追加首次用量的 1/2 ~ 1/3，直至手术结束。

三、硬膜外神经阻滞的管理

（一）影响阻滞平面的因素

1. 药物容量和注射速度　容量越大，阻滞范围越广，反之，则阻滞范围窄。临床实践证明，快速注药对扩大阻滞范围的作用有限。

2. 导管的位置和方向　导管向头侧时，药物易向头侧扩散；向尾侧时，则可多向尾侧扩散 1 ~ 2 个节段，但仍以向头侧扩散为主。如果导管偏于一侧，可出现单侧麻醉，偶尔导管进入椎间孔，则只能阻滞数个脊神经根。

3. 患者的情况　婴幼儿、老年人硬膜外间隙小，用药量需减少。妊娠后期，由于下腔静脉受压，硬膜外间隙相对变小，药物容易扩散，用药量也需减少。某些病理因素，如脱水、血容量不足等，可加速药物扩散，用药应格外慎重。

（二）术中管理

硬膜外间隙注入局部麻醉药 5 ~ 10min 内，在穿刺部位的上下各 2、3 节段的皮肤支配区可出现感觉迟钝；20min 内阻滞范围可扩大到所预期的范围，麻醉也趋完全。针刺皮肤测痛可得知阻滞的范围和效果。除感觉神经被阻滞外，交感神经、运动神经也被阻滞，由此可引起一系列生理扰乱。同脊麻一样，最常见的是血压下降、呼吸抑制和恶心呕吐。因此术中应注意麻醉平面，密切观察病情变化，及时进行处理。

四、骶管神经阻滞

骶管神经阻滞是经骶裂孔穿刺，注局部麻醉药于骶管腔以阻滞骶脊神经，是硬膜外神经阻滞的一种方法，适用于直肠、肛门会阴部手术，也可用于婴幼儿及学龄前儿童的腹部手术。

骶裂孔和骶角是骶管穿刺点的重要解剖标志，其定位方法是：先摸清尾骨尖，沿中线向头端方向摸至约 4cm 处（成人），可触及一个有弹性的凹陷，即为骶裂孔，在孔的两旁可触到蚕豆大的骨质隆起，是为骶角。两骶角联线的中点，即为穿刺点（图 9 - 4）。髂后上棘联线在第二骶椎平面，是硬脊膜囊的终止部位，骶管穿刺针如果越过此联线，即有误入蛛网膜下隙而发生全脊麻的危险。

骶管穿刺术：可取侧卧位或俯卧位。侧卧位时，腰背应尽量向后弓曲，双膝屈向腹部。俯卧位时，髋部需垫厚枕以抬高骨盆，暴露骶部。于骶裂孔中心做皮内小丘，将穿刺针垂直刺进皮肤，当刺到骶尾韧带时有弹韧感觉，稍作进针有阻力消失感觉。此时将针干向尾侧方向倾倒，与皮肤呈30°~45°，顺势推进约2cm，即可到达骶管腔。接上注射器，抽吸无脑脊液，注射带小气泡的生理盐水无阻力，也无皮肤隆起，证实针尖确在骶管腔内，即可注入试验剂量。观察无蛛网膜下隙神经阻滞现象后，可分次注入其余液。

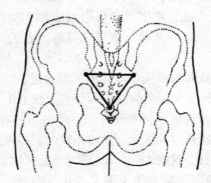

图9-4　骶裂孔与髂后上棘的关系及硬膜囊终点的部位

骶管穿刺成功的关键，在于掌握好穿刺针的方向。如果针与皮肤角度过小，即针体过度放平，针尖可在骶管的后壁受阻；若角度过大，针尖常可触及骶管前壁。穿刺如遇骨质，不宜用暴力，应退针少许，调整针体倾斜度后再进针，以免引起剧痛和损伤骶管静脉丛。

骶管有丰富的静脉丛，除容易穿刺损伤出血外，对局部麻醉药的吸收也快，故较易引起轻重不等的毒性反应。此外，当抽吸有较多回血时，应放弃骶管阻滞，改用腰部硬膜外神经阻滞。约有20%正常人的骶管呈解剖学异常，骶裂孔畸形或闭锁者占10%，如发现有异常，不应选用骶管阻滞。鉴于传统的骶管阻滞法，针的方向不好准确把握，难免阻滞失败。近年来对国人的骶骨进行解剖学研究，发现自骶₄至骶₂均可裂开，故可采用较容易的穿刺方法，与腰部硬膜外神经阻滞法相同，在骶₂平面以下先摸清骶裂孔，穿刺针自中线垂直进针，易进入骶裂孔。改进的穿刺方法失败率减少，并发症发生率也降低。

（黄连花）

第三节　腰-硬联合神经阻滞

联合蛛网膜下隙与硬膜外腔麻醉（combined spinal and epidural anesthesia，CSEA），也简称为腰-硬联合神经阻滞或腰-硬联合麻醉，是将蛛网膜下隙阻滞与硬膜外腔阻滞联合使用的麻醉技术。CSEA既具有脊麻起效快、效果确切、局部麻醉药用量小的优点，又有硬膜外腔阻滞可连续性、便于控制平面和可用作术后镇痛的优点。主要用于下腹部及下肢手术的麻醉与镇痛，尤其是产科麻醉与镇痛。

一、适应证与禁忌证

（一）适应证
CSEA适用于分娩镇痛、剖宫产手术以及其他下腹部与下肢手术。

（二）禁忌证
凡有脊麻或（和）硬膜外腔阻滞禁忌证的患者均不适合选用CSEA。

二、常用的CSEA技术

CSEA技术主要有两种：两点穿刺法与单点穿刺法：两点穿刺技术（double-segment technique，DST）是在腰段不同间隙分别实施硬膜外穿刺置管和蛛网膜下隙阻滞，是由Curelaru于1979年首先报道，目前已很少使用。单点穿刺技术（single-segment technique，SST）于1982年用于临床，该技术使用硬膜外穿刺针置入硬膜外腔，然后从硬膜外穿刺针头端侧孔（也称为背眼，back eye）或直接从硬膜外穿刺针内腔插入细的脊髓麻醉针穿破硬膜后进入蛛网膜下隙实施脊髓麻醉。SST 是目前实施 CSEA 的通用方法。

目前国内外市场供应有一次性 CSEA 包，其中有 17G 硬膜外穿刺针，有的针距其头端约 1cm 处有一侧孔，蛛网膜下隙穿刺针可经侧孔通过。蛛网膜下隙穿刺针一般为 25～26G，以尖端为笔尖式为宜，如 Sprotte 针或 Whitacre 针。蛛网膜下隙穿刺针完全置入硬膜外穿刺针后突出硬膜外穿刺针尖端一般 1.1～1.2cm。

穿刺间隙可为 $L_{2～3}$ 或 $L_{3～4}$。常规先行硬膜外腔穿刺，当硬膜外穿刺针到达硬膜外腔后，再经硬膜外穿刺针置入 25～26G 的蛛网膜下隙穿刺针，后者穿破硬膜时多有轻微的突破感，此时拔出蛛网膜下隙穿刺针针芯后有脑脊液缓慢流出。经蛛网膜下隙穿刺针注入局部麻醉药至蛛网膜下隙后，拔出蛛网膜下隙穿刺针，然后经硬膜外穿刺针置入硬膜外导管，留置导管 3～4cm，退出硬膜外穿刺针，妥善固定导管。

三、CSEA 的用药方案

CSEA 的用药方案可因分娩镇痛或手术要求而有所不同。CSEA 用于分娩镇痛，以下介绍 CSEA 用于成人下腹部和下肢手术的用药方案。

（一）脊髓麻醉的用药

可选用 0.50%～0.75% 布比卡因，宜控制在 10mg 以内，可加入芬太尼 25μg。

（二）硬膜外阻滞的用药

当脊髓麻醉 15min 以后，如果平面低于 T_8 或未达到手术要求的阻滞水平，或单纯脊髓麻醉不能满足较长时间手术的要求或考虑硬膜外镇痛时，则需要经硬膜外导管给药。

1）试验剂量：脊髓麻醉后 15min，平面低于 T_8 或未达到手术要求的阻滞水平，可经硬膜外导管给予 2% 利多卡因 1.5ml，观察 5min。

（1）如果平面上升仅为约两个脊椎平面，提示硬膜外导管位置合适。

（2）如果导管在蛛网膜下隙，则阻滞平面升高明显，但该试验剂量一般不会引起膈肌麻痹。

2）确认硬膜外导管在硬膜外腔后可每 5min 给予 2% 利多卡因 3ml，直至阻滞达到理想平面。一般每次升高 1～2 个脊椎平面。

3）90～120min 后可考虑经硬膜外导管追加局部麻醉药，如 2% 利多卡因或 0.50%～0.75% 布比卡因 5～8ml。

四、注意事项

（1）如果脊髓麻醉平面能满足整个手术要求，则术中硬膜外腔不需要给药，或仅作为术后镇痛。

（2）硬膜外导管可能会经脊髓麻醉穿刺孔误入蛛网膜下隙，此时可能有脑脊液经导管流出。上述试验剂量可初步判断导管是否在蛛网膜下隙，因此启用硬膜外阻滞或镇痛时必须给予试验剂量，并且每次经硬膜外导管给药时均须回抽确认有无脑脊液。

（3）CSEA 时脊髓麻醉用药量以及硬膜外阻滞用药量均较小，但是阻滞平面往往较单纯脊髓麻醉或硬膜外阻滞的范围广。主要原因可能包括：①硬膜外腔穿刺后硬膜外腔的负压消失，使脊膜囊容积缩小，促使脑脊液内局部麻醉药易于向头侧扩散。②注入硬膜外腔的局部麻醉药挤压硬脊膜，使腰骶部蛛网膜下隙的局部麻醉药随脑脊液向头侧扩散。③注入硬膜外腔的局部麻醉药经硬脊膜破损孔渗入蛛网膜下隙（称为渗漏效应）。④体位改变等。研究提示，前两个因素可能是 CSEA 时平面容易扩散的主要原因。

（4）硬膜外腔置管困难，导致脊髓麻醉后恢复仰卧位体位延迟，结果出现单侧脊髓麻醉或脊髓麻醉平面过高或过低。一般要求蛛网膜下隙注药后 3～4min 内应完成硬膜外腔置管。

（5）CSEA 时可出现单纯脊髓麻醉或硬膜外阻滞可能出现的并发症，同样需引起高度重视。

（黄连花）

第四节　椎管内神经阻滞并发症

椎管内神经阻滞并发症是指椎管内注射麻醉药及相关药物所引起的生理反应、毒性作用以及技术操作给机体带来的不良影响。总体而言，椎管内神经阻滞并发症可分为椎管内神经阻滞相关并发症、药物毒性相关并发症和穿刺与置管相关并发症三类。根据中华医学会麻醉学分会制定的《椎管内阻滞并发症防治专家共识》（2008 年）总结如下。

一、椎管内神经阻滞相关并发症

（一）心血管系统并发症

低血压和心动过缓是椎管内神经阻滞最常见的反应。低血压一般定义为收缩压低于 90mmHg（11.97kPa），也可定义为收缩压（或平均动脉压）的下降幅度超过基础值的 30%。椎管内神经阻滞中低血压的发生率为 8%～33%。心动过缓一般指心率低于 50 次/min，其发生率为 2%～13%。严重的低血压和心动过缓会导致心搏骤停，是椎管内神经阻滞严重的并发症。

1. 低血压和心动过缓的发生机制　如下所述：

（1）交感神经阻滞引起体循环血管阻力降低和回心血量减少，是最常见的原因。

（2）椎管内神经阻滞后血液再分布、心室充盈不足，引起副交感神经活动增强及交感神经活动减弱，导致椎管内神经阻滞后突发低血压、心动过缓，甚至心搏骤停。

（3）T_4 以上高平面阻滞，阻断心脏交感神经纤维（发自 T_{1-4} 水平），削弱心脏代偿功能，进一步加重血流动力学的变化。

（4）其他因素，如局部麻醉药吸收入血引起心肌负性肌力作用；所添加的小剂量肾上腺素吸收入血的 β_2 兴奋作用（扩血管效应）；可乐定的 α_2 兴奋作用、抑制突触前去甲肾上腺素释放和直接增加副交感活性等机制，均可引起血流动力学的变化。

2. 危险因素　如下所述：

（1）引起低血压危险因素：包括：①广泛的阻滞平面。②原有低血容量。③原有心血管代偿功能不足、心动过缓，高体重指数、老年。④术前合并应用抗高血压药物或丙嗪类药物。⑤突然体位变动可发生严重低血压、心动过缓，甚至心搏骤停。⑥椎管内神经阻滞与全身麻醉联合应用。

（2）引起心动过缓危险因素：包括：①广泛的阻滞平面。②应用 β 受体阻滞剂。③原有心动过缓或传导阻滞。

（3）引起心搏骤停的危险因素：包括：①脊麻心搏骤停发生率明显高于硬膜外腔阻滞。②进行性心动过缓。③老年人。④髋关节手术。

3. 预防　如下所述：

（1）避免不必要的阻滞平面过广、纠正低血容量，必要时适当头低脚高位和（或）抬高双下肢以增加回心血量。

（2）对施行剖宫产的患者常规左侧倾斜 30°体位。

（3）椎管内神经阻滞前必须建立通畅的静脉通路，输入适量液体。

4. 治疗　如下所述：

（1）一般治疗措施，包括吸氧、抬高双下肢、加快输液等。

（2）中度到重度或迅速进展的低血压，静注适量苯肾上腺素、去甲肾上腺素、麻黄碱。

（3）对严重的心动过缓，静脉注射阿托品。

（4）同时出现严重低血压和心动过缓，静脉注射适量麻黄碱或多巴胺，如无反应立即静脉注射小剂量肾上腺素。

（5）一旦发生心搏骤停立即施行心肺复苏。

（二）呼吸系统并发症

严重呼吸抑制或呼吸停止极为罕见。呼吸停止多由于全脊髓阻滞或广泛的硬膜外腔阻滞时，局部麻醉药直接作用于延髓呼吸中枢或严重低血压导致脑干缺血以及呼吸肌麻痹所引起；硬膜外腔阻滞对呼吸的影响与运动阻滞平面和程度相关。静脉辅助应用镇痛药、镇静药可引起呼吸抑制或加重椎管内神经阻滞的呼吸抑制。椎管内神经阻滞，特别是复合静脉给予镇痛药、镇静药引起呼吸抑制未被及时发现和处理，可导致心搏骤停，预后较差。

1. 危险因素　如下所述：

（1）呼吸功能不全患者在应用椎管内神经阻滞时容易出现呼吸功能失代偿。

（2）高平面阻滞、高浓度局部麻醉药或合并使用抑制呼吸的镇痛药和镇静药，可引起严重呼吸抑制。

2. 预防　如下所述：

（1）选择适当的局部麻醉药（浓度、剂量及给药方式），避免阻滞平面过高。

（2）凡辅助应用镇痛药、镇静药物者，应严密监测呼吸功能，直至药物作用消失。

3. 治疗　如下所述：

（1）椎管内神经阻滞中应严密监测阻滞平面，早期诊断和及时治疗呼吸功能不全。

（2）发生轻度呼吸困难，但阻滞平面在颈段以下，膈肌功能尚未受累，可给予吸氧，并密切加强监测。

（3）患者出现呼吸困难伴有低氧血症、高碳酸血症，应采取面罩辅助通气，必要时建立人工气道，进行呼吸支持。

（三）全脊髓麻醉

全脊髓麻醉多由硬膜外腔阻滞剂量的局部麻醉药误入蛛网膜下隙所引起。由于硬膜外腔阻滞的局部麻醉药用量远高于脊麻的用药量，注药后迅速出现广泛的感觉和运动神经阻滞。表现为注药后迅速出现（一般5min内）意识不清、双瞳孔扩大固定、呼吸停止、肌无力、低血压、心动过缓，甚至出现室性心律失常或心搏骤停。

1. 预防　如下所述：

（1）正确操作，确保局部麻醉药注入硬膜外腔，注药前回吸确认无脑脊液回流，缓慢注射及反复回吸。

（2）强调采用试验剂量，且从硬膜外导管给药，试验剂量不应超过脊麻用量，观察时间足够（不短于5min）。

（3）如发生硬膜穿破建议改用其他麻醉方法。如继续使用硬膜外腔阻滞，应严密监测并建议硬膜外腔少量分次给药。

2. 治疗　如下所述：

（1）建立人工气道和人工通气。

（2）静脉输液，使用血管活性药物维持循环稳定。

（3）如发生心搏骤停应立即施行心肺复苏。

（4）对患者进行严密监测直至神经阻滞症状消失。

（四）异常广泛的阻滞脊神经

异常广泛的阻滞脊神经是指硬膜外腔阻滞时注入常用量局部麻醉药后，出现异常广泛的脊神经被阻滞现象。其临床特征为：延迟出现（注药后约10~15min）的广泛神经被阻滞，阻滞范围呈节段性，没有意识消失和瞳孔的变化，常表现为严重的呼吸循环功能不全。

1. 发生原因　如下所述：

（1）局部麻醉药经误入硬膜下间隙的导管注入。

（2）患者并存的病理生理因素：如妊娠、腹部巨大肿块、老年动脉硬化、椎管狭窄等，致使潜在的硬膜外间隙容积减少。

2. 预防　椎管内神经阻滞应采用试验剂量。对于妊娠、腹部巨大肿块、老年动脉硬化、椎管狭窄等患者局部麻醉药的用量应酌情减少。

3. 治疗　异常广泛地阻滞脊神经的处理原则同全脊髓麻醉，即严密监测并维持呼吸和循环功能稳定，直至局部麻醉药阻滞脊神经的作用完全消退。

（五）恶心呕吐

恶心呕吐是椎管内神经阻滞常见的并发症，脊麻中恶心呕吐的发生率高达42%。女性发生率高于男性，尤其是年轻女性。

1. 发生诱因　如下所述：

（1）血压骤降造成脑供血骤减，呕吐中枢兴奋。

（2）迷走神经功能亢进，胃肠蠕动增强。

（3）手术牵拉内脏。

2. 危险因素　阻滞平面超过 T_5、低血压、术前应用阿片类药物、有晕动史。

3. 治疗　一旦出现恶心呕吐，立即给予吸氧，嘱患者深呼吸，并将头转向一侧以防误吸，同时应检查是否有阻滞平面过高及血压下降，并采取相应措施，或暂停手术以减少迷走刺激，或施行内脏神经阻滞；若仍不能缓解呕吐，可考虑使用氟哌利多等药物；高平面（T_5 以上）阻滞所致脑供血不足引起的恶心呕吐应用升压药和（或）阿托品有效。

（六）尿潴留

椎管内神经阻滞常引起尿潴留，需留置导尿管，延长门诊患者出院时间。尿潴留由位于腰骶水平支配膀胱的交感神经和副交感神经麻痹所致，也可因应用阿片类药物或患者不习惯卧位排尿所引起。如果膀胱功能失调持续存在，应除外马尾神经损伤的可能性。

1. 危险因素　椎管内神经阻滞采用长效局部麻醉药（如布比卡因）、腰骶神经分布区的手术、输液过多以及应用阿片类药物等。

2. 防治　如下所述：

（1）对于围手术期未放置导尿管的患者，为预防尿潴留引起的膀胱扩张，尽可能使用能满足手术需要作用时间最短的局部麻醉药，并给予最小有效剂量，同时在椎管内神经阻滞消退前，在可能的范围内控制静脉输液量。

（2）椎管内神经阻滞后应监测膀胱充盈情况：如术后 6~8h 患者不能排尿或超声检查排尿后残余尿量大于 400ml，则有尿潴留发生，需放置导尿管直至椎管内神经阻滞的作用消失。

二、药物毒性相关并发症

药物毒性包括局部麻醉药、辅助用药和药物添加剂的毒性，其中局部麻醉药的毒性有两种形式：①全身毒性，即局部麻醉药通过血管到达中枢神经系统和心血管系统，引起各种生理功能的紊乱。②神经毒性，即局部麻醉药与神经组织直接接触引起的毒性反应。

（一）局部麻醉药的全身毒性反应

局部麻醉药的全身毒性反应主要表现为中枢神经系统和心血管系统毒性，是由于局部麻醉药误入血管、给药量过多及作用部位的加速吸收等因素导致药物的血液浓度过高所引起。由于脊麻所使用的局部麻醉药量相对较小，这一并发症主要见于区域阻滞。硬膜外腔阻滞的中枢神经系统毒性的发生率为3/10 000。中枢神经系统对局部麻醉药的毒性较心血管系统更为敏感，大多数局部麻醉药产生心血管毒性的血药浓度较产生惊厥的浓度高3倍以上。但布比卡因和依替杜卡因例外，其中枢神经系统和心血管系统毒性几乎同时发生，应引起临床注意。

1. 临床表现 如下所述。

（1）局部麻醉药的中枢神经系统毒性表现为初期的兴奋相和终末的抑制相，最初表现为患者不安、焦虑、感觉异常、耳鸣和口周麻木，进而出现面肌痉挛和全身抽搐，最终发展为严重的中枢神经系统抑制、昏迷和呼吸心跳停止。

（2）心血管系统初期表现为由于中枢神经系统兴奋而间接引起的心动过速和高血压，晚期则由局部麻醉药的直接作用而引起心律失常、低血压和心肌收缩功能抑制。

2. 危险因素 小儿及老年人、心脏功能减低、肝脏疾病、妊娠、注射部位血管丰富。

3. 预防 如下所述：

（1）为使局部麻醉药全身毒性反应的风险降到最低，临床医师应严格遵守临床常规。

（2）麻醉前给予苯二氮䓬类或巴比妥类药物可以降低惊厥的发生率。

（3）应进行严密监护以利于早期发现局部麻醉药中毒的症状和体征。

（4）注射局部麻醉药前回吸、小剂量分次给药、先注入试验剂量、采用局部麻醉药的最低有效浓度及最低有效剂量。

（5）对于怀疑硬膜外导管误入硬膜外腔血管的患者，可采用经硬膜外导管注入含少量肾上腺素的局部麻醉药的方法予以鉴别。传统的方法为：取含肾上腺素（5μg/ml）的2%利多卡因溶液3ml（含肾上腺素15μg），经硬膜外导管缓慢注入，观察注药后2分钟内患者的心率和血压的变化。出现以下三项中的一项或以上时，即为阳性反应，应撤出硬膜外导管：心率升高≥15～20bmp、收缩压升高≥15mmHg（2.0kPa）、心电图T波增高≥25%或0.1mV。但对于高血压、冠心病等患者应慎用，以免出现心率、血压的剧烈波动而致意外。

4. 治疗 依据局部麻醉药全身毒性反应的严重程度进行治疗。

（1）轻微的反应可自行缓解或消除。

（2）如出现惊厥，则重点是采用支持手段保证患者的安全，保持气道通畅和吸氧。

（3）如果惊厥持续存在可静脉给予控制惊厥的药物：硫喷妥钠1～2mg/kg，或咪达唑仑0.05～0.10mg/kg，或丙泊酚0.5～1.5mg/kg，必要时给予琥珀酰胆碱后进行气管内插管。

（4）如果局部麻醉药毒性反应引起心血管抑制，低血压的处理可采用静脉输液和血管收缩药：去氧肾上腺素0.5～5.0μg/（kg·min），或去甲肾上腺素0.02～0.20μg/（kg·min）静脉注射。

（5）如果出现心力衰竭，需静脉单次注射肾上腺素1～15μg/kg。

（6）如果发生心搏骤停，则立即进行心肺复苏。

（二）马尾综合征

马尾综合征（cauda equina syndrome）是以脊髓圆锥水平以下神经根受损为特征的临床综合征，其表现为：不同程度的大便失禁及尿道括约肌麻痹、会阴部感觉缺失和下肢运动功能减弱。

1. 病因 如下所述。

（1）局部麻醉药鞘内的直接神经毒性。

（2）压迫性损伤：如硬膜外腔血肿或脓肿。

（3）操作时损伤。

2. 危险因素 如下所述：

（1）影响局部麻醉药神经毒性最重要的是在蛛网膜下隙神经周围的局部麻醉药浓度，其主要因素为：①脊麻使用的局部麻醉药浓度是最重要的因素。②给药剂量。③影响局部麻醉药在蛛网膜下隙分布的因素，如重比重溶液（高渗葡萄糖）、脊麻中选择更接近尾端的间隙、注药速度缓慢（采用小孔导管）等，将导致局部麻醉药的分布受限而增加其在尾端的积聚，加重对神经的毒性作用。

（2）局部麻醉药的种类，局部麻醉药直接的神经毒性。

（3）血管收缩剂，肾上腺素本身无脊髓损伤作用，但脊麻药中添加肾上腺素可加重鞘内应用利多卡因和2-氯普鲁卡因引起的神经损伤。

3. 预防　由于局部麻醉药的神经毒性目前尚无有效的治疗方法，预防显得尤为重要。

（1）连续脊麻的导管置入蛛网膜下隙的深度不宜超过4cm，以免置管向尾过深。

（2）采用能够满足手术要求的最小局部麻醉药剂量，严格执行脊麻局部麻醉药最高限量的规定。

（3）脊麻中应当选用最低有效局部麻醉药浓度。

（4）注入蛛网膜下隙局部麻醉药液葡萄糖的终浓度（1.25%至8%）不得超过8%。

4. 治疗　一旦发生目前尚无有效的治疗方法，可用以下措施辅助治疗。

（1）早期可采用大剂量激素、脱水、利尿、营养神经等药物。

（2）后期可采用高压氧治疗、理疗、针灸、功能锻炼等。

（3）局部麻醉药神经毒性引起马尾综合征的患者，肠道尤其是膀胱功能失常较为明显，需要支持疗法以避免继发感染等其他并发症。

（三）短暂神经症（transient neurosis syndrome，TNS）

TNS的临床表现为：症状常发生于脊麻作用消失后24h内；大多数患者表现为单侧或双侧臀部疼痛，50%～100%的患者并存背痛，少部分患者表现为放射至大腿前部或后部的感觉迟钝。疼痛的性质为锐痛或刺痛、钝痛、痉挛性痛或烧灼痛。通常活动能改善，而夜间疼痛加重，给予非甾体类抗炎药有效。至少70%的患者的疼痛程度为中度至重度，症状在6h到4d消除，约90%可以在一周内自行缓解，疼痛超过二周者少见。体格检查和影像学检查无神经学阳性改变。

1. 病因和危险因素　目前病因尚不清楚，可能的病因或危险因素如下：

（1）局部麻醉药特殊神经毒性，利多卡因脊麻发生率高。

（2）患者的体位影响，截石位手术发生率高于仰卧位。

（3）手术种类，如膝关节镜手术等。

（4）穿刺针损伤、坐骨神经牵拉引起的神经缺血、小口径笔尖式腰麻针造成局部麻醉药的浓聚等。

2. 预防　尽可能采用最低有效浓度和最低有效剂量的局部麻醉药液。

3. 治疗　如下所述：

（1）椎管内神经阻滞后出现背痛和腰腿痛时，应首先排除椎管内血肿或脓肿、马尾综合征等后，再开始TNS的治疗。

（2）最有效的治疗药物为非甾体抗炎药。

（3）对症治疗，包括热敷、下肢抬高等。

（4）如伴随有肌肉痉挛可使用环苯扎林。

（5）对非甾体抗炎药治疗无效可加用阿片类药物。

（四）肾上腺素的不良反应

局部麻醉药中添加肾上腺素的目的为延长局部麻醉药的作用时间、减少局部麻醉药的吸收、强化镇痛效果，以及作为局部麻醉药误入血管的指示剂。若无禁忌证，椎管内神经阻滞的局部麻醉药中可添加肾上腺素（浓度不超过5μg/ml）。不良反应包括：

（1）血流动力学效应：肾上腺素吸收入血常引起短暂的心动过速、高血压和心排血量增加。

（2）肾上腺素无直接的神经毒性，但动物实验显示局部麻醉药中添加肾上腺素用于脊麻可增强局部麻醉药引起的神经损伤；动物实验和临床观察显示常规添加的肾上腺素不减少脊髓的血流，但动物实验显示可明显减少外周神经的血流。

三、穿刺与置管相关并发症

（一）椎管内血肿

椎管内血肿是一种罕见但后果严重的并发症。临床表现为在12h内出现严重背痛，短时间后出现肌无力及括约肌功能障碍，最后发展到完全性截瘫。如感觉阻滞平面恢复正常后又重新出现或更高的感觉阻滞平面，则应警惕椎管内血肿的发生。其诊断主要依靠临床症状、体征及影像学检查。

1. 血肿的形成因素　如下所述：

（1）椎管内神经阻滞穿刺针或导管对血管的损伤。

（2）椎管内肿瘤或血管畸形、椎管内"自发性"出血。大多数"自发性"出血发生于抗凝或溶栓治疗之后，尤其后者最为危险。

2. 危险因素　患者凝血功能异常或接受抗凝药物或溶栓药物治疗是发生椎管内血肿的最危险因素。

（1）患者因素：高龄，女性，并发有脊柱病变或出凝血功能异常。

（2）麻醉因素：采用较粗穿刺针或导管，穿刺或置管时损伤血管出血，连续椎管内神经阻滞导管的置入及拔除。

（3）治疗因素：围手术期抗凝或溶栓治疗。

3. 预防　如下所述：

（1）对有凝血障碍及接受抗凝或溶栓治疗的患者原则上尽量避免椎管内神经阻滞，但是临床上可能面临着椎管内麻醉可显著增加患者风险，但是其替代的麻醉方式——全身麻醉所带来的风险更大，所以必须由经验丰富的医师权衡利弊。这类患者经过麻醉前准备行椎管内麻醉时，应由经验丰富的麻醉医师进行操作。

（2）对凝血功能异常的患者，应根据血小板计数、凝血酶原时间（PT）、活化部分凝血活酶时间（APTT）、纤维蛋白原定量等指标对患者的凝血状态做出评估，仔细权衡施行椎管内神经阻滞的利益和风险后做出个体化的麻醉选择。

（3）有关椎管内神经阻滞血小板计数的安全低限，目前尚不明确。一般认为，在凝血因子及血小板质量正常情况下，血小板大于 $100 \times 10^9/L$ 属于安全范围；血小板低于 $75 \times 10^9/L$ 椎管内血肿风险明显增大。

（4）针对接受抗凝药物或预防血栓形成药物的患者椎管内麻醉，相关学会与组织发布了诸多指南或建议，如 2010 年美国区域麻醉与疼痛医学学会（ASRA）和欧洲麻醉学会（ESA）分别发布了《接受抗栓或溶栓治疗患者的区域麻醉 - 美国区域麻醉与疼痛医学学会循证指南（第 3 版）》、《区域麻醉与抗栓药物：欧洲麻醉学会的建议》；2013 年大不列颠和爱尔兰麻醉医师学会（AAGBI）、产科麻醉医师学会（OAA）和英国区域麻醉学会（RAUK）联合发布了《凝血功能异常患者区域麻醉风险评估指南》。综合上述指南或建议，接受抗凝药物或溶栓药物患者椎管内麻醉/镇痛的建议见表 9 - 2。

表 9 - 2　接受抗凝药物或溶栓药物患者椎管内麻醉/镇痛管理的建议

华法林	长期服用华法林抗凝的患者在椎管内麻醉/镇痛及评估 INR 前 4 ~ 5d 停药。椎管内穿刺（置管）或拔除硬膜外导管时 INR 应 ≤1.4
	近年来，为缩短术前准备时间，较多采用"华法林快速停药法"。术前华法林停药仅 1 ~ 2d，静注 Vit K₁（2.5 ~ 10）mg/d，并监测 INR。但须保证椎管内穿刺（置管）或拔除硬膜外导管时 INR 应 ≤1.4
抗血小板药物	阿司匹林或 NSAIDs 无禁忌。噻吩吡啶类衍生物（氯吡格雷和噻氯匹定）应在椎管内穿刺（置管）前分别停药 7d 和 14d，拔管后 6h 才可接受用药。血小板糖蛋白 Ⅱb/Ⅲa 受体拮抗剂操作前应停用，以确保血小板功能的恢复（替罗非班、依替巴肽停用 8h，阿昔单抗停用 48h），拔管后 6h 才可接受用药
溶栓剂/纤维蛋白溶解剂	没有数据显示椎管内麻醉/镇痛前或拔管前/后应何时停用或使用这类药物。建议实施椎管内麻醉/镇痛前或拔管前/后 10d 禁用这类药物
低分子肝素	最后一次使用预防血栓剂量的 LMWH 后少 10 ~ 12h，才可行椎管内穿刺（置管）或拔除硬膜外导管，且阻滞或拔管后 4h 才可给予 LMWH；而对于使用治疗剂量的 LMWH，停用至少 24h，才可行椎管内穿刺（置管）或拔除硬膜外导管，且阻滞或拔管后 4h 才可给予 LMWH。严格避免额外使用其他的影响凝血功能的药物，包括酮咯酸
皮下注射预防剂量普通肝素	预防剂量普通肝素在最后一次用药后 4 ~ 6h 或 APTTR 正常，才可行椎管内穿刺（置管）或拔除硬膜外导管，且阻滞或拔管后 1h 才可给予普通肝素
治疗剂量普通肝素	静脉注射治疗剂量普通肝素在最后一次用药后 4 ~ 6h 或 APTTR 正常，才可行椎管内穿刺（置管）或拔除硬膜外导管，且阻滞或拔管后 4h 才可给予普通肝素。皮下注射治疗剂量普通肝素在最后一次用药后 8 ~ 12h 或 APTTR 正常，才可行椎管内穿刺（置管）或拔除硬膜外导管，且阻滞或拔管后 4h 才可给予普通肝素。应监测神经功能，并且应当谨慎联合服用抗血小板药物
达比加群	根据用量，在椎管内麻醉/镇痛前应停药 48 ~ 96h；在穿刺置管 24h 后与导管拔除 6h 方可使用

4. 诊断及治疗　如下所述：

（1）新发生的或持续进展的背痛、感觉或运动缺失、大小便失禁。

（2）尽可能快速地进行影像学检查，最好为磁共振成像（MRI），同时尽可能快速地请神经外科医师会诊以决定是否需要行急诊椎板切除减压术。

（3）椎管内血肿治疗的关键在于及时发现和迅速果断处理，避免发生脊髓不可逆性损害，脊髓压迫超过 8h 则预后不佳。

（4）如有凝血功能障碍或应用抗凝药，可考虑有针对性地补充血小板和（或）凝血因子。

（二）出血

在行椎管内神经阻滞穿刺过程中，可因穿刺针或置管刺破硬脊膜外腔血管，见血液经穿刺针内腔或导管溢出，其发生率为 2% ~6% 。对于凝血功能正常的患者，此情况极少导致严重后果（如硬膜外血肿），但对于穿刺置管后出血不止并且有凝血功能异常或应用抗凝治疗的患者，则是硬膜外血肿的危险因素。

处理：①是否取消该次手术，应与外科医师沟通，权衡利弊，根据患者具体情况作出决定。②如仍行椎管内神经阻滞，鉴于原穿刺间隙的出血，难以判断穿刺针尖所达部位是否正确，建议改换间隙重新穿刺。③麻醉后应密切观察有无硬膜外血肿相关症状和体征。

（三）感染

椎管内神经阻滞的感染并发症包括穿刺部位的浅表感染和深部组织的严重感染。前者表现为局部组织红肿或脓肿，常伴有全身发热。后者包括蛛网膜炎、脑膜炎和硬膜外脓肿。细菌性脑膜炎多表现为发热、脑膜刺激症状、严重的头痛和不同程度的意识障碍，潜伏期约为 40h。其确诊依靠腰穿脑脊液化验结果和影像学检查。

1. 危险因素　如下所述：

（1）潜在的脓毒症、菌血症、糖尿病。

（2）穿刺部位的局部感染和长时间导管留置。

（3）激素治疗、免疫抑制状态（如艾滋病、癌症化疗、器官移植、慢性消耗状态、慢性酒精中毒、静脉药物滥用等）。

2. 预防　如下所述：

（1）麻醉的整个过程应严格遵循无菌操作程序，建议使用一次性椎管内神经阻滞材料。

（2）理论上任何可能发生菌血症的患者都有发生椎管内感染的风险，是否施行椎管内神经阻滞取决于对每个患者个体化的利弊分析。

（3）除特殊情况，对未经治疗的全身性感染患者不建议采用椎管内神经阻滞。

（4）对于有全身性感染的患者，如已经过用适当的抗生素治疗，且表现出治疗效果（如发热减轻），可以施行脊麻，但对这类患者是否可留置硬膜外腔导管或鞘内导管仍存在争议。

（5）对在椎管穿刺后可能存在轻微短暂菌血症风险的患者（如泌尿外科手术等），可施行脊麻。

（6）硬膜外腔注射类固醇激素以及并存潜在的可引起免疫抑制的疾病，理论上会增加感染的风险，但 HIV 感染者并不作为椎管内神经阻滞的禁忌。

3. 治疗　如下所述：

（1）中枢神经系统感染早期诊断和治疗是至关重要的，即使是数小时的延误也将明显影响神经功能的预后。

（2）浅表感染经过治疗很少引起神经功能障碍，其治疗需行外科引流和静脉应用抗生素。

（3）硬膜外腔脓肿伴有脊髓压迫症状，需早期外科处理以获得满意的预后。

（四）硬脊膜穿破后头痛（post dural puncture headache，PDPHA）

硬脊膜穿破后头痛是脊麻后常见的并发症，其发生率在 3% ~30% ；其也是硬膜外阻滞常见的意外和并发症，发生率约为 1.5% 。一般认为硬膜穿破后头痛是由于脑脊液通过硬膜穿刺孔不断漏入硬膜外腔，使脑脊液压力降低所致。

1. 临床表现　如下所述。

（1）症状延迟出现，最早 1d、最晚 7d，一般为 12～48h。70% 患者在 7d 后症状缓解，90% 在 6 个月内症状完全缓解或恢复正常。

（2）头痛特点为体位性，即在坐起或站立 15min 内头痛加重，平卧后 30min 内头痛逐渐缓解或消失；症状严重者平卧时亦感到头痛，转动头颈部时疼痛加剧。

（3）头痛为双侧性，通常发生在额部和枕部或两者兼有，极少累及颞部。

（4）可能伴随有其他症状：前庭症状（恶心、呕吐、头晕）、耳蜗症状（听觉丧失、耳鸣）、视觉症状（畏光、闪光暗点、复视、调节困难）、骨骼肌症状（颈部强直、肩痛）。

2. 危险因素　如下所述：

（1）患者因素：最重要的是年龄，其中年轻人发病率高。其他因素有：女性、妊娠、慢性双侧性张力性头痛病史、既往有硬脊膜穿破后头痛病史、既往有意外穿破硬脊膜病史，有研究表明低体重指数的年轻女性发生硬脊膜穿破后头痛的风险最大。

（2）操作因素：脊麻时细针发病率低、锥形针尖较切割型针尖发病率低；穿刺针斜口与脊柱长轴方向平行发病率低、穿刺次数增加时发病率高。然而硬膜外穿刺的 Tuohy 针斜口平行或垂直，其硬膜穿刺后脑脊液泄漏几乎相同。

3. 预防　如下所述：

（1）采用脊 - 硬联合阻滞技术时建议选用 25～27G 非切割型蛛网膜下隙穿刺针。

（2）如使用切割型蛛网膜下隙穿刺针进行脊麻，则穿刺针斜口应与脊柱长轴平行方向进针。

（3）在硬膜外腔阻力消失试验中，不应使用空气。使用不可压缩介质（通常是生理盐水）较使用空气意外穿破硬脊膜的发生率低。

（4）在硬膜外腔穿刺意外穿破硬脊膜后，蛛网膜下隙留置导管 24h 以上可明显降低硬脊膜穿破后头痛的发生率。

（5）麻醉后延长卧床时间和积极补液并不能降低硬脊膜穿破后头痛的发生率。

4. 治疗　减少脑脊液渗漏，恢复正常脑脊液压力为治疗重点。

（1）硬脊膜穿破后发生轻度到中度头痛的患者，应卧床休息、注意补液和口服镇痛药治疗，有些患者无需特殊处理，头痛能自行缓解。

（2）硬脊膜穿破后发生中度到重度头痛等待自行缓解的病例，可给予药物治疗。常用咖啡因 250mg 静脉注射或 300mg 口服，需反复给药。口服醋氮酰胺（Diamox）250mg，每日 3 次，连续 3d。

（3）硬膜外腔充填法：是治疗硬脊膜穿破后头痛最有效的方法，适用于症状严重且难以缓解的病例。方法：患者取侧卧位，穿刺点选择在硬膜穿破的节段或下一个节段。穿刺针到达硬膜外腔后，将拟充填液体以 1ml/3s 的速度缓慢注入硬膜外腔。注入充填液体时，患者述说腰背部发胀，两耳突然听觉灵敏和突然眼前一亮，均为颅内压恢复过程正常反应。拔针后可扶患者坐起并摇头，确认头痛症状消失，使患者建立进一步治疗的信心。充填液体的选择：①无菌自体血 10～20ml。应用该方法的最佳时间可能在硬膜穿破 24h 后。该方法能获得立即恢复颅内压和解除头痛的效果，与注入中分子量人工胶体的效果相同，但有引起注射部位硬脊膜外腔粘连之虑。自体血充填不建议预防性应用；禁用于凝血疾病和有菌血症风险的发热患者；目前尚无证据证明禁用于艾滋病患者。②6% 中分子量右旋糖酐溶液 15～20ml。与注入无菌自体血的效果相同，人工胶体在硬膜外腔吸收缓慢，作用维持时间较长。③由粗针（如硬膜外腔穿刺针）引起的硬脊膜穿破后的头痛症状多较严重，持续时间长，往往需要进行多次硬膜外腔充填后症状方能逐渐缓解。值得注意的是，硬膜外腔血片充填有可能导致腰腿痛，但通常不需要干预即可自行好转。

（4）在综合治疗时可以配合针刺印堂、太阳、头维、丝竹空及合谷穴治疗。

（五）神经机械性损伤

神经损伤的发生率，脊麻为 3.5/10 000～8.3/10 000，硬膜外腔阻滞为 0.4/10 000～3.6/10 000。

1. 病因　如下所述：

（1）穿刺针或导管的直接机械损伤：包括脊髓损伤、脊髓神经损伤、脊髓血管损伤。

（2）间接机械损伤：包括硬膜内占位损伤（如阿片类药物长期持续鞘内注射引起的鞘内肉芽肿）和硬膜外腔占位性损伤（如硬膜外腔血肿、硬膜外腔脓肿、硬膜外腔脂肪过多症、硬膜外腔肿瘤、椎管狭窄）。

2. 临床表现及诊断　对于椎管内神经阻滞后发生的神经损伤，迅速的诊断和治疗是至关重要的。

（1）穿刺时的感觉异常和注射局部麻醉药时出现疼痛提示神经损伤的可能。

（2）临床上出现超出预期时间和范围的运动阻滞、运动或感觉阻滞的再现，应立即怀疑是否有神经损伤的发生。

（3）进展性的神经症状，如伴有背痛或发热，则高度可疑硬膜外腔血肿或脓肿，应尽快行影像学检查以明确诊断。

（4）值得注意的是产科患者椎管内神经阻滞后神经损伤的病因比较复杂，并不是所有发生于椎管内神经阻滞后的神经并发症都与椎管内神经阻滞有关，还可能由妊娠和分娩所引起，应加以鉴别诊断。

（5）影像学检查有利于判定神经损伤发生的位置，肌电图检查有利于神经损伤的定位。由于去神经电位出现于神经损伤后两周，如果在麻醉后不久便检出该电位则说明麻醉前就并存有神经损伤。

3. 危险因素　尽管大多数的神经机械性损伤是无法预测的，但仍有一些可以避免的危险因素。

（1）肥胖患者，需准确定位椎间隙。

（2）长期鞘内应用阿片类药物治疗的患者，有发生鞘内肉芽肿风险。

（3）伴后背痛的癌症患者，90%以上有脊椎转移。

（4）全身麻醉或深度镇静下穿刺。

4. 预防　神经损伤多无法预知，故不可能完全避免。如下方法可能会减少其风险。

（1）对凝血异常的患者避免应用椎管内神经阻滞。

（2）严格的无菌操作、仔细地确定椎间隙、细心地实施操作。

（3）在实施操作时保持患者清醒或轻度镇静。

（4）对已知并发有硬膜外肿瘤、椎管狭窄或下肢神经病变的患者应避免应用椎管内神经阻滞。

（5）穿刺或置管时如伴有明显的疼痛，应立即撤回穿刺针或拔出导管。此时应放弃椎管内神经阻滞，改行其他麻醉方法。

5. 治疗　出现神经机械性损伤应立即静脉给予大剂量的类固醇激素（氢化可的松 300mg/d，连续3d），严重损伤者可立即静脉给予甲基强的松龙 30mg/kg，45min 后静脉注射 5.4mg/（kg·h）至 24h，同时给予神经营养药物。有神经占位性损伤应立即请神经外科会诊。

（六）脊髓缺血性损伤和脊髓前动脉综合征

脊髓的血供有限，脊髓动脉是终末动脉，但椎管内神经阻滞引起脊髓缺血性损伤极为罕见。脊髓前动脉综合征是脊髓前动脉血供受损引起，典型的表现为老年患者突发下肢无力伴有分离性感觉障碍（痛温觉缺失而本体感觉尚存）和膀胱直肠功能障碍。

1. 产生脊髓缺血性损伤的原因　如下所述：

（1）直接损伤血管或误注药物阻塞血管可造成脊髓缺血性疾病。

（2）患者原有疾病致脊髓血液供应减少，如脊髓动静脉畸形，椎管内占位性病变的压迫或动脉粥样硬化和糖尿病。

（3）外科手术时钳夹或牵拉胸、腹主动脉致脊髓无灌注或血液供应不足。

（4）椎管内血肿或脓肿压迫血管引起脊髓血液供应不足或无灌注。

（5）局部麻醉药液内应用强效缩血管药或肾上腺素的浓度高、剂量大，致动脉长时间显著收缩影响脊髓血液供应。

2. 防治　重视预防，椎管内神经阻滞时应注意如下几点：

（1）测试穿刺针或导管是否在硬膜外腔时建议使用生理盐水。

（2）椎管内避免使用去氧肾上腺素等作用强的缩血管药，应用肾上腺素的浓度不超过（5μg/ml）。

（3）控制局部麻醉药液容量避免一次注入过大容量药液。

（4）术中尽可能维护血流动力学稳定，避免长时间低血压。

（5）对发生椎管内血肿和脓肿病例应尽早施行减压术。

（6）已诊断明确的脊髓前动脉综合征病例主要是对症支持治疗。

（七）导管折断或打结

导管折断或打结是连续硬膜外腔阻滞的并发症之一。其发生的原因有：导管被穿刺针切断、导管质量较差、导管拔出困难以及导管置入过深。

1. 预防　如下所述：

（1）导管尖端越过穿刺针斜面后，如需拔出时应连同穿刺针一并拔出。

（2）硬膜外腔导管留置长度 2~4cm 为宜，不宜过长，以免打结。

（3）采用一次性质地良好的导管。

2. 处理　如下所述：

（1）如遇导管拔出困难，应使患者处于穿刺相同的体位，不要强行拔出。

（2）椎肌群强直者可用热敷或在导管周围注射局部麻醉药。

（3）可采用钢丝管芯做支撑拔管。

（4）导管留置 3d 以便导管周围形成管道有利于导管拔出。

（5）硬膜外腔导管具有较高的张力，有时可以轻柔地持续牵拉使导管结逐渐变小，以便能使导管完整拔出。

（6）如果导管断端位于硬膜外腔或深部组织内，手术方法取出导管经常失败，且残留导管一般不会引起并发症，所以不必进行椎板切除术以寻找导管，应密切观察。

（八）其他

药物毒性相关性粘连性蛛网膜炎通常由误注药物入硬膜外腔所致。临床症状逐渐出现，先有疼痛及感觉异常，以后逐渐加重，进而感觉丧失。运动功能改变从无力开始，最后发展到完全性弛缓性瘫痪。

（黄连花）

参考文献

[1] 吴新民. 麻醉学高级教程 [M]. 北京：人民军医出版社，2015.

[2] 张欢. 临床麻醉病例精粹 [M]. 2版. 北京：北京大学医学出版社，2014.

[3] 田玉科. 麻醉临床指南 [M] 3版. 北京：科学出版社，2017.

[4] 刘进. 麻醉学临床病案分析 [M]. 北京：人民卫生出版社，2014.

[5] 北京协和医院. 麻醉科诊疗常规 [M]. 北京：人民卫生出版社，2012.

[6] 黄宇光. 北京协和医院麻醉科诊疗常规 [M]. 北京：人民卫生出版社，2012.

[7] 郑宏. 整合临床麻醉学 [M]. 北京：人民卫生出版社，2015.

[8] 韩晓玲. 神经外科手术麻醉的研究进展 [M]. 继续医学教育，2016，30 (1)：138 – 139.

[9] 房晓. 浅谈麻醉药物的管理和使用 [M]. 中国现代药物应用，2016，10 (8)：289 – 290.

[10] 邹萍坤. 全身麻醉患者的麻醉复苏期临床观察与特殊护理体会 [M]. 航空航天医学杂志，2015，26 (12)：1554 – 1556.

[11] 杨拔贤，李文志. 麻醉学 [M] 3版. 北京：人民卫生出版社，2013.

[12] 邓小明. 2015 – 麻醉学新进展. 北京：人民卫生出版社，2015.

[13] 孙增勤. 实用麻醉手册 [M]. 6版. 北京：人民军医出版社，2016.

[14] 陈志扬. 临床麻醉难点解析 [M]. 2版. 北京：人民卫生出版社，2015.

[15] 邓小明，姚尚龙，于布为，等. 现代麻醉学 [M]. 北京：人民卫生出版社，2014.

[16] (美) 阿卜杜拉马勒克，(美) 道尔. 耳鼻咽喉科手术麻醉 [M]. 李天佐，李文献，译. 北京：世界图书出版社，2014.

[17] 中华医学会麻醉学分会. 2014版中国麻醉学指南与专家共识 [M]. 北京：人民卫生出版社，2014.

[18] 傅志俭. 麻醉学高级系列丛书·疼痛诊疗技术 [M]. 北京：人民军医出版社，2014.

[19] 吴新民. 产科麻醉 [M]. 北京：人民卫生出版社，2012.

[20] 古妙宁. 妇产科手术麻醉 [M]. 北京：人民卫生出版社，2014.

[21] 傅志俭. 疼痛诊疗技术 [M]. 北京：人民卫生出版社，2014.

[22] 高崇荣，樊碧发，卢振和. 神经病理性疼痛学 [M]. 北京：人民卫生出版社，2013.

[23] 张兴安，秦再生，屠伟峰. 静脉麻醉理论与实践 [M]. 广州：广东科技出版社，2015.

[24] 艾登斌，帅训军，姜敏. 简明麻醉学 [M]. 2版. 北京：人民卫生出版社，2016.

[25] John F. Butterworth, David C. Mackey, John D. Wasnick, 著. 摩根临床麻醉学 [M]. 5版. 王天龙，刘进，熊利泽，译. 北京：北京大学医学出版社，2015.